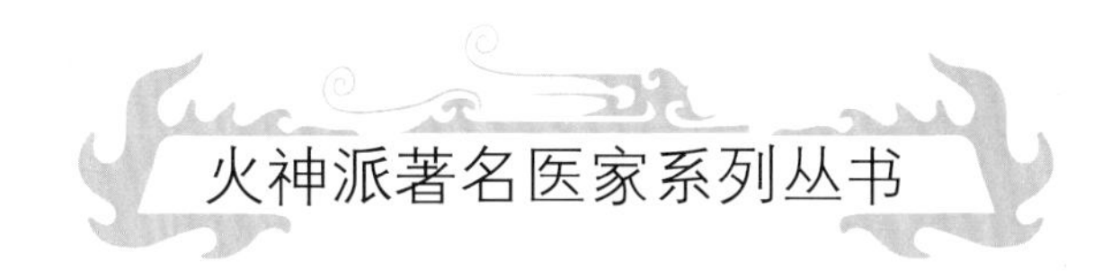

擅用乌附——曾辅民

巨邦科　编著

中国中医药出版社
·北　京·

图书在版编目（CIP）数据

擅用乌附——曾辅民 / 巨邦科编著 . —北京：中国中医药出版社，2014.7（2022.1 重印）

（火神派著名医家系列丛书）

ISBN 978-7-5132-1901-3

Ⅰ . ①擅…　Ⅱ . ①巨…　Ⅲ . ①中医流派—学术思想—中国—现代　Ⅳ . ① R-092

中国版本图书馆 CIP 数据核字（2014）第 091663 号

中国中医药出版社出版

北京经济技术开发区科创十三街 31 号院二区 8 号楼

邮政编码　100176

传真　010-64405721

廊坊市晶艺印务有限公司印刷

各地新华书店经销

*

开本 880×1230　1/32　印张 9.625　彩插 0.25　字数 220 千字

2014 年 7 月第 1 版　2022 年 1 月第 4 次印刷

书号　ISBN 978-7-5132-1901-3

*

定价 35.00 元

网址　www.cptcm.com

如有印装质量问题请与本社出版部调换（010 64405510）

服务热线　010-64405510

购书热线　010-89535836

微商城网址　https://kdt.im/LIdUGr

官方微博　http://e.weibo.com/cptcm

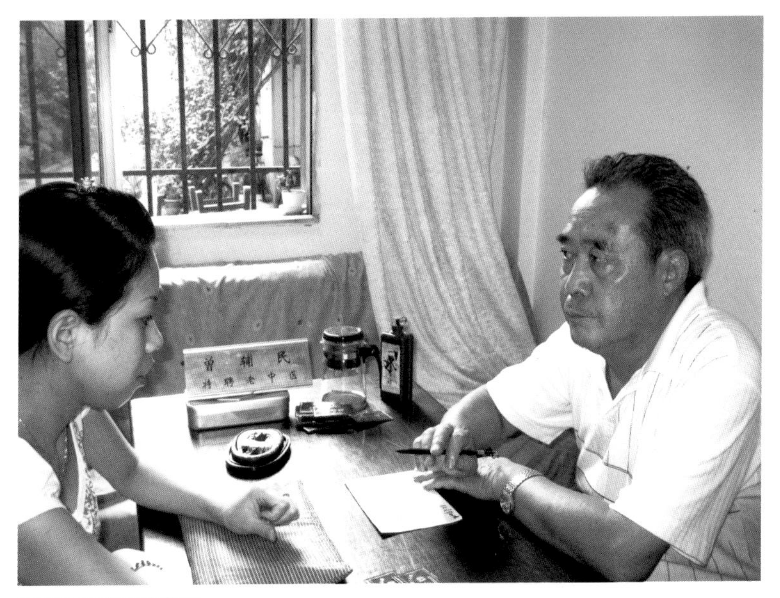

曾辅民在凝思辨证

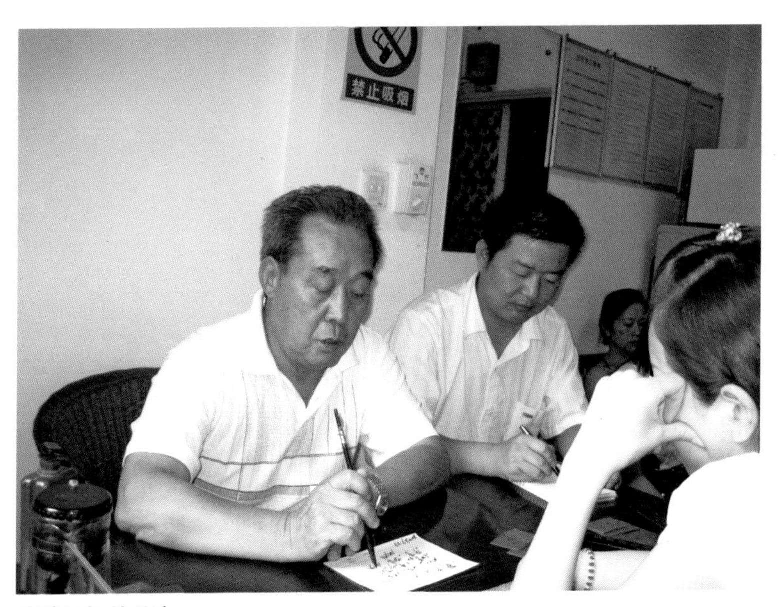

曾辅民提笔处方

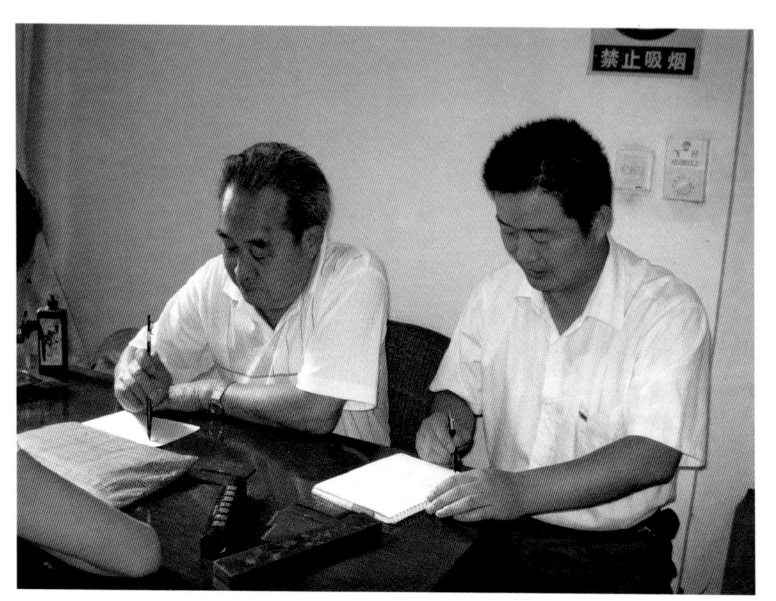

作者随曾师侍诊

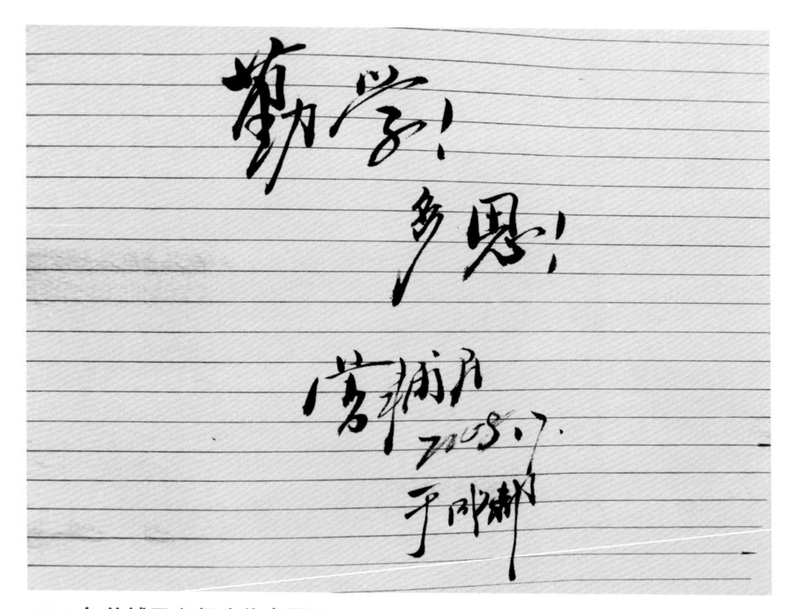

2008 年曾辅民老师为作者题词

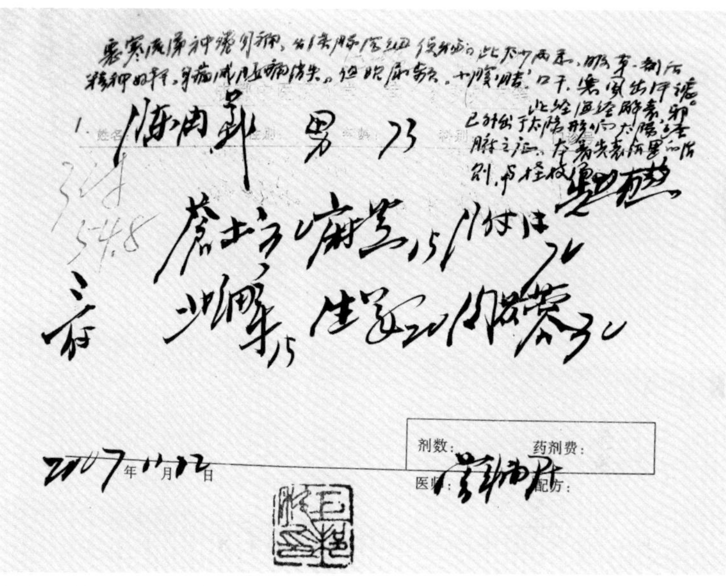
姓名： 性别： 年龄： 科别： 诊号：

剂数： 药剂费：

年 月 日

医师： 配方：

曾辅民医案处方手迹（一）

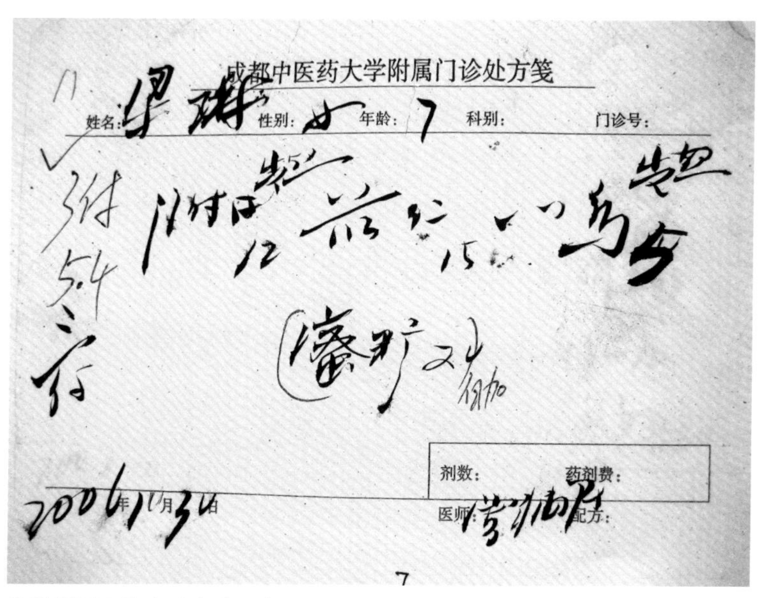
成都中医药大学附属门诊处方笺

姓名： 性别： 年龄： 科别： 门诊号：

剂数： 药剂费：

年 月 日

医师： 配方：

曾辅民医案处方手迹（二）

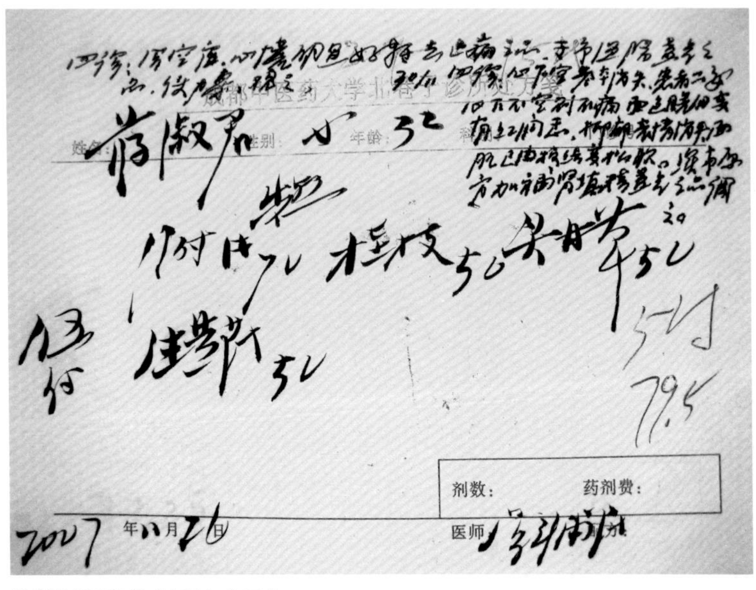

成都中医药大学北巷子诊所处方笺

姓名：　性别：女　年龄：52　科别：

剂数：　药剂费：

2007年11月26日　医师：　配方：

曾辅民医案处方手迹（三）

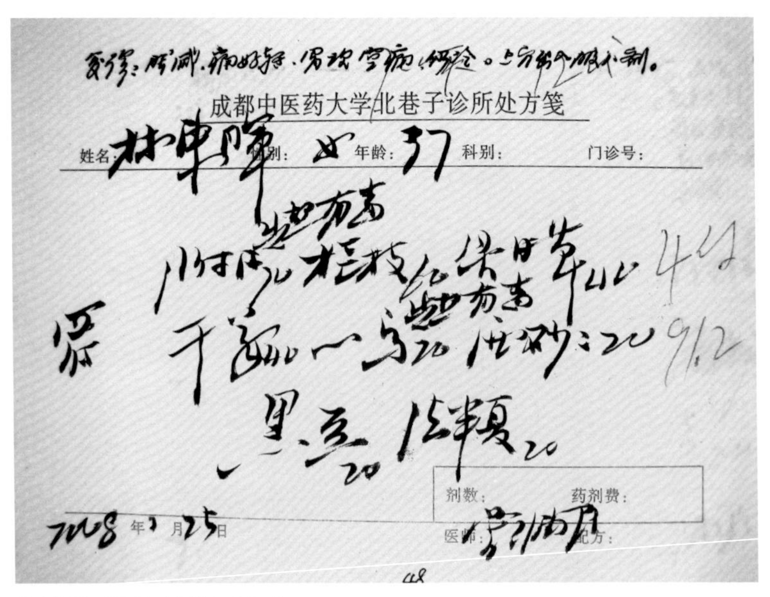

成都中医药大学北巷子诊所处方笺

姓名：　性别：女　年龄：37　科别：　门诊号：

剂数：　药剂费：

2008年7月25日　医师：　配方：

曾辅民医案处方手迹（四）

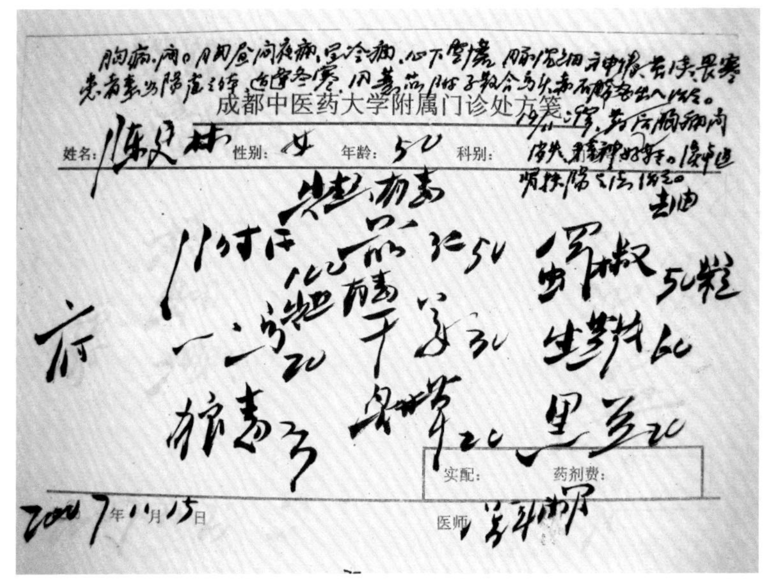

曾辅民医案处方手迹（五）

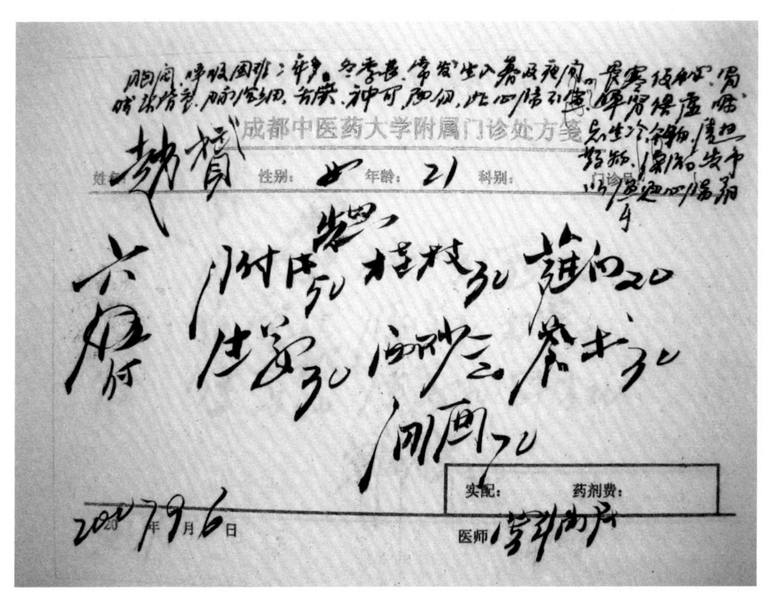

曾辅民医案处方手迹（六）

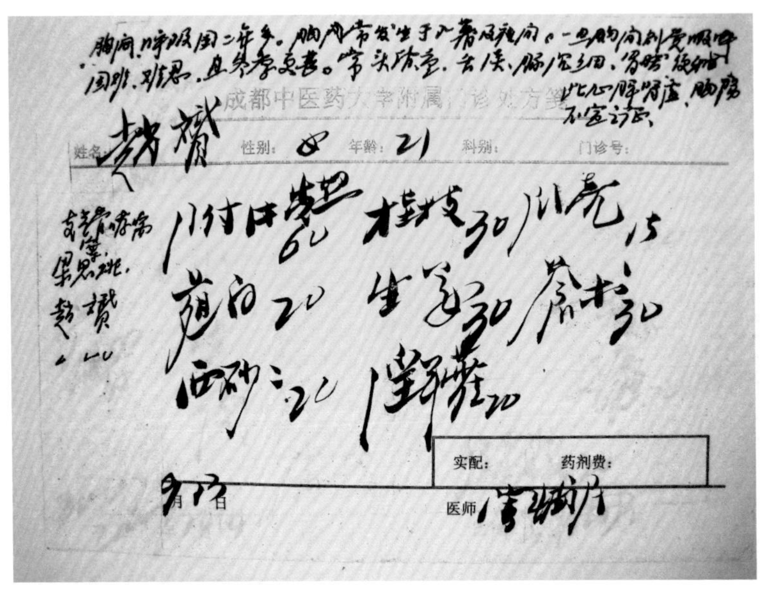
成都中医药大学附属门诊处方笺

姓名：　性别：　年龄：21　科别：　门诊号：

实配：　药剂费：

月　日　医师

曾辅民医案处方手迹（七）

讨论：

曾辅民医案处方手迹（八）

出版者言

中医药历史悠久，博大精深，源远流长。学派纷呈，流派林立，名医辈出，是中医发展史上鲜明的文化现象。历代不同学术流派既相互争鸣，针锋相对，又互相渗透，取长补短，从而促进了对中医药理论认识的深化，丰富了中医药内涵，补充和完善了中医药理论体系，提高了中医药的学术水平。可以说，中医学术的发展一直就与不同学术流派、不同学术观点的争鸣紧密相连。

我们策划出版这套《火神派著名医家系列丛书》就是想从医家这个视角，来深入探讨火神派的学术观点和主张，挖掘整理火神派医家丰富各异的学术思想和特色鲜明的临证经验，展示他们别样的医学人生和独特价值，进而推动中医药学术的传承与发展，促进当代中医临床水平的提高。

不用讳言，对于“火神派”，业界尚存争议，作者的观点、主张也不一定完全正确，这都是很正常的，体现了学术的开放、自由。我们期望这套丛书的出版能够进一步引发对火神派乃至中医学术流派的探讨和研究，我们也将一如既往地积极为这样的学术探讨、争鸣提供广阔的平台。相信只要是出于发展中医药事业，出于推动中医药学术发展，出于促进中医临床诊疗水平提高，无论观点如何，主张怎样，都会得到尊重。

还需特别说明的是，丛书中的医案、处方，尤其是药物用量都是医家在当时特定条件下的个人临床经验，如有的医案处方中附子、乌头、细辛等有毒中药的用量很大，读者研读时应特别注意，慎重对待，切不可盲目生搬硬套；非专业读者，必须在相关临床医生指导下应用，以免发生意外。

中国中医药出版社
2014年5月

总　　序

《火神派著名医家系列丛书》的出版是有关火神派研究的一件大事，也是中医学术流派探讨的一件盛事，作为丛书主编，借此机会谈几点看法，并就教于广大同道。

一、火神派的主流应该肯定

近年来，火神派异军突起，以其独特风格和卓著疗效引起广泛注意，在医坛上产生了非同寻常的反响，虽然不无异议，但其主流的发展是卓有成效、有目共睹的。这主要表现在：

1. 有关火神派的几十部专著相继出版，其中如《郑钦安医书阐释》《扶阳讲记》《李可老中医急危重症疑难病经验专辑》《中医火神派探讨》等书一再加印，堪称畅销书；特别是郑钦安的著作《医理真传》《医法圆通》及其著作的合集竟有多种版本先后上市，虽然不无跟风之嫌，但毕竟也从一个侧面反映了人们的需求。

2. 从2008年起，全国连续召开了五届“扶阳论坛”会议，媒体报道场面热烈，颇有“爆棚”之势。2012年11月在成都召开的第五届“扶阳论坛”会议上，卫生部副部长、国家中医药管理局局长王国强专程到会，并致辞祝贺；广东、广西、云南等地区还多次召开了有关火神派及吴佩衡、李可等人的专题研讨会;《中国中医药报》和《中医杂志》时有相关文章和报道问世。

3. 发掘了一批近代火神派名家如吴佩衡、祝味菊、范中林、刘民叔、戴丽三等人的学术经验，他们早年的医案集相隔多年后又重新再版；郑钦安以前的扶阳医家亦有新的发掘，几种著作新近上市，如《扁鹊心书》《素圃医案》《吴天士医话医案集》等；涌现了一批当代火神派名家如卢崇汉、李可等人，病人门庭若市，甚至其弟子亦患者盈门；在民间则有相当数量的医家以“火神派”著称，在患者中有一定影响。

4. 全国扶阳论坛2011年建立了“中国扶阳网”，为火神派的学术交流提供了新的平台，民间的扶阳网站则场面兴旺。有意思的是，相当一批中医爱好者接受、推崇火神派，满世界宣扬扶阳观点，有些人甚至成为“火神派票友”，在一定程度上形成了一股“火神派热”，这种局面应该说是多年来少见的。

尽管有人对火神派持有异议，挑出一些毛病，但上面所举应该是火神派发展的主流，这一点应该首先肯定。即或有些不足，某些医家言论不当，亦属枝节问题，不影响大局。

二、火神派的主要学术思想

火神派是一个独立的医学流派，其学术思想是独特的、系统的。作者归纳了火神派的主要学术思想：

1. 阴阳为纲，判分万病

这是其最基本的学术观点。郑钦安“认证只分阴阳”“功夫全在阴阳上打算”的阴阳辨诀，具有十分重要的临床意义。

2. 重视阳气，擅用附子

重视阳气，强调扶阳是火神派的理论核心；擅用附子，对辛热药物的应用独树一帜。所谓擅用附子，表现为广用、重用、早用、专用附子等方面，其中以广用附子为必要条件，其余三者为或然条件。

3. 详辨阴证，尤精阴火

对阴证的认识十分全面，对阴火的辨识尤其深刻，独具只眼，此为其学术思想最精华的部分。唐步祺先生称："郑氏所特别指出而为一般医家所忽略的，是阴气盛而真阳上浮之病。"此即指阴火而言。

4. 阴盛阳衰，阳常不足

阴盛阳衰是对群体发病趋势的认识，即阴证多发，阳证少见；阳常不足，阴常有余是对个体阴阳变化的概括。二者结合，可以说是火神派对人群发病的病势观。这是决定其强调扶阳、擅用附子的前提条件。

以上这些观点前后呼应，一以贯之，形成一个独立的思想体系，作者称之为"四大纲领"。其中，最核心的一点是重视阳气，擅用附子。由此可以为火神派正名：所谓火神派，是以郑钦安为开山宗师，理论上推崇阳气，临床上擅用姜附等辛热药物的一个独特的医学流派。其中，尤以擅用附子为突出特点，乃至诸多医家被冠以"某附子"之类的雅号。广义上说，一个医家如果重视阳气，擅用附子，就可以称之为"火神派"。

火神派根源于伤寒派，所以选方用药具有明显的经方法度，风格十分鲜明独特。除擅用附子外，选方以经方为主，加减不过三五味，精纯不杂，法度谨严，绝不随意堆砌药物。具有这种风格者，作者称之为"经典火神派"，即较为忠实地继承了郑钦安的用药风格者。按此标准，吴佩衡、戴丽三、黎庇留、范中林、唐步祺、曾辅民、周连三等人可谓经典火神派的代表。作者认为，经典火神派是一种较为纯正的境界，一般人需要修炼方能达到。

区分“经典火神派”和“广义火神派”，纯粹出于研究的需要。实际上，广义火神派的众多医家以丰富各异的独特风格拓展了火神派的学术内涵，比如祝味菊先生的温潜法中用附子配以龙齿、磁石、酸枣仁、茯神，李可先生“破格救心汤”中四逆汤与人参、山茱萸的合用，补晓岚先生的“补一大汤药”融温辛于一炉，有病治病、无病强身的思路等，都有着广泛影响，丰富发展了火神派的学术内容。派内有派，在所有医派内部包括伤寒派、温病派等都是存在的。本丛书的宗旨就是要发掘包括“广义火神派”在内的各位名家的独特经验。

三、火神派是经世致用的

火神派不仅有独特的学术思想，更重要的是——它是经世致用的，即有利于当世中医，致用于提高疗效，说通俗些，火神派治病是管用的。这个学派之所以受到如此广泛的关注，疗效才是它的生命力。

1. 有大量的临床验案为证

无论是近代的《吴佩衡医案》《范中林六经辨证医案选》《祝味菊医案经验集》及《鲁楼医案》《卢氏临证实验录》等，还是当代的《李可老中医急危重症疑难病经验专辑》、唐步祺的《咳嗽之辨证论治》等个人医案专辑，以及近年出版的《中医火神派医案全解》《火神派当代医家验案集》等十几种名家选集，都收录了众多火神派医家的治验病例，既有常见病，更有疑难重症，其用药风格之鲜明、辨证思路之独到、病例之多、疗效之高，都足以令人称奇赞叹，这才是弘扬火神派的最根本的基础。

2. 有一批医家转变医风，欣然变法，成为火神派门人

认识并接受一个学派是需要亲身实践的。很多医家在学习和实践以后，认识到火神派的奥妙，接受其学术思想，一改多年医风，弃旧图新，转入火神派殿堂，一如当年沪上名医徐小圃、陈苏生投入祝味菊门下，成为火神派一员。这从侧面反映了火神派的效用和影响。下面引录几位医家的感言，可见其变法的心路历程：

陕西省扶风县中医爨（音窜）新德："走上中医之路40年，虽遵'勤求古训，博采众方'之旨，但大多在云里雾里摸索，常感到胸中了了，指下难明，辨证论治漫无边际。后接触到中医火神派医著，看到火神派起死回生的医术，为他们大剂量应用附子而惊心动魄，为其神奇疗效而拍案叫绝，赞叹不已。后在临床中运用扶阳理论治疗疑难病取得了意想不到的效果，对火神派产生了浓厚的兴趣，从此医风为之一变，对时下西医无法治愈的一些疑难症的治疗后，神奇疗效不断出现。"（《著名中医学家吴佩衡学术思想研讨暨纪念吴佩衡诞辰120周年论文集》，下同）

内蒙古巴彦淖尔市中医郭文荣："余上世纪60年代步入中医之门，从师攻读经方……纯中医四十载，临床每遇疑难病症，自认为辨证无误，选方用药正确，经方、时方、名老中医经验等方法用尽，效果不佳，非常困惑。自近三年学习

了唐氏的《郑钦安医书阐释》、卢氏的《扶阳讲记》及《吴佩衡医案》、张氏的《中医火神派探讨》等火神派著作，犹如发现了新大陆，相见恨晚，临床疗效大大提高。由此认为，扶阳理论是中医今后发展的方向，是中医的捷径。”

福建省南平市中医余天泰：“自从学习火神派以来，特别是接受祝（味菊）师观点（指‘阳常不足，阴常有余’论）后，一改30余年遣方用药之风格，临证治病注重温阳扶阳，疗效大有提高，从而也更加增添了我对中医药的信心。”（《第二届扶阳论坛论文集》）

河南滑县老中医陈守义自谓：“学了火神派以后，感觉以前60年白学了。”

河南驻马店市中医傅文录说：“学了火神派后，的确有大彻大悟之感觉。深深感悟到，临床工作二十余年，苦苦地执著追求，却百思不得其解。一入火神派门槛儿，可谓别有一番洞天，不仅有拨云见日、茅塞顿开之感，同时还有一种在一瞬间抓住了中医之根蒂与精髓之感，也充分认识到中医博大精深后面那真正的内涵与神灵。”

看得出，他们都是从医几十年、有一定声望的老中医，晚年变法，转变医风，说明火神派确实经世致用，引人入胜，一如当年齐白石58岁时毅然“衰年变法”，成就一番功业。如果征集这方面的事例，相信会有更多的医家畅谈变法感悟。

作为火神派的传播者，作者还有幸接触过不少中医“粉丝”“票友”，慕名找到作者，述称接受扶阳理念后，求医转用火神派方药，疗效明显提高，许多久治不愈的痼疾竟然迎刃而解；有些“票友”还能仿照火神派方略给人治病，疗效居然不俗。如果征集这方面的事例，同样能有许多故事。

四、阳虚法钦安，何偏之有

火神派的兴起乃至成为热点无疑是好事，由此引起有关学派及学术的争鸣，也是正常的。中医学历史证明，不同学派通过交流、争论，相互促进，共同提高，才是推动中医发展的动力。因此，鼓励、支持包括火神派在内的学派研究，是中医继承、提高与创新的应有之义。

有关火神派争议最集中的一点就是火神派是否有偏？许多人称其重阳有偏，用附子有偏……总而言之，一个“偏”字了得！火神派是否火走一经，剑走偏锋？这个问题应该辩证地看，所谓偏是偏其所长，偏得其所，有其长即有其偏，无所偏则无其长。

1. 各家学说“无不有偏”

历史上各家流派都有自己的研究重心和方向，议论必然有所侧重，强调一说，突出一义。金元四家分别以突出寒凉、攻下、补土、养阴而见长，旗帜鲜明地提出各自独立的学说，构成了中医丰富多彩的各家学说框架。由于强调一说，突出一义，议论与着眼点自然有所偏重，这是很正常的。刘完素主张“六气皆从火化”、张子和“汗吐下三法该尽治病”、李东垣把“大疫完全归咎于内伤”、朱丹溪的“滋阴降火论”可谓皆有其偏，不了解这一点，就是对各家学说缺乏起码的认识。

火神派强调阳主阴从，与阴阳并重的理论确有不同；强调肾元的作用，与东垣重视脾胃也不相同，唯其如此，才显出其观点的独特性和侧重点。从这个意义上说，各家皆有所偏，所谓有其长即有其偏，无所长则无其偏，这是各家学说的基本特点，不承认这一点，各家流派恐怕就无以存在了。清·李冠仙说得好："殊不知自昔医书，惟汉仲景《伤寒论》审证施治，无偏无倚，为医之圣。后世自晋叔和以下，无不有偏。迨至金元间，刘、张、朱、李，称为四大家，医道愈彰，而其偏愈甚。河间主用凉，丹溪主养阴，东垣主温补……前明王、薛、张、冯，亦称为四大家，大率师东垣之论，偏于温补，而张景岳则尤其偏焉者也。其实《新方八阵》何尝尽用温补，而其立说则必以温补为归。后人不辨，未免为其所误耳……不善学者，师仲景而过，则偏于峻重；师守真而过，则偏于苦寒；师东垣而过，则偏于升补；师丹溪而过，则偏于清降。"(《知医必辨·序》)

虽说"医道愈彰，而其偏愈甚"之语说得有点过头，但终归指明了各家学说"无不有偏"的事实。

2. 补前人未备而成一家言

从另一方面讲，这种所谓偏确实又持之有据，言之有理，并未超出经典理论的范畴，绝未离经叛道，否则它不可能流传下来，因为它经不起历史和实践的考验，从这一点上也可以说并不偏。明·李中梓说："(金元)四家在当时，于病苦莫不应手取效，考其方法若有不一者，所谓补前人之未备，以成一家言，不相摭拾，却相发明，岂有偏见之弊？""子和一生岂无补剂成功？立斋一生宁无攻剂获效？但著书立言则不及之耳。"孙一奎则说："仲景不徒以伤寒擅长，守真不独以治火要誉，戴人不当以攻击蒙讥，东垣不专以内伤树帜，阳有余、阴不足之谈不可以疵丹溪。"(《医旨绪余》)《四库全书提要》对这几句话大加赞赏，称为“千古持平之论”，难道今人还不及古人公允？

火神派强调扶阳的主张不过是对《内经》“阳气者，若天与日，失其所则折寿而不彰”观点的发挥而已；强调肾阳的功用，与古人“肾为先天之本”“补脾不若补肾”的理论也有相近之处，并未离经叛道，何偏之有？成都中医药大学的汪剑教授称：“仔细研究火神派医家的著作，便能发现火神派作为中医学术体系范围内的一种学术流派，其理法方药始终遵循辨证论治的规范。”此论公允。

坦率地说，不排除有人“各承家技，始终顺旧”，见到稍有创新之见，轻则认为偏差，重则斥为离经叛道，其实是保守思想在作怪，或者对各家学说缺乏常识。历史上，各家学说均曾遭受非议和攻击，可以说无一例外，有的还很激烈，看一看温补派与寒凉派、滋阴派的争论就可以知道。然而，这些流派今天仍被接受并予发扬，历史证明了它们的价值和地位。这里，关键是对各家学说应持历史态度和客观分析，要“因古人之法而审其用法之时，斯得古人立法之心”，否则“窥其一斑而议其偏长”（明·孙一奎语），那才真正出了偏差。

3. 阳虚辨治，独擅其长

关键是要认识到各家流派各有所长，各具特色，“人讥其偏，我服其专”。不要求全责备，以偏概全，学者要善于取精用宏，博采众长，“因古人之法而审其用法之时”，何偏之有？我们常说，“外感法仲景，内伤法东垣，热病用河间，杂病用丹溪”（《明医杂著》），诸家各有其长，各司其属，为诸多医家所遵奉，没有人嫌其偏，“果医者细心参酌，遇热症则用河间，遇

阴亏则用丹溪，遇脾虚则用东垣，遇虚寒则用景岳，何书不可读？何至咎景岳之误人哉！”（《知医必辨》）

今作者聊为续一句“阳虚法钦安”——遇阳虚之证则参用郑钦安之法。其他中医学派都可以信奉，怎么轮到火神派就出偏差了？恐怕还是见识不够。须知郑钦安“于阳虚辨治所积累之独到经验，实发前人之所未发……千古一人而已！”（唐步祺语）大要在善用之而已，何至咎钦安之误人哉！

清•齐有堂说：“六经原有法程，病在阳明，所怕是火，火邪实盛，足以竭阴，法当急驱其阳，以救其阴；病在少阴，所喜是热，热尚未去，阳即可回，法当急驱其阴，以救其阳。不明其理，肆谓某某喜用温补，某某喜用寒凉，安知仲景之法条分缕析，分经辨证，确有所据，温凉补泻，毫不容混，乌容尔之喜好也耶？徒形所议之疵谬耳”（《齐氏医案》）。意思是说病在阳明，当救其阴；病在少阴，当救其阳，“分经辨证，确有所据”。那些“不明其理”者，却反说人家是率性而为，肆意称其“喜用温补”“喜用寒凉”等等，实在没有道理，“徒形所议之疵谬耳”——徒然显示这种议论之谬误耳。

当然有所偏不等于走极端，火神派主张阳主阴从不等于有阳无阴；重视阳虚不等于否认阴虚；主张扶阳并不废止滋阴；广用附子不等于滥用附子，等等，其实这些属于常识范围，一个成熟的医家怎么能犯这种低级错误？

不管怎么说，火神派的兴起乃至成为“热点”都是好事，如果由此引起有关学派乃至整个中医学术的争鸣，都将促进中医的繁荣和发展。

五、火神派是第八个医学流派

火神派完全符合构建一个医学流派的主要条件，即：有一个颇具影响的“首领”郑钦安；有两部传世之作《医理真传》和《医法圆通》；有以吴佩衡、唐步祺、卢崇汉等为代表的众多传人延续至今，民间拥戴者尤多。它有完整的理论体系，创制了代表本派学术特点的几首名方如潜阳丹、补坎益离丹等，而其用药特色之鲜明更是超乎寻常，其临床大量成功的案例都表明这是一个特色突出而经世致用的医学流派，与其他医派相比可以说毫不逊色。我们认为它是继伤寒、金元四大家、温补、温病派之后的第八个医学流派。作为建议，它有理由补充到高校《中医各家学说》的教材中去。相信火神派的学术价值，必将越来越得以彰显，薪火相传。火神派热也好，“冷思考”也好，都不会以任何个人意志为转移，它将按照中医发展的规律展示自己的前程。

六、关于丛书编写的设想

本丛书旨在进一步发掘、整理火神派的学术思想和丰富的临证经验，形式上以医家为单元，从广度和深度来揭示入选名家的丰富各异的学术特点，进一步弘扬其学术精粹，促进当代中医临床水平的提高，同时也为各家学说和基础理论研究进行新的拓展。

我们拟分批推出这套丛书，第一批暂且选定郑钦安、吴佩衡、祝味菊、刘民叔、范中林、戴丽三、唐步祺、周连三、李统华、曾辅民等医家作为选题目标，他们的火神派医家身份应该没有问题。

关于各书作者，像吴佩衡、戴丽三等都有后人或传人，由他们来编写，应该是理想人选。其他则遴选对某医家有兴趣、有研究者执笔，当然，他们应该是火神派传人，至少应该对火神派有着相当的理论基础。

每位医家基本内容包括：医家生平事略、师承、门人及人文掌故等，重点是其学术思想尤其有关火神派的内容，包括理论建树、临床经验、医案荟粹等，当然也包括非火神派方面的内容，以展示其学术全貌。中心是全面而深入地发掘各个医家的独特学术风貌。

总之，鼓励和支持包括火神派在内的学派研究，是中医继承、提高与创新的应有之义。我们应该乘势努力，通过火神派研究，推动整个中医学的发展。《火神派著名医家系列丛书》的编辑出版，在各家学说的研究中尚属首创，这是一次尝试，缺点在所难免，还望高明赐教。

张存悌

2014年4月

从深闺中发掘火神派大家（代序）

中医火神派著名医家系列丛书《擅用乌附——曾辅民》一书的出版，令我倍感欣慰，因为我与曾辅民先生和作者巨邦科都是以医会友，有着不同寻常的缘分。

我与曾先生素昧平生，迄未谋面。认识他，是缘于先生的一批医案手稿。他的一位弟子看过我的《中医火神派探讨》一书后，打电话向我介绍其师曾辅民先生亦擅用大剂乌附治病，有很多成功案例。我对此立添兴趣，问可否送我一份？不久，即收到曾先生的一批医案手稿复印件，约有100多例，为此，我一直很感谢他的这位弟子，好像姓刘。后来我知道，这批医案的赠送，是得到曾先生首肯的。

展读全案，立即被深深吸引，典型的火神派风格，大剂乌附热药，多系经方，用药简练，每方七八味，疗效不凡，称得上是经典火神派。一口气读完，感觉这是一位藏在深闺的火神派大家，与我研究过的诸多火神派名家相比毫不逊色。我既然有幸得到其医案，就有责任把它整理出来公之于众，让世人共同赏析。于是我从全案中选择了45例，予以整理，加了按语，收入《中医火神派医案新选》中，于2010年出版。就此，我应该向已故的曾先生表示迟到的感谢——他的医案为拙作提供了精彩素材，尽管我为未能面晤曾先生聆教而深感遗憾。

曾先生的医案一律用毛笔书写，书法功力不凡，堪称此道高手，本书中选了若干幅可以证明，这也可算作本书的一大特色。在我即将出版的《名医方笺墨宝赏析》一书中，曾先生的方笺就占有一席之地。我想，曾先生大概是医坛上最后一位用毛笔开方的老中医了，仅此一点就称得上珍贵了。

我与本书作者巨邦科的结识就更有意思了。大约2007年底，他按《中医火神派探讨》书末所附电话找到我，表达了想到我处进修学习的愿望。我当时考虑，青海距辽宁太远；同时觉得，曾先生论年资和水平都比我高，成都距青海又近，因此鼓励他找曾先生学习。至于能否找到，曾先生又能否接纳他，那就看他的造化了。

苍天不负苦心人，邦科不但找到了曾先生，而且还在曾先生身边侍诊半年之久。侍诊期间，邦科研读曾先生积累的医案、《曾辅民带徒讲义》等，使他对火神派方略有了进一步理解；同时曾先生崇高的医德、精湛的医技，使其身心各方面均得到提高。他自称这一段跟师经历，是自己“从医生涯的重要转折点，从此走上了正确的中医道路”，可知获益匪浅。从他先来找我，后又找到曾先生，且在曾先生身边侍诊，看得出这是一位好学上进、善于求教的后生，当然也是一位有心之人。诚然，我也为能成就这段师生“姻缘”而感到高兴。

这期间，邦科又赠送我曾先生的第二批医案手稿100多例，同样精彩的火神派风格，我又整理了14例，收入《中医火神派医案全解》增订版中。当时就想，曾先生的医案应该也能够整理成一本很漂亮的医案集出版，为火神派的传承提供新的蓝本。因曾先生于2009年谢世，考虑到版权问题，我也只能“心爱之而莫能助”也。

天赐良机，2012年5月，中国中医药出版社编辑张钢钢先生找到我，商谈出版这套丛书事宜，承蒙抬爱聘我为丛书总主编。在其位，谋其政，第一批入选医家中，我就想到曾先生，以我的了解，他完全有资格作为火神派著名医家而位列丛书之中。至于作者，很自然我推荐了巨邦科，作为曾先生的关门弟子，他应该得其真传，能够胜任这项工作，虽然那时我们尚未谋面。

事实上，他确实不负众望，将老师的所有医案手稿和学术成果全部录入电脑，再予分析、归纳、整理，废寝忘食，孜孜以求，他是肯干的；费时一年，终于完成本书，他又是能干的。曾先生如果在天有灵，看到本书也应该含笑九泉，他完全可以舒心地说一声:“吾道东传矣。”

当然，无论作为丛书总主编还是师友，自始至终我都在关注这本书的编写，从全书架构到具体细节，都曾提供参考意见，有时甚至建议推翻重写，邦科都能虚心接受，不辞辛苦推倒重来，改了几个来回，由此提高了本书的质量。诚然，他的文字也许不太流畅，选材也许可以再精炼一些，但瑕不掩瑜，曾先生的学术素材很丰富，再加上邦科的辛勤努力，本书无疑是很好看的。我欣慰的是，以本书为标志，从深闺中又走出一位火神派大家，必将受到广大医家尤其是火神派道友的喜爱。

2012 年夏季，我与夫人到青藏高原旅游，由此才与邦科第一次见面。他极尽地主之谊，开车带我们夫妇差不多转遍了青海，一路上执弟子之礼甚殷，令我进一步增加了对他的了解。相信以本书为起点，他会有着更远大的前程。

书稿完成，邦科求序于我，遂不揣浅陋，略述本书的由来以告读者。

张存悌

2014 年 3 月

周 序

《中医火神派著名医家丛书·曾辅民》一书问世了。看得出巨邦科先生为此书付出了大量的心血，较全面、系统地介绍了曾辅民先生的生平、学术思想及大量丰富实用的临床经验，把一个火神派医家再现在我们的面前。

我和曾辅民先生很有缘分，在成都中医学院（现成都中医药大学）读书时，系校友；参加工作时又都在四川凉山地区工作，因此聚会的时候较多，在中医学务上时时交流，深感他的理论丰富，实践水平也高，对我很有帮助，至今难忘。

曾辅民先生调回成都以后，在原本善用经方治疗的基础上，经卢崇汉先生介绍，又系统地学习和研究了郑氏学派的三部著作，接受郑氏重阳、扶阳的学术思想，并在严格的辨证施治原则的指导下，在临床上广泛地加以运用，取得了很好的临床效果。这也是曾先生多年努力学习的结果，水到渠成。

曾辅民先生才思敏捷，善于思考，勤奋好学，执着于中医事业，从理论探讨到临床实践，一丝不苟，有一股勇往直前的精神，值得我们学习，他的医案就是一本好教材。本书的问世，为广大中医工作者，又提供了一个可以借鉴的好文本，对研究、学习、继承扶阳学派的学术思想一定会大有裨益。因之，我乐为作序。

周念祖

2014年3月于蓉城

前 言

2008年3月，我从青海前往火神派故里——成都进修。在辽宁张存悌老师建议下，知道有位叫曾辅民的老中医，崇尚火神派，擅用乌附治病，屡起重疴。遂想去拜访，跟其学习。通过1个月的走访，终于经周念祖老中医介绍，找到了曾先生。在随后近半年时间里，我侍诊于曾、周二老之侧，每周分别跟二老各抄方4次，由理论到实践，亲眼目睹了川中现代火神派医家之风采，尤其是曾辅民先生，治学严谨，精熟伤寒，崇尚扶阳，擅用乌附，使笔者受益匪浅。

此后，张存悌老师主编《火神派著名医家系列丛书》时，曾辅民先生得以首批入选，建议由我执笔，完成曾先生生平、学术思想及其医案的整理。虽自知学识浅薄，但出于对火神派的热爱，出于对曾先生的感怀之情，毅然决定完成此书的编撰工作。在张老师的指导下，历时1年，走访有关人士，并再往成都搜集资料，终成此书。

本书分为三章。第一章主要介绍曾先生生平事略；第二章分三节探析曾先生学术思想；第三章为曾氏医案，采用方证分类，以方统证，总计272案。本书医案基本以曾先生馈赠之晚年亲书医案为主，并精选随师抄方之医案，以及散见于其他医籍者，力求最大限度地展现曾氏医案的风格全貌。对其中病种、方药相似重复者，以示例二三则为限，以备后学研习之用。医案中曾氏原注的按语，标明为【原按】，视其内容而略作修改；张存悌老师在所著书籍中对曾氏一些经典案例的点评，以【张评】标示；笔者对医案之研习体会，则以【体会】标注。附录主要辑录了笔者学习运用火神派理论之部分医案及纪念曾先生的文章。

在本书的编撰过程中，得到曾氏家人、周念祖老中医、曾氏学生周从全中医师等人的大力支持，他们为本书提供了重要资料，在此特别表示感谢！丛书总主编张存悌老师更是倍加关怀，多次审阅，修改文稿，给予笔者莫大支持，在此特向张老师致敬！承蒙中国中医药出版社及编辑老师的大力支持，使本书得以顺利出版，在此一并致谢！

笔者随曾师学习结束后不久，曾先生即因旧疾复发，而再未出诊，直到逝世，我竟成为先生带教的最后一名学生，一别竟成千古，谨以此书表达对曾先生的崇敬和怀念之情。

笔者才学有限，编撰中对曾氏学术思想尤其是扶阳思想理解不透，疏漏在所难免，还请读者批评指正。

巨邦科

2014 年 3 月于青海・德令哈

目　录

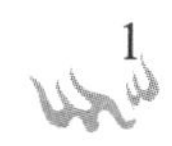

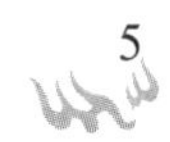

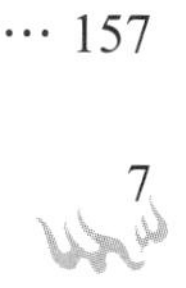

第一章　曾辅民生平介绍

曾辅民，成都中医药大学副教授。生于1936年2月6日，卒于2009年11月7日，享年73岁。在近半个世纪的从医生涯中，曾氏对中医精勤不倦，崇尚仲景学理、郑钦安扶阳学说，善用、重用、广用乌附，擅以经方治疗疑难杂证，疗效卓著。

一、初学中医（1957—1963）

1936年2月6日（民国二十五年丙子年正月十四日），曾辅民出生于四川简阳县石盘乡。出生前，父亲即被国民党反动派杀害，其有兄弟三人，曾氏排行老三。曾氏自幼喜爱读书，少年时期就读于当地私塾。1949年新中国成立后，由兄嫂出资送其就读于成都市第九中学暨成都树德中学。1957年高中毕业，以优异成绩考入成都中医学院（现为成都中医药大学，下同）六年制医学系第二届本科班。据曾辅民挚友周念祖老中医回忆，大学期间，曾氏才思敏捷，学习刻苦，对中医基本理论及四大经典皆能深入钻研、熟悉掌握；加之当年在成都中医学院执教的老师皆为川中名医，他们对传统中医具有深厚的经验传承，同时能理论联系实际地解决疾患，这些都深刻地影响了作为中医学子的曾辅民。虽然当时正值我国三年自然灾害，但他克服生活艰辛，于1963年以优异成绩毕业，完成了对传统中医的系统学习。毕业之前，曾氏在课余时间就已经能够处方诊病，得到家人及患者认可。可以说，他青少年时期虽处于社会艰难的年代，但家人从未耽搁他的学习教育，尤其是秉承天府中医之风，系统地受到正规的中医大学教育，为其以后的中医人生奠定了坚实的基础。

二、凉山行医（1963—1979）

1963年，曾辅民从成都中医学院医学系毕业后，被分配至四川省凉山州人民医院内科工作。在凉山州人民医院工作16年，从中医学子，逐渐成长为一名合格的中医师。由于曾氏接受的是正规的中医高等教育，因此，在凉山州行医时以其扎实的伤寒功底，对诸多疑难杂病采用经方治疗而获得良效。如曾氏在《小柴胡汤的运用》一文中就曾记载一例当时在凉山治疗过的胆痈病案例，采用重剂大柴胡汤及针灸治疗，病情得以迅速控制而好转。曾氏酷爱读书，工作之余，足不出户，经常通宵畅读中医书刊，从四大经典到各家学说，从前贤医案医论到各种中医杂志，广泛涉猎。通过不断的学习及临床实践，其中医理论水平和临床技能获得快速提高，逐渐成为当地名医。在上世纪60年代“文革”时期，曾氏被错误地扣上“反动学术权威”的帽子，被披上狗皮游街批判。所幸因其医术精湛，多次医治好时任凉山州委书记施嘉明之疾而受到书记的保护，故未受影响。据周念祖老中医回忆，由于凉山州地处四川省西南部之川滇交界高原，当地居民尤其是50岁以上者，多有吸食鸦片习惯，对毒麻药耐受较强，加之高原容易感寒多湿，故曾氏因地制宜，处方用药常常很自然地重用干姜、乌头、附子，非此则难获良效，从而逐渐形成了临证重用乌附扶阳的用药特色。

三、成都教学行医（1979—2009）

1979年2月，曾辅民因其精湛的医术和广博的医理，而被调回成都中医学院，任中医基础教研室副主任，开始了后半生的教学行医之路。曾氏遵循一贯的严谨学风，精研中医基础理论，并将其细化、条化，以图解的形式，全面而准确地进行讲解，逐渐形成了颇具特色的中医基础理论教学方法，获得各届学生的好评。曾先生授课时严禁学生提问，严格要求学生做好笔记。笔者曾经问道："老师们都喜欢爱提问题的学生，为何独有先生如此？"曾先生答曰："现代的中医大学生，从未深入接触过国学、中医，尤其是初学中医基础理论，阴阳难辨，脏腑玄乎，有何资质来提问题？唯一可做之事即是听好讲解，做好笔记，待日后逐渐深入掌握了中医理论自然理解我之良苦用心！"

曾氏秉性耿直，唯求学问，深研伤寒学理，调回成都后，恰逢改革开放，故而教学闲余，亦时常坐诊行医，教学、临证两不误。加之在凉山州所获临床功底，在成都亦是医名鹊起，求诊问疾者络绎不绝。据周念祖老师及其子回忆，上世纪80年代初，卢崇汉老师大学毕业，分配至成都中医学院中医基础教研室任教，在其后的共事中，曾氏渐知卢老师系郑钦安所创扶阳学派嫡传，故常常与他探讨医理，二人志同道合，私交甚好。1986年之前，曾氏就已在卢崇汉老师的推荐下研读郑钦安医著，对扶阳学说从理论层面上得到透解，加之先前在凉山州行医时所积累的运用乌附等温热药的经验，使其扶阳风格更加发扬光大，善用、重用、广用乌附、干姜，娴熟应用四逆白通、理中、桂枝等诸多扶阳经方，疗效大为提高。

1996年曾氏退休以后，常年行医于成都。诊余更加精勤钻研医理，尤其是仲景、钦安学说，辨证不离扶阳为先，处方多用经方，形成了自己独特的学术思想和临证风格。由是在巴蜀地区医名大噪，时常有外地甚或国外学子上门求学拜访。据曾氏家人回忆，其中有以色列、韩国等外国学生专门来求教。不论是国内还是国外学子，曾氏皆善待亲教，无私指点。自2000年起，曾氏有意搜集临证验案，积累成册，复印后送给学生，并写成《曾辅民带徒讲义》，用于训练学生的中医临证思维，受到诸多后学的欢迎。

曾氏生于“民国”时期，私塾学堂都教以毛笔写字，故而他从小练习书法，工作后亦是常练不辍，书法功底深厚。退休后行医，更以狼毫毛笔处方，中医结合书法，两大国粹集于一身，颇具儒雅之风。

2007年年初，曾氏因咳嗽胸痛而经检查诊断为肺癌，随后在家采用中医调养半年余，好转后复出行医。然因年事已高，癌症复发，于2008年9月在成都军区总医院住院治疗，前后一年余，终因治疗无效，于2009年11月7日逝世，享年73岁。去世后，由家人将其安葬于温江大朗陵园。曾氏育一女一子，均未从医。

四、笔者与曾师的交往

从2005年开始，笔者通过刘力红老师所著《思考中医》而了解到郑钦安医著，后研读由唐步祺先生著的《郑钦安医书阐释》，接着又读到张存悌老师写的《中医火神派探讨》一书，为张老师全面准确地探析火神派医理所折服，随即按书中所载电话联系，表达了想到张老师处进修学习的愿望。张老师谦虚地引荐我到成都拜访曾辅民老中医，并说曾辅民老中医扶阳已达炉火纯青地步。2008年3月，笔者争取到进修机会，随即前往四川成都。通过1个月的寻访，终于拜见到曾辅民先生，并得以后学之礼侍诊于曾先生之侧。通过曾先生近半年的亲自带教，以及研读曾先生的医案及《中医基础理论讲稿》《曾辅民带徒讲义》等著述，使笔者对中医火神派理论从源头有了更清晰的认识，医理日精。同时，在半年的跟师侍诊过程中，也使笔者深刻感受到曾先生崇高的品德、精湛的医技，从身、心、性各方面都得到提高，成为笔者从医生涯的重要转折点，从此走上了正确的中医道路。在侍诊期间，笔者抄录了1476则曾师医案处方，本次精选其中的一部分，作为本书的第三章，冀期与同道分享。2009年曾先生病重期间，笔者通过周念祖老师打听到曾先生在成都军区总医院住院，特委托曾先生的两位研究生前往探视；并在同年8月再次打电话慰问，祝愿先生早日康复，先生平静地告之："情况不好噢。"2010年元旦，当再次打电话时，才得知先生去世的噩耗。笔者痛哭流涕，久久不能平静，后撰"感遇恩师，感怀恩师"一文，以志纪念。

第二章　曾辅民学术思想探析

第一节　继承伤寒，善用经方

曾辅民在46年的从医生涯中，继承仲景伤寒经学，勤求古训，思经求旨，缜密精深，博采众说，擅以经方治疗疑难杂证。1979年调回成都中医学院后，在中医理论教学的同时，更加潜心于结合临床深悟仲景学理，坚持临证数十年，对经方的应用积累了大量的心得，经验丰富，体悟深刻。他从实践中体会到，中医临床理论的根基就在于仲景理论，万病不离乎六经。他在六经辨证的理论指导下，观脉察证，析机辨微，对不少疑难杂证和危重之证掣用经方，常收到显著治疗效果。纵观曾氏医案，大多采用经方治疗，彰显其经方功底。笔者依据其存世医案及有关手稿，就曾氏伤寒经方思想探析如下：

一、得经方深意，不随意加减

曾氏对于《伤寒论》经文经方，采用分类对比的方法，以方证总领经文，逐条逐方详加研习；对于经方组成、主治功效及方中每味药物之功效、剂量皆谙熟于胸，深得经方制方之意。

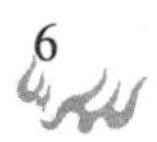

如桂枝汤证类下，详列各有关桂枝汤经文要点：25条服桂枝汤汗出，再与桂枝汤；42条太阳病症，脉浮弱，用桂枝汤；44条太阳病外证未解，不可下，用桂枝汤；45条太阳病汗下脉浮不愈，用桂枝汤；53条自汗，营和卫不和，桂枝汤调营卫；54条发热自汗卫不和，用桂枝汤；56条不大便，头痛发热，小便清，病不在里，用桂枝汤；57条汗后已解，复烦而脉浮数者，用桂枝汤；91条表里俱病，下利则先救里，后治表用桂枝汤；95条发热汗出，营弱卫强，用桂枝汤；164条大下后汗，痞而恶寒，解表用桂枝汤；234条阳明病脉迟，汗多恶寒未解，可发汗，用桂枝汤；240条如疟状，日晡发热，脉浮虚，用桂枝汤；276条太阴病脉浮可发汗，用桂枝汤；372条虚寒下利，腹满兼表证，先治里后解表，用桂枝汤；386条吐利止，身痛不止，表不解，宜桂枝汤。通过这样详细的类比研究，桂枝汤的适应证及适应范围就一目了然。再通过对组方药物药理的研究，桂枝汤方理自然谙熟于胸，临证自然疗效卓越。如：医案中治疗杨某一案，曾氏指出非热入血室之小柴胡汤证，乃营卫不调之桂枝汤证，果断处以桂枝汤原方，一诊而愈。

再如四逆汤证类：91条下利清谷不止，用四逆汤；92条发热，头痛，脉反沉者，用四逆汤；225条脉浮而迟，表热里寒，下利清谷者，用四逆汤；323条少阴病，脉沉者，急温之，宜四逆汤；324条少阴病，若膈上有寒饮，干呕者，当温之，宜四逆汤；353条大汗出，热不去，内拘急，四肢疼，又下利，厥逆而恶寒者，四逆汤主之；354条大汗，若大下利而厥冷者，四逆汤主之；372条下利腹胀，宜四逆汤；377条呕后脉弱，小便复利，身有微热见厥者难治，四逆汤主之；387条吐利汗出，发热恶寒，四肢拘急，手足厥冷，四逆汤主之；388条吐利，下利清谷，脉微欲绝者，四逆汤主之。

通过以上对四逆汤方经文的归纳研究，曾辅民认为四逆汤是少阴病寒化的主方。其主症有：四肢厥逆，无热恶寒，神疲困倦，下利清谷；脉沉细，舌质应是淡红或青紫或娇嫩胖大，无苔或中心淡黑并多津。其分析方药：附子大辛大热，气味雄厚，通行十二经，无处不到；干姜辛温，固守中州；炙甘草甘以缓姜附之急而补益中土。药味虽简而配伍谨严，两用辛温，一走一守，甘缓复阳，故取效显著。正是基于上述的深入研究，曾氏能娴熟应用四逆汤。

通过分类对比研究，曾氏探得经方深意，在临证中用经方从不随意加减，常常原方原量使用，疗效卓越。如其医案中诸多虚阳外现，出现面红、身热、咽痛等阴盛格阳证者，都以白通汤原方处之，常常尽剂而愈；再如，涂老妇人之烦躁，辨证为心阳亏损之烦躁，处以经方桂枝龙牡汤原方，三剂而愈。其在治疗胡某胃痛一案中，采用大建中汤治疗，患者服药一次胃痛即愈，已经获得覆杯而愈之效，但曾氏仍细致思考，体会原方配伍之精妙机理，叹经方原方之美：“若不用甘草代替人参，恐效果更好。甘草虽补脾，但使药性缓了，寒伤阳气，用人参补气，原方更好！”笔者在随诊期间，曾氏一再告诫，伤寒经方组成皆有深意，学习运用时，当不得随意加减改变，方可逐渐体会仲圣制方之美。

二、抓主症，用经方

由于曾氏深研《伤寒论》，熟谙经文，细列每方每法适应辨证要点，做到了方证烂熟于胸，故而在临证中善抓主症用经方。如患者主诉“胸部痞闷不畅”，若心口处不适则可用桂姜枳实汤；若咽下不适，则用橘枳姜汤。这两方就是通过抓主症的方法而选用的。《伤寒论》304 条“少阴病，得之一二日，口中和，其背恶寒者，当灸之，附子汤主之”，故患者若主诉“背部怕冷”，则时常采用附子汤治疗。若患者“头痛呕逆”则常用吴茱萸汤。曾氏临床省病诊疾、处方用药快速而准确，这与其精熟经文、思求经旨、善抓主症的临证思维模式密切相关的。

如其治疗张某发热案，西医诊断为“急性肾盂肾炎”，治疗两周无效，转请曾氏会诊。正在他辨证思考之际，患者忽觉冷而盖被，又忽发热而掀被，由此而认定“此证乃伤寒少阳证也”，遂处小柴胡汤加猪苓、茯苓，三剂患者热退；后再调整方药，又三剂病愈出院。此案曾氏在百思不得其解之际，抓住患者“恶寒发热”之少阳特发主症，辨证豁然明朗，遂用经方而热退病减。

又如其治疗汪某头晕欲扑案，患者头晕漂浮，站立不稳，欲倒地，皆发生在瞬息之时，一日数发，病两年而不解，且胃区痞满。曾氏依据主症，立刻联系到《伤寒论》82 条“太阳病发汗，汗出不解，其人仍发热，心下悸，头眩，身瞤动，振振欲擗地者，真武汤主之”，及《金匮要略》“心中痞，诸逆，心悬痛，桂枝生姜枳实汤主之”，果断处以真武汤合桂枝生姜枳实汤，患者药后豁然而愈。

再如其治疗彭某皮肤红斑症，抓住“风吹则瘙痒红斑成片”之特征，颇与桂枝汤之“淅淅恶风”相似，果断处以桂枝汤加味，三剂而愈。

诸如此类，曾氏依据经文，抓主症，用经方的例子在其医案中非常多，如乌头赤石脂丸、桂枝甘草汤、瓜蒌薤白桂枝汤、当归四逆汤，等等，读者可认真研读，仔细揣摩。

三、经方重剂，量证对应

“中医不传之秘在于用量”，可见药物剂量的重要性。尤其是经方，从东汉至今，已逾1800年，度量衡一变再变，相差很大，明代医家李时珍在《本草纲目》中就有“古之一两，今用之一钱可也”之论，这就导致经方处方用量不能“量证对应”而疗效大打折扣。曾氏认为，有关文献对东汉一两为今之13.92g的考证是正确的，同时也赞赏李可老中医对经方剂量的考证及临床验证，故临证常以15g来折算，从而获得预期佳效。尤其对于一些重症、急症疾患，常常重用经方药量而获覆杯之效。如其医案中治疗毕某经漏证，即采用当归四逆汤原方重剂，兼加重剂川乌，识证准确，方准、药精、量大，一诊而病愈；治疗李姓8岁男孩之胃脘疼痛证，处以乌头煎一剂，其中川乌用量50g，合蜂蜜150g，煎服两次而疼痛显减，治疗一个疗程即痛消；治疗李某之呃逆，采用重剂甘草干姜汤加味，三剂而呃逆解除，方中炙甘草、干姜用量均为60g；治疗杨某肢厥案，采用当归四逆加吴茱萸生姜汤治疗，方中主药桂枝、白芍、吴茱萸、细辛、当归均用50g，生姜100g，炙甘草30g，大枣25枚，山药90g，益智仁90g，乌药90g，三剂而获良效。曾氏感叹曰：“有言‘药量亦方之秘’，诚信也！”他在治疗俞某感冒身痛案后按语中深有感触地指出：“此案说明，治疗效果，不但要辨证准确，还需药量与病证轻重相对吻合。然而观现在世医处方用药量，对于麻、桂、姜、附皆用量过轻，故常难收效！”

四、经方合用，疗效益彰

在娴熟掌握经方主治功效的基础上，曾氏对于诸多复杂病症，常针对不同兼症之病机，合用经方，机圆法活，形成有制之师，疗效益彰，正所谓“名方加名方，亦是名方”。曾氏认为，经方药味精简，许多已在历代应用中形成经方药对，若精准掌握组方法理，即可随主方配伍，形成合方，从而增加疗效。可以说，娴熟的合用经方技巧，正是曾氏长期深研伤寒学理，思经求旨，融会贯通伤寒心法的体现。其合用经方，主要表现在处方用药、合方一统及分步治疗、合理转换两方面。

如治疗刘某咽痛案，辨证为阳虚感寒，寒郁咽痛，处以薏苡附子散合半夏散合方加味，两首经方，合而为一,三剂而咽痛止；治疗肖某胸痹症，以桂枝甘草汤合瓜蒌薤白桂枝汤加附子，经方合用，药少量精，功专效宏，前后两诊，胸痹诸症豁然而愈；治疗郭某咽痛一案，曾氏在按语中指出：“薏苡附子散温阳缓急，合封髓丹恋阳下潜以止痛。其中又有麻黄附子甘草汤温经解表，以治身痛；用炮姜甘草汤苦甘化阴以防伤阴；射干麻黄利咽以除痰鸣。用药八味，含方五首。”张存悌老师对此赞赏有加：“此案分析病情清晰，用药 8 味含方 5 个，看得出曾氏娴熟的经方套用技巧。”

曾氏治病，依据病情，有是证用是方，分步采用不同经方，承前启后，亦彰显其深厚的经方功底。如其治疗谢某之奔豚证，依据主症病机之不同，先后采用桂枝加桂汤、肾着汤、真武汤合桂枝甘草汤。他在按语中指出：“此奔豚重症，全按《伤寒论》之法治之而效。”又如治疗林某胃痛案，首诊处以甘草干姜汤加味，服药有效；再诊果断加入桂枝甘草汤、大乌头煎。治疗一脉相承，经方合用，最终获得佳效。再如治疗姚某咳嗽案，初诊采用苓桂术甘汤，咳止；随后感寒突发哮喘，急转以麻黄附子细辛汤合小青龙汤加味；愈后复以苓桂术甘汤加味善后。其诊疗思路清晰，经方转换有序，获效也在情理之中。

五、用经方治大病、怪病

历代经方家均以善用经方治大病、重病、怪病而名。曾氏亦以其娴熟的经方功底而善治大病、怪病。李可老中医提出："难症痼疾，师法仲景。"曾氏亦大加赞赏，他认为："中医临床理论的根基就在仲景理论，万病不离乎六经。在六经辨证理论的指导下，观脉察证，析机辨微，对不少疑难杂证和危重之证，掣用经方，常收到显著治疗效果。"如曾氏早年在凉山行医时，诊一张姓患者，因突发右胁剧痛而入院，即请中西医会诊，西医诊断为"化脓性胆管炎"，在做好手术准备的同时，曾氏依据右胁包块剧烈疼痛，诊断为胆痈，处以大柴胡汤急煎，每半小时服药1次，当夜服药1次，疼痛减轻；次日查房，胁下包块明显缩小，调整方药继服，后患者自动离院。治疗此例时，正值曾氏大学毕业十余年，处于医理提高阶段，他不畏疾病之凶险，应用伤寒经方，使此危重之疾化险为夷。时隔多年，曾氏对此案仍记忆深刻，体悟颇深，他在案后按语中语重心长地指出："非常希望中医在急症方面能够深入下去。"

另如前述的治疗张某"肾盂肾炎"发热一案，曾氏在按语中说道："此案抓住三焦的生理病理，以及伤寒少阳的审证要点，用经方收显效，遂对《伤寒论》'上焦得通，津液得下，胃气因和'之论深信不疑。可见抓主症，用经方，能治大病，能治怪病，诚非虚言。"

又如治疗汪某痹病案，曾氏处以乌附细辛大剂而起30年之沉疴。他在案后指出，此病乃“仿《金匮要略》‘痉湿暍’‘中风历节’两篇之法，用之多效”。细研此方，乃经方麻附细辛汤、乌头桂枝汤之变方所成。

又如，治疗胡某皮肤干燥案，患儿半岁，两颧下局部皮肤干燥、脱糠屑，曾氏指出面为阳经所主，干燥失润，当属肺脾失输失化，其源多在肾，以经方甘草干姜汤合姜桂汤加附子，力扶肺脾肾之阳，前后两诊而愈。这是将中医基础理论与伤寒经方、郑钦安扶阳思想有机结合，成功治疗疑难杂症的典型案例。

又如，慢性前列腺炎，中西医皆视为难病，曾氏另辟蹊径，指出：“慢性前列腺炎，形同内生疮疡，久病伤肾，当扶阳内托为治，以薏苡附子败酱散加用生黄芪、川乌扶阳散寒，益气内托而获效。又因阳虚阴寒内结，在前扶阳内托基础之上亦要加用搜剔通结之药方可收到良效。”在治疗马某患此疾案中，曾氏即在此理论认识指导下，选用薏苡附子败酱散，前后五诊，一月而病愈。

曾氏亦善用薏苡附子败酱散治疗痤疮，“从‘阳虚寒湿凝聚’理解，借用薏苡附子败酱散治阳虚内痈之方，本异病同治之理，用于面部痘疮”，常获佳效。张存悌老师给予高度评价：“曾氏以本方治疗痤疮，实开皮肤病一新法门。”此类医案较多，读者自可研读品味。

曾氏亦善于融会贯通，学以致用，以伤寒之理、伤寒之法、伤寒之方解决《伤寒论》所未载之疾。如治疗王某“水泡”案，曾氏辨证为“虚阳外越之候”，果断处以四逆汤加白芷，两剂而愈。他指出：“此证为《伤寒论》所不载，可见论中所描述之虚阳外越症状只是虚阳外越证之沧海一粟而已，临证之时不应拘泥。”

曾氏以经方治疗大病、怪病的医案很多，从一个侧面反映出他对伤寒经方学理研究之精细、体悟之深刻，值得我等后辈效法学习。

第二节　崇尚火神派，擅用姜附

曾氏不但精研伤寒学理，善用经方；调回成都后，在卢崇汉老师的推荐下，详研郑钦安医著，对郑钦安所倡之扶阳医理得以透解；加之先前在凉山州行医时所积累的姜附等温热药运用的经验，使其临证用温热药更加娴熟自如。临证时曾氏首重扶阳，尤其是广用四逆白通、理中桂枝等诸多扶阳经方，临床疗效大为提高，逐渐形成重剂扶阳，擅用姜附，方药精练的鲜明火神派风格。曾氏虽少有明确表述其火神派学术观点，但可通过其大量医案足以明证。在《中医火神派医案全解（增订版）》一书中，张存悌老师给予曾氏“擅用乌附、姜桂，药味精练而剂量颇重，像吴佩衡、范中林辈，颇有经典火神派风格”之高度评价。本章兹结合典型医案来探析曾氏的火神派学术思想。

一、服膺郑氏，扶阳为先

曾氏通过研习郑钦安医著，深刻认识到郑氏“认证只分阴阳”“功夫全在阴阳上打算”及“阳主阴从”之“阴阳至理”对于中医辨证论治的重要性和正确性，称赞郑氏在“辨认一切阳虚症法”“辨认一切阴虚症法”中所列“阴阳实据”确为临证之“金针”。曾氏尤其服膺郑氏重视阳气、崇尚扶阳的思想，并以此指导临证辨证论治，在不惑之年全面接受郑氏所倡扶阳医理，步入郑氏火神门派，使其医学理论及临证技能均获得提高。纵观曾氏医案，绝大部分都始终贯穿着郑氏重阳扶阳为先的辨治思想，从外感小疾到诸多内伤杂症、重症，“功夫”始终在“阴阳上打算”，辨证论治，处处护阳；处方用药，步步扶阳。

例1感冒案：舒某，女，31岁。流涕，畏寒，眼欲闭，腰痛，身强，脉沉细，舌淡，边有齿痕。此少阴之证，当温经（少阴肾）解表（太阳之表），慎勿辛凉解表、辛温解表，否则辛凉伤阳、辛温发汗可致汗出亡阳之证。在一年四季之中，常遇此类病人，不懂则误治害人！

麻黄15g，附子70g（先煎），北细辛15g，苍术30g。

3剂而愈。

按：此例曾氏辨证为“少阴之证”，即太（阳）少（阴）两感证，明确指出“当温经（少阴肾）解表（太阳之表）”，果断采用扶阳解表法，处以麻黄附子细辛汤，重用附子至70g，并加苍术，3剂而愈。看似一年四季之中常遇之感冒，但“不懂则误治害人”，辛凉、辛温皆可伤人阳气。正所谓“邪之所凑，其气必虚”，阳气虚则邪易侵，“攘外必先安内”，扶阳才可祛邪。其重阳扶阳之火神派思想一览无余。

例2身痛案：王某，男，73岁。因感冒身痛不适，前医以辛温发散药治疗，服药1次即出现大汗淋漓，其后汗虽止而身腰剧痛，两胁胀痛，周身僵硬、怕冷而莫名之难受状。精神差，面皖白，舌淡白，苔白润，脉浮弱。此本体弱而强解表，药过辛散，使阳气走表，邪因虚而不解，反大汗亡阳，里虚阴寒更盛。患者本有心绞痛病史，更不能用发散药，误治而致阳根拔动，阴寒内盛，成此阴寒重症。值此当用麻附辛法，去麻黄（本已大汗，恐汗而更伤虚阳），加苍术，更加川乌以扶阳破寒，温散外邪：

苍术 30g，附子 50g（先煎），细辛 15g，炙甘草 30g，川乌 30g（先煎），黑豆 30g。2 剂，3 小时服 1 次。

药后身痛、腰痛明显减轻，怕冷减轻，精神好转，面略淡白，舌淡红，苔薄黄，脉沉细。外邪已除，肾虚为本，此为典型肾虚证，扶阳温肾治其本：

附子 50g（先煎），肉桂 20g（后下），生姜 30g，干姜 20g，炙甘草 20g，砂仁 20g，淫羊藿 20g，巴戟天 20g。3 剂。

药后腰痛、身痛基本消失，轻微怕冷，食纳较前好转，精神佳，面略红润，舌淡红，薄白苔，脉缓。继以扶阳填精为治：

附子 50g（先煎），肉桂 15g（后下），生姜 30g（去皮），砂仁 20g，炙甘草 30g，干姜 25g，生黄芪 80g，杭巴戟 20g，淫羊藿 20g，骨碎补 30g，菟丝子 20g。

按：前医失察，不顾患者年高本虚，不查心脏病史，妄以患者“感冒身痛”而处以辛温发散药治疗，服药 1 次即顷刻生变而大汗亡阳，阳根拔动而身腰剧痛，神差色惨，形成亡阳之阴寒重症。真正应验了曾氏上案之虑，真是“不懂则误治害人”！曾氏以麻黄附子细辛汤减麻黄，加川乌、苍术、黑豆，重剂乌附力扶元阳，兼以苍术、细辛宣散引邪外出，急煎频服，1 日内连服 2 剂而危局得解。后以重剂四逆汤扶阳填精，补肾治本而诸症均愈。此案之治疗，始终贯穿扶阳为先、为重的火神派思想，严格依据郑氏“治之但扶其真元”之旨而获效。

例3胃寒案：李某，男，27岁。善饥，食少，胃部不适，已反复3年，近来加重。神倦，肢软无力，腰酸软，二便正常，眠差，偶有嗳气，自觉嗳出之气较冷，胃部冷，唇红，舌红、边有齿痕、有津，脉细数、重取无力。由于该患者为门诊部职工，已经门诊部多人诊治，辨证见仁见智，为慎重起见，先据症审之，予封髓丹，以辛甘化阳补其脾肾、苦甘滋其已损之阴，使阳下潜：

生黄柏10g，西砂仁25g，炙甘草25g。

3剂后善饥消失，胃不适好转。近日胃气上逆，气出寒凉尤为明显，改用温肾补脾、填精之品。

附子80g（先煎），桂枝30g，干姜30g，肉桂10g（后下），炮姜20g，补骨脂20g，西砂仁20g，九香虫20g，炙甘草20g。

服药3剂，呃气消失，自觉胃区冷胀，精神较前明显好转。改附子120g，干姜80g；加高良姜40g。连服5剂后，胃冷减，舌变淡，食欲增，上方去炮姜，服药3个月。附子最终用至250g，干姜130g，高良姜80g，舌淡已转为正常之红活色，诸症悉除。

按：此例胃寒，初始表现为善饥食少，曾氏在原按中指出，乃“阴寒之邪逼出中宫阳气”所为，投封髓丹3剂而中的，后以重剂附子理中汤加减，抓住扶阳不放松，终以大剂姜附而收功，彰显其火神派用药风格。

在其医案中，还记载了诸多采用郑钦安所创之方治疗疾病之验案。如在治疗韩某流涕案的按语中曾氏指出，此虽小疾，“但辨证不清，恐亦贻害”“若从辛凉解散，无疑会伤阳”“治则温散宣肺，桂枝、生姜为妙，此为郑氏（钦安）体会甚效”。此案曾氏直接采用郑钦安理法方药，足可明证曾氏早已完全接受并践行郑氏扶阳思想。再如，其治疗陈某眠差案之处以补坎益离丹加味治疗，治疗张某痉咳案之处以姜茯附半汤，都是直接采用郑氏所创之方，扶阳为先而获效。可以看出，曾氏崇尚郑钦安扶阳学说，诚为其学理之忠实传人。

即便是患者症现三阳病变，在临证治疗中，曾氏亦是处处顾护患者阳气，体现其扶阳为先的思想，如在其治疗高某发热案中，虽辨证为湿郁少阳三焦而发热，但“视舌淡，素为阳虚，未免伤阳，加入砂、蔻仁，重用砂仁使其辛甘化阳，免药伤阳”。

细览曾氏留世医案，不论外感内伤，还是三阳三阴诸疾，皆秉承郑钦安重视阳气医理，以扶阳为先，处处顾护患者阳气，正所谓“外感内伤，皆本此一元有损”“治之但扶其真元，内外两邪皆能绝灭”耳。

二、阳主阴从，扶阳抑阴

郑钦安在其著作中反复阐述并强调阳主阴从，扶阳抑阴：“阳者阴之根也，阳气充足，则阴气全消，百病不作。”“阳统乎阴，阳者阴之主也，阳气流通，阴气无滞。”这是火神派最基本的观点及鲜明的特色。曾氏对此亦领会深刻，并融会贯通。他遵循“阳生阴长”之经旨，认为“养阳在滋阴之上”。在临证中，辨证以是否阳气受损为重，治疗以免损阳气、扶阳固本为主，并从气之推动、温煦、防御、固摄、气化五方面功用为着眼点，通过四诊诊察患者阳气盛衰虚实，为辨治提供可靠的实据。曾氏医案中许多案例皆可体现“阳主阴从，扶阳抑阴”之火神派心法。

例4干燥综合征案：吴某，女，63岁。口干多年，伴口苦，某医院诊为“干燥综合征”。夜间足外露则口干，无五心烦热，不怕冷，多饮，纳多，睡眠佳，易腹泻。脘腹触诊冰凉，舌淡略暗，苔白欠润，脉沉细。

红参20g，附子60g（先煎），干姜40g，炮姜20g，炙甘草30g。

3剂后口合津多，诉从未有过如此爽口感，守方再进，诸症显减而愈。

按：此例曾氏依据其脘腹冰凉，舌淡，苔白欠润，脉沉细，辨证为中焦脾阳虚弱，无力气化蒸腾津液，以四逆汤力扶中焦之阳。重用附子至60g，扶阳益阴，用阳化阴；兼以人参、炮姜益气生津。一诊而口合津多，再诊而诸症显减，顽疾得愈。

例5鼻衄案：刘某，男，26岁。鼻衄2天，服用前医寒凉止血药后稍止而复衄。腰痛，神差，疲乏，面暗，舌淡白，边有齿痕，苔白润，脉细。

附子50g（先煎），桂枝30g，炙甘草30g。5剂。

服药期间无鼻衄，但停药后反复。舌脉同前。

附子80g（先煎），桂枝30g，炙甘草30g。8剂。

后访病愈，体质改善。

按：此例鼻衄，前医采用寒凉止血药治疗，稍止而复衄。曾氏见其神差疲乏、面暗舌淡、脉细，果断处以重剂桂枝甘草汤加附子，前后两诊，服药10余剂后，体质改善而病愈。郑钦安早有所言：“今人一见失血诸症，莫不称为火旺也，治之莫不用寒凉以泻火……欲求血之伏于下，是必待气之升于上，气升于上，血犹有不伏者乎？知得此中消息，则辛温扶阳之药，实为治血之药也。”（《医法圆通·卷四·失血破疑说》）曾氏正是据此理而重用辛温扶阳之附子、桂枝、甘草，力扶上焦之阳，使“气升于上”而“血伏于下”，辛温扶阳，强化气之固摄血液之功用，不但鼻衄治愈，而且体质改善，病根拔除。

例6黄疸案：袁某，男，70岁。黄疸（面、目、肌肤皆黄）十日。神倦，不饥不食，腹泻每日2～3次。入暮畏寒，住院治疗十日未解，黄疸指数为380，私自外出就医。此寒湿阻滞，胆气不利而黄，故烦躁、腹泻。按阴黄治之。

附子100g（先煎），干姜60g，桂枝30g，当归10g，西砂仁20g，茵陈30g。5剂。

药后入暮畏寒消失，精神好转，仍不思食，腹泻减，黄稍减。舌仍淡，脉沉微。

附子100g（先煎），干姜60g，炙甘草20g，当归10g，桂枝30g，茵陈25g，石菖蒲20g，白鲜皮30g。4剂。

黄疸消退，黄疸指数减为280，肝功能正常，甲乙丙肝指标皆阴性，疑为阻塞性黄疸，但无客观指标。进行多项检查亦无法确诊。而中医直指阴黄，从寒湿郁滞治之。现二便正常、食增、疲倦、舌质转红，减姜附之量治之：

苍术30g，附子80g（先煎），生姜40g（去皮），干姜30g，西砂仁20g，白鲜皮30g，茵陈30g，桂枝30g，当归10g。

再服5剂，黄疸明显消退，黄疸指数减为180，食增，便稍成形，精神好转，仍厌油，下肢软，但舌质又复变淡，脉沉弱。增加附子、干姜量，并加燥湿之苍术、菖蒲及醒脾之芳香药：

附子120g（先煎），干姜60g，炙甘草10g，西砂仁20g，白鲜皮30g，茵陈30g，石菖蒲20g，生姜40g（去皮），藿香20g，苍术30g。3剂。

诸症继续好转，唯舌质略改善，嫌其太慢，再增附子之量：

附子150g（先煎），干姜40g，桂枝30g，当归10g，西砂仁20g，茵陈30g，藿香15g，石菖蒲20g，茯苓30g。4剂。

后访，黄疸退尽，体质改善，病愈。

按：此例黄疸，显属中医“阴黄”范畴，曾氏果断处以茵陈四逆汤加减，前后五诊而黄疸退尽，体质改善而病愈。曾氏首诊即重用附子100g，虽西医不能确定黄疸之因，但曾氏直指阴黄从“寒湿郁滞”治之。观其前后处方，以力扶中焦脾阳为主，用阳化阴，终使阳旺寒湿蒸化而黄疸退尽。更为关键之处，在于药用扶阳，患者体质改善。

例7腹泻案：杨某，男，63岁。近二日因进食西瓜导致腹泻，每日泻下20余次，初始较稀，后成稀水便，服西药未效。胃胀，腹痛，泻后腹痛缓解，知饥不欲食，肠鸣，心急烦躁，精神差，身软。平日肠胃进食不当，则胀气即痛。舌淡白胖，苔白腻，脉细数。

红参20g，附子100g（先煎），干姜60g，炙甘草60g，吴茱萸30g。4剂。每剂分3服，每2小时1服，6小时当减，后可日3服。

服药6小时后，腹痛、腹胀、肠鸣、腹泻均减，药服完后病愈。

按：此例腹泻，伴腹痛、胃胀、纳差，与《伤寒论》273条颇为相似：“太阴之为病，腹满而吐，食不下，自利益甚，时腹自痛。”显属中焦太阴阳虚不固，但曾氏并未采用理中法，他认为：“直从少阴肾治，较理中法更进一步。”故以重剂四逆汤加吴茱萸力扶肾阳而壮脾阳，加人参以益气补阴，水煎频服，并告知6小时病当减，后果如其言。此例治法，正是采用郑钦安“下阳为上、中二阳之根”之观点，扶肾阳壮脾阳，扶阳抑阴，恢复脾阳气化固摄水液之功用。

例8泄泻案：方某，女，18岁。痛泻3年，表现为脐周阵发性痛，痛则泄，泄后痛减，日三五次不等。食少，不知饥，食后胀，心烦眠差，畏寒肢厥，腰酸神倦。经前烦甚，因痛泻而经来次数增加，经色黑、量少；时时带下，或呈乳白色或黄或白，或呈蛋清状晶莹透明，或呈水样如泉水涌出，势如月经，当此之时，则腰酸如折。诉说病情时，悲苦流泪，哀叹不已。慢性病容，形体消瘦，大肉尚存未脱，舌淡有齿痕，苔薄白，脉虽细弱而胃根尚存。辨证为肝脾不调，肾虚络脉不固。

红参20g，苍术20g，干姜30g，炙甘草30g，桂枝30g，吴茱萸15g，西砂仁20g，附子40g（先煎）。5剂。

二诊：胀痛好转，知饥，守方5剂。

三诊：证情无变化。干姜40g，附子60g，加补骨脂20g，肉豆蔻20g。20剂。

四诊：胀好转，痛泻次数每日减少为一二次。守方5剂。

五诊：证情同上。附子80g，干姜60g，炮姜20g。3剂。

六诊：证情无变化。前方去炮姜，加生姜20g。5剂。

患者经治疗4个月左右，胀痛消失，精神、体力好转，自信心增强。最后附子用量至150g，干姜用量至100g，并加服鹿茸善后而病愈。

按：此例患者慢性病容，形体消瘦，大肉尚存未脱，舌淡边有齿痕，脉虽细弱而胃根尚存。曾氏以附子理中汤守方治疗，前后4月而愈。曾氏案后写道："病至此际，先后天并损，非补再无他法，然补之法，遵'养阳在滋阴之上''阳生阴长'的道路，抓病机，用经方而收全功。"其火神派"阳主阴从"观彰显无遗。

三、禀火神心法，擅用姜附

曾氏通过多年潜心研究，对郑钦安学说领悟透彻，深得火神心法。他遵循阳主阴从观，扶阳为先为重，扶阳抑阴，方药精简，擅用姜附，颇具经典火神派风格。曾氏常言附子大辛大热，气味雄厚，通行十二经无处不到，为扶阳第一要药。临证中，曾氏娴熟运用姜附等温热药，且以广用、重用为特色。凡病者辨证为阳气受损，或久病及肾者，必用姜附等温热药以扶阳为治，往往附子开手剂量就在50g，70g以上，并随患者服药反应，常以20g量递加，直至量证对应后方才停止。有些患者，因熟知其素体阳虚，故而附子开手就用200g，可谓惊世骇俗。曾氏在其医案中总结自己使用大剂量姜附之心得体会：

（1）运用指征：面白，舌淡有齿痕，舌面有津，畏寒肢厥，或便溏或便秘，或二者交替出现。

（2）用量问题：应视病之轻重程度、阴寒程度而决定其用量。一般应从小量开始，只要确认辨证无误，药后无效或效微，而舌仍淡、津多，脉沉细未变且有根时，就应加量。脾肾阳虚者，每次加量20g左右。

（3）药后反应：姜附大剂量使用后，患者通常有两种反应：一是口苦舌燥、喜饮冷，这是温之太过，应停用，改用滋阴化阴之剂以解决过热之弊；二是出现出血，或便泄，或身痛，或痰多，或肿等，这是药量与阳虚阴盛之程度相吻，不可更改药物，应继续加量，其效果最好，上述反应二三日自愈。

（4）乌附煎法：大剂量用附子、川乌时，皆当大火先煎0.5 ~ 1小时；当附子用量超过80g或合用川乌时，均应大火先煎1 ~ 2小时，口尝无麻味后，再共煎余药，以防乌附中毒。

（一）广用

曾氏留世医案中，用姜附等温热药扶阳的医案占了绝大多数。笔者2008年跟曾师侍诊期间，总共抄录曾氏医案处方1476则，其中用附子、干姜（包括生姜、炮姜）者，占了87.4%，涉及外感、内伤、内外妇儿诸多病种。此外，笔者随机抽取曾氏2008年7月22日半日处方30张，所治病症有：腰腿痛6例、咳嗽3例、湿阻2例、胃痛3例、痰咳2例、胃逆2例，其余胁痛、经漏、腹痛、肝寒膝冷、不孕、头昏、咽痛、视力模糊、胃胀、痛经、肝癌、水肿等各1例。其中用附子者20张，包括有5张处方是附子、川乌同用；用姜（生姜、干姜、炮姜）者27张，11张是生姜、干姜同用，1张三姜同用。以上只是统计姜附之用，所占比例已达90%，若将全部温热性质药物，如桂枝、肉桂、炙甘草、砂仁等一并统计来看，则30个案例无一不辛温，无一不扶阳。由此可见，曾氏运用姜附等温热扶阳药之广。病在三阴，姜附必用，力扶元阳；病在三阳，佐以温热，顾护阳气。说曾氏治病，方不离温热，药不离姜附一点也不为过。以下再举几例：

例 9 感冒案：邓某，男，78 岁。恶寒，身痛强，流涕，神倦，身软乏力，舌淡，脉沉细。

苍术 30g，麻黄 15g，附子 70g（先煎），北细辛 15g。2 剂。

药后恶寒、乏力、身痛解。唯流涕未解，恐麻黄量稍大，因系肾阳亏虚日久之体，故应大剂补肾填精之品，佐以温宣（姜、桂）助阳：

附子 100g（先煎），桂枝 50g，生姜 30g，补骨脂 20g，菟丝子 20g，杭巴戟 20g，鹿角胶 10g（烊化）。5 剂。

药后流涕明显好转。现感寒尚有流涕，已不甚。以温阳补肾处之：

黄附子 60g（先煎），干姜 50g，炙甘草 40g，台乌药 30g，益智仁 30g，怀山药 30g。5 剂。

按：此例，首诊处以麻黄附子细辛汤加苍术，附子用至 70g，药后恶寒、乏力、身痛解，唯流涕未解，考虑“因系肾阳亏虚日久之体，故应大剂补肾填精之品，佐以温宣（姜、桂）助阳”。二诊以重剂四逆汤法而获良效，后继以温阳补肾治之。曾氏案后说道：“姜、附、草为回阳四逆方法，虽无四逆症，但寒则流涕，属阳不固津，亦可用。”此例前后三诊，始终以姜附阳药解外补内，“内外两邪皆能绝灭”而获良效。

例 10 头痛案：周某，男，32 岁。头晕、两侧太阳穴疼痛三月，呈窜痛，午后为甚，肢冷，倦怠，畏寒，心烦多梦，面青白，慢性病容，舌淡，脉沉细弦。予以当归四逆加吴茱萸生姜汤：

桂枝 30g，白芍 30g，生姜 50g，炙甘草 20g，大枣 25 枚，当归 30g，吴茱萸 40g，北细辛 30g，西砂仁 20g，白酒 70mL。

3剂。

药后症同前，手足冷无变化，守方加川乌：

桂枝30g，白芍30g，生姜60g，炙甘草20g，大枣25枚，当归30g，北细辛30g，吴茱萸50g，白酒70mL，西砂仁20g，川乌30g（先煎），黑豆30g（先煎）。3剂。

药后显效，再服而愈。

按：此例首诊处以当归四逆加吴茱萸生姜汤，药后症同前，仍手足冷，曾氏果断于前方加川乌30g，药后显效，再诊而愈。首诊方药虽温阳通经，但毕竟热力不足，抗寒无力，故而无效；再诊果断加入大辛大热之川乌，扶阳破寒，获得良效。体现出曾氏坚持辨证论治，坚定扶阳理念。

例11 反酸案：傅某，男，63岁。反酸8年，近5年终日反酸，食道、胃有灼热感。西医检查：食道炎、浅表性胃炎。胃不胀，食可，神可。查胃区冷，唯舌淡，脉沉弱。以温阳（胃）补肾（阳）之法治之。

干姜30g，炙甘草30g，炮姜20g，西砂仁20g，生姜40g（去皮），附子50g（先煎）。4剂。

以此方为基础连续复诊3次，将干姜、炙甘草改为40g，附子加至60g，曾随证加入肉桂15g，沉香5g，吴茱萸25g，桂枝30g，川乌30g等，反酸明显减轻，灼热亦减。再诊：

干姜40g，炙甘草40g，桂枝30g，肉桂15g（后下），沉香4g（冲服），附子60g（先煎），炮姜20g，吴茱萸20g，茯苓30g，苡仁30g。3剂。

药后反酸及灼热感消失。

按：此例顽疾，曾氏处以四逆汤加味，以温阳补肾之法治之，附子恒用50g以上，前后连续五诊而愈。曾氏案后分析认为，此例乃误服辛凉解表之剂及西药发汗解热之品，不忌生冷寒凉饮食，最终导致肾阳不足，抗力下降，形成恶性循环而反酸始终不解。张存悌老师案后评道："此例反酸、灼热8年，判为脾肾阳虚，不仅摒除一切养阴清热之药，即连乌贼骨、瓦楞子等所谓制酸套药也不选用，专力以四逆汤加二桂（桂枝、肉桂）、三姜（干姜、炮姜、生姜）、吴茱萸等温热药投治，颇显'治之但扶其真元'的扶阳理念。"笔者当年曾请曾师治疗家父反酸症，他亦用此法，连服十余剂而病显减。此法对笔者亦是启示深刻。

例12痤疮案：张某，女，25岁。青春痘密布满脸，痘疮之间有扁平疣如芝麻样，手指、背亦散布扁平疣已3年。畏寒，舌淡，脉细小。此阳虚寒湿凝聚所致。借用治阳虚内痈之方薏苡附子败酱散治疗面部痘疮，本异病同治之理。

制附子50g（先煎），苡仁30g，败酱草12g，皂刺15g，松节30g，乳香8g，蜈蚣2条（冲服），全虫5g（冲服），白芷15g，刺猬皮15g，仙茅20g，冬葵子15g。5剂。

药后痘疮基本消失，指、背扁平疣亦有消失。医患皆喜，戏曰：满天星忽变而晴空万里！守方加丹参饮活血行气，乌蛇通络解痉，以加强疗效：

制附子40g（先煎），炮姜30g，苡仁30g，皂刺15g，刺猬皮15g，松节30g，白芷15g，肉苁蓉30g，白鲜皮20g，乌蛇20g，蜈蚣2条（冲服），全虫5g（冲服），丹参30g，檀香8g（后下），西砂仁10g。5剂。

三诊：痘疮又有反复，散在发生。究其原因，乃贪食了冰淇淋，可见其寒毒之重、其体之虚。嘱严禁食用寒凉清热之品。因素有气短不足以息之症，故加入升陷汤，以黄芪解气陷，又托毒而出之：

生黄芪 30g，知母 6g，升麻 6g，柴胡 6g，附子 40g（先煎），炮姜 20g，苡仁 30g，刺猬皮 20g，炒王不留行 20g，蜈蚣 2 条（冲服），全虫 5g（冲服），丹参 30g，檀香 10g（后下），西砂仁 20g，乌蛇 20g，松节 30g，皂刺 15g。4 剂。

2 个月后因他疾来诊，述药后痘疮未发，且悔过去服清热利湿解毒之寒凉药。正如卢崇汉先生《扶阳讲记·扶阳理路》中所言："痘疮，误治伤阳。"

按：此例曾氏从"阳虚寒湿凝聚"辨证，以薏苡附子败酱散为主加味治疗，获得良效。张存悌老师点评道："此例系借薏苡附子败酱散治阳虚内痈之方，移用于面部疮疡，本异病同治之理。"并高度评价"曾氏以本方治疗痤疮，实开皮肤病一新法门"。

由以上案例可见，对于诸多病症，曾氏首辨阴阳皆多从阳虚入治，广用姜附等热药，皆获良效，实是对郑钦安"万病起于一元损伤"论断的很好印证。

（二）重用乌姜附

1. 重用姜附　曾氏亦承火神派传人如吴佩衡、范中林、唐步祺辈之医风，遵郑钦安"阴盛极者，阳必亡，回阳不可不急，故四逆汤之分两，亦不得不重"之训，不但广用姜附，而且用则绝对重用，毫不吝啬，可谓下手颇重，彰显火神派鲜明的用药风格。在曾氏许多案例中，附子开手就是 50g 或 70g、干姜 30g 或 40g、生姜则常重用至 90g 以上，其余温热药亦多在 30g

以上。若用药后病症未减或未见好转时，则时常谓“姜附当加量”。笔者跟曾师侍诊期间，诊所特意多备生姜，常整筐而进，可见其姜附用量之大。进一步计算2008年7月22日半日处方的姜附用量：20张处方的82剂附子用量共计6720g，处方最小剂量为50g，最大剂量为120g。其中5张处方的附子、川乌（未算剂量）同用，川乌最大用量为70g，并同时用附子120g；川乌最小剂量30g，附子同时用量70g。不计川乌量，平均每剂附子用量为81.95g。27张用姜（生姜、干姜、炮姜）处方中，生姜、干姜同用者11张，三姜同用者1张。生姜少则30g，多则90g，94剂总量为3990g，平均每剂42.45g。其余处方，亦多见重用桂枝、炙甘草及温阳补肾药。由此亦可明证，曾氏不但广用姜附，而且重用姜附。

例13痹病案：汪某，女，51岁。肌肉、关节冷胀软痛30年，经治无效。舌淡有痕。

附子80g（先煎），川乌40g（先煎），北细辛30g，桂枝40g，生姜70g，苍术30g，苡仁30g，威灵仙20g，蜜糖50g。3剂。

药后明显好转。守方出入，共进药十余剂，直至痊愈。

附子100g（先煎），川乌、草乌各30g（先煎），北细辛30g，桂枝40g，生姜60g，苍术30g，乌梢蛇20g，威灵仙30g，川芎8g，豨莶草60g，蜜糖20g。3剂。

按：此例痹病，曾氏处以乌附细辛大剂，首诊即重用附子70g，川乌40g，药服3剂，明显好转。后再加重乌附剂量，并重用草乌，共进药十余剂，病终痊愈。此种疾病，皆因寒湿深入筋骨，非姜附重剂难以获效。因此，曾氏在原按中特意指出

“当重用温通散寒之品”。

又如上述例8泄泻案，曾氏处以附子理中汤加减，附子从开手之40g，最后用至150g；干姜由30g，用至100g。经治疗4个月左右，并加服鹿茸善后而愈。张存悌老师点评道：“本例附子用量由40g而至60 ~ 80g，最后用至150g，而且不加量则‘证情无变化’，足见重用附子的重要性。”

例14胸闷案：娜某，女，29岁。胸部憋闷，自觉呈收缩感，呼吸困难，且腰冷胀，小腹冷胀不适，畏寒，逐渐加重1年。舌淡，脉沉细。此心肾阳虚，予温阳散寒补肾之法治之。

苍术30g，附子70g（先煎），生姜30g（去皮），干姜30g，炙甘草30g，桂枝30g，薤白20g，瓜蒌20g，肉桂20g，茯苓30g，独活30g，沉香5g（冲服），川乌20g（先煎），黑豆20g。

服药3剂，胸闷紧缩感消失，腰冷胀解，唯舌仍淡，脉沉细，续与温肾填精之法治之。

附子70g（先煎），干姜30g，炙甘草20g，生姜40g（去皮），西砂仁20g，沉香5g（冲服），肉桂20g，菟丝子20g，淫羊藿20g，苍术30g。4剂。

药后胸闷偶现，腹冷胀明显减轻。3天前夜晚因大怒，昏厥不醒约3分钟，有时心下空慌时亦见昏厥。近日此种昏厥未现。怒而昏厥，当温肝。

附子70g（先煎），桂枝30g，炙甘草30g，肉桂20g（后下），沉香5g（冲服），苍术30g，生姜40g（去皮），干姜30g，川乌20g，薤白20g，瓜蒌15g，吴茱萸30g，白芍20g。4剂。

腰腹冷胀消失，胸闷解，精神好转。要求带方离蓉。予以温阳补肾之方，嘱服20剂。

按：此例曾氏辨证为心肾阳虚，予温阳散寒补肾之法治之，主用重剂四逆汤，附子始终用量70g，干姜、生姜并用，皆在30g以上，前后二诊，服药7剂，诸症减轻。然服药期间因大怒而昏厥不醒，追诉有时心下空慌亦见昏厥，“怒而昏厥，当温肝”，前方调整药物，并加川乌20g，诸症明显好转。案后曾氏说道：“结合舌脉皆属于阳虚（心肝肾）阴盛之证。惜未就诊于中医！即使求治于中医，不善于理解病人语言（收缩感），不针对病情轻重，而限附子于30g之内，且不重用桂枝、川乌，也是难以取效的。”此例辨治，足以说明重用姜附之重要性。

例15胃痛案：申某，女，23岁。胃腹痛胀且冷一日，呻吟不止。便秘，怀孕已3月，因惧流产，拒绝西医处治而来。表情痛苦，肢冷面白，舌淡脉沉弱。此属脏厥重症。采用大辛大热之姜、椒温中散寒；寒淫所胜，治以姜、附之辛热；更佐以硫黄助命门之火，激发元气；兼以半夏、杏仁、肉苁蓉降气通便，助胃和降。

蜀椒10g（炒去油），干姜50g，附子50g（先煎），法半夏30g，制硫黄20g，肉苁蓉30g，杏仁20g。2剂。嘱2小时服1次，6小时服完1剂。

服药1次，痛胀大减，便亦通下。幸矣！

按：曾氏辨证此案为脏厥重症，采用重剂大建中汤加减，重用附子50g，仅服药1次，痛胀大减，便亦通下。张存悌老师点评道：“怀孕3个月仍用此等扶阳大剂，非胆识兼备者不敢为也。”此例曾氏辨证准确，重剂扶阳，破寒止痛，胆识超常，实令人咋舌，亦彰显其善用、重用姜附之能力。

2. 重用川乌　曾氏不但善用姜附，而且亦善用川乌，驾驭乌附能力已达精纯，并且往往剂量超常，使人不由得有“置之死地而后生”之叹。观其医案，曾氏独用川乌或同用乌附时，常以此两药大辛大热之性，破寒止痛为首选。诸多寒邪引起之外感身痛、胸痹疼痛、脘腹绞痛、剧烈痛经、关节痹痛等症，他都毅然投以重剂乌附，破阴寒于雷霆之中，止剧痛于顷刻之间，颇具特色。可以说，这也成为其有别于其他火神医家之显著特点。需要说明的是，曾氏在临证独用川乌时，严格依据《金匮要略》之旨，合蜜糖以制其毒。若乌附合用时，则加用黑豆、炙甘草以制其毒。

如上述例 2 治疗王叟之身痛案，因前医误治，出现身腰剧痛，曾氏认为系误治而导致阳根拔动，阴寒内盛，形成阴寒重症，紧急处以重剂麻黄附子细辛汤加减。用了川乌 30g，附子 50g，急煎频服，一日内连服 2 剂，身腰疼痛显减。此处曾氏首诊重用乌附，力扶元阳，破寒止痛，急煎频服而危局得解。另案何某之腿痛，亦采用此方此法，附子用至 80g，川乌 50g，服药 3 次后痛大减，药完病愈。

以下再举几则具体医案：

例 16 胸痛案：赵某，女，58 岁。胸痛彻背，反复发作 5 年。平时常觉胃胀且畏寒，舌淡紫暗、边有齿痕，脉沉细。此阴寒痼结之证，用乌头赤石脂加细辛：

蜀椒 7g（去油），川乌 30g（先煎），附子 80g（先煎），干姜 30g，北细辛 15g，赤石脂 30g，黑豆 30g（先煎）。4 剂。

药后痛渐减，停药数日皆未出现胸痛，续与扶阳散寒治之。

按：此例胸痛彻背，反复发作 5 年，畏寒，舌淡紫，脉沉细，曾氏谓“此阴寒痼结之证”，颇符合《金匮》“心痛彻背，背痛彻心”之症，处以乌头赤石脂丸加细辛、黑豆，川乌 30g，附子 80g，连服 4 剂而胸痛渐减。曾氏遵经方之要义，有是证用是方，重用乌附，常采用此方治疗胸痹、胸痛而获良效。

例 17 胃脘痛案：李某，男，8 岁。3 天前突然出现胃脘剧痛，呕吐，西医急诊治疗略缓解。现仍有胃脘疼痛，吐、泻，喜热食，但服后即吐。舌淡红，苔白腻，脉数紧。

川乌 50g 先煎去麻，去渣后纳入蜜糖 150g。文火煎煮去水分，1 剂，每日服 2 次，分 4 日服完。

服药 2 次痛减，服完病愈。

按：此例 8 岁男孩，突然出现胃脘痛，曾氏直书乌头煎，服药 2 次痛减，药服完后病愈。另有周某腹痛案，同样处以重剂乌头煎，服药后腹痛消失。此两例药用川乌，辛热重剂，单刀直入，破寒止痛，颇显曾氏胆识。

例 18 痛经案：张某，女，25 岁。痛经 3 年，上两次经来痛甚而晕厥，但无呕吐，痛时腹冷、腹胀明显，舌淡白，苔白润，脉沉紧。

附子 100g（先煎），肉桂 20g（后下），沉香 4g（冲服），川乌 40g（先煎），干姜 30g，白酒 70mL。5 剂。

药后腹冷减，即将来经，舌脉同前。前方加炙甘草 60g，黑豆 50g。再 5 剂。后访，本次经来疼痛明显缓解，嘱继续治疗。

按：此例曾氏处以乌附重剂，附子 100g，川乌 40g，加干姜、肉桂、沉香、白酒，前后两诊，痛经显著缓解。首诊未加炙甘草，虑其甘缓有碍乌附温阳破寒之力。

例 19 痹病：裴某，女，59 岁。右侧下肢冷痛 8 年，今年更剧。坐后稍久也痛，活动则痛减，时值 28℃ ~ 30℃的气温仍穿秋裤，电扇风吹则加剧，脉沉细小，舌淡面白。此为沉寒痼冷积滞之证。始用附子 60g，川乌 30g，细辛 20g，未效，量渐增至此，显效而愈：

川乌、草乌各 150g（先煎），附子 100g（先煎），北细辛 100g，生姜 100g，苍术 30g，荆芥穗 8g，黑豆 300g，肉桂 10g（后下），沉香 5g（冲服），紫石英 50g。3 剂。

按：此例痹病，诊断为沉寒痼冷积滞之证，曾氏处以乌附麻辛桂姜汤。始用附子 60g，川乌 30g，后渐增量，川乌、草乌各用至 150g，附子 100g，显效而愈。张存悌老师点评道：“如此乌附大剂确实罕见，显出曾氏胆识。”

临证中，曾氏常采用重剂附子、川乌、黄芪配伍，扶阳散寒，益气内托，常用于前列腺疾病而表现出中医“淋证”之疾，亦获佳效。如治疗马某之“慢性前列腺炎”，处以薏苡附子败酱散加黄芪、川乌，初诊附子用至 90g，黄芪 30g，川乌 20g，疗效不显。曾氏认为是扶阳内托药量不足所致，故二诊时附子用至 120g，黄芪 70g，川乌 30g，药后大效。后继以扶阳通络，补肾填精而愈。此又为扶阳破寒与益气内托相合增效之法。

（三）单刀直入

火神派理论上强调“阳主阴从”，治疗上亦一脉相承，注重“扶阳抑阴”“用阳化阴”“阳生阴长”。曾氏深谙此理此法，大辛大热，单刀直入，专用姜附，方药精准，颇具吴佩衡、范中扶、唐步祺等经典火神派名家之风格。观其医案，不论外感内伤，一切阴寒为甚、阳虚外现诸证，都常用此法而获佳效。

清·徐大椿有云："用药如用兵。"曾氏用方用药，确如征战打仗，并极具将帅之才，力主"擒贼先擒王"，辛温扶阳，集中火力，专用姜附，单刀直入，恰似"百万军中取上将首级"，寒邪破而症速解。难怪张存悌老师对其有"胆识兼备""信是火神派高手"之叹。如上节多则案例均是采用此法以乌附重剂而治，尤其是以乌头煎治疗诸多阴寒剧痛症，一味乌头，重剂独煎合蜜，止痛于须臾之间，让人赞叹。再看以下几则佳案：

例20 烦躁案：涂某，女，83岁。烦躁2周。始因外感，服药后感冒虽愈而见烦躁，神倦，舌质稍红，脉沉细数。细问烦躁皆在白昼，入暮则静。此因外感误汗伤阳，系心阳亏损之烦躁，予桂枝甘草龙牡汤治之：

桂枝30g，炙甘草30g，龙骨30g，牡蛎30g。3剂。每剂分3服，每3小时1服。

药后烦躁已止。

按：此案曾氏予桂枝甘草龙牡汤原方重剂，急煎频服，药到病除，方药精准，单刀直入。张存悌老师评曰："此案辨证准确，用药精当。"

例21 胸痹案：刘某，女，38岁。心前区不适4月。常有紧缩感，胸闷难受，夜间为甚。倦怠，畏寒，腰酸软，下肢疲软，乏力，便溏，睡眠可，舌淡、边齿痕明显，脉沉细、尺无力。直温少阴心肾：

附子80g（先煎），肉桂20g（后下），西砂仁20g，生姜40g，桂枝30g，薤白20g，淫羊藿20g，杭巴戟20g，补骨脂20g，肉豆蔻30g。4剂。

药后未效，实属症重药轻，且宜药力集中，故将药物精简，单刀直入。且心下有空慌之感，应将桂枝甘草汤重剂加入：

附子 150g（先煎），桂枝 80g，炙甘草 60g，薤白 20g，瓜蒌 15g，白酒 100mL。3 剂。

药后显效，继守方而治。

按：此例曾氏“直温少阴心肾”，以姜桂汤加附子、肉桂、砂仁、薤白及补肾填精之药，4 剂未效，考虑“实属症重药轻，将药物精简，单刀直入”，果断处以重剂桂枝甘草汤加附子、薤白、瓜蒌、白酒，3 剂而显效。此例首诊即“直温少阴心肾”，已具单刀之势，然终因病重药轻，病位偏上，故而首诊无效；再诊，曾氏调整主攻方位，精简药味，重剂直入而获良效。

例 22 胃痛案：胡某，女，33 岁。剑突下疼痛三日。患者剑突下痛，不胀，不呕，不呃，痛处呈狭长方形，痛处拒按。面色皖白，神倦，眠差，大便不成条，舌淡，脉沉细。患者素为肾虚胃寒之体，思之良久，判由寒邪而致，以散寒之法治之：

蜀椒 10g（去油），干姜 40g，饴糖 30g，炙甘草 20g。1 剂。

数日后因他疾就诊，称其服第 1 次药后半小时痛即愈。

按：此案以辛热散寒之大建中汤加减，方简药少，服药 1 次，已获“半小时即愈”之佳效，然原按中曾氏仍不满足于“单刀”治法，而且为未精准理解掌握仲圣心法而检讨，亦彰显其严谨之学风。

例 23 痛经案：陈某，女，20 岁。痛经 6 年。初潮就痛，加重 2 年，经期小腹觉冷。现胃胀食少，舌淡，脉沉细弱。素有胃病史，属脾胃阳虚之证。

干姜30g，炙甘草30g，西砂仁20g，附子70g（先煎），肉桂20g（后下），菟丝子20g，淫羊藿20g，杭巴戟20g。5剂。

前后就诊5次，服药20余剂，经来色改善为正常，量增，胃不适未再出现，痛经已止。续与温补脾肾之法治之。

按：此例曾氏辨证为脾胃阳虚之证，处以四逆汤加味，单刀直入，前后就诊5次而愈。张存悌老师点评道："此例痛经，未用一味活血通经之药，完全从阳虚着眼，'治之但扶其真元'，始终用大剂四逆汤加味治之，起此痛经沉疴，扶阳理论得以生动体现。"

可以说，曾氏采用阳药治病、单刀直入之法，是其对中医火神心法深刻领会的结果，此法与其重视阳主阴从、扶阳为先、善用姜附等火神派思想一脉相承。

曾氏不但广用、重用姜附，而且单刀直入，专用姜附，这些特点往往相互融合，互为支撑。从以上所举案例中即可窥其一斑，如治疗申妇之胃腹冷痛脏厥重症即全面体现了这些特点。总之，在运用姜附等辛温扶阳诸药方面，曾氏确具郑钦安擅用姜附之"广用、重用、早用、专用"之特点，从这个角度来看，曾氏遥承钦安，接续吴、范、唐辈，为蜀中火神名副其实。

四、精于阴证，尤识虚阳外现

张存悌老师在《中医火神派探讨》中指出："郑钦安推重阳气，临证时首先考虑阳气损伤情况，对阳虚阴盛亦即阴证有着丰富的经验和全面的认识。""尤其是阳虚衍化而出现的种种变证，如阴盛格阳（含真气上浮和阳虚外越）、阳虚欲脱等证候的认识和论述细致入微，能勘破重重迷雾，辨伪存真，指明阴火之症，有着独到而深刻的认识，这是他学术思想中最精华的部分。”作为一名成熟的火神派医家，曾氏对此亦体悟深刻，他精于阴证的辨治，尤其是能够精准地辨识诸多虚阳外现证（阴盛格阳、阳虚外越、阳虚欲脱证），以重剂扶阳破阴，常获佳效。

在“虚阳外越证治疗经验”一文中，曾氏系统地阐述了其辨治虚阳外越证的临证经验，值得我们学习。

虚阳外越与“戴阳”“格阳”的病机、证候相同，缘由肾阳衰微，阴寒内盛，阴盛于下（内），致微弱的阳气浮越于上（外），是阳气浮越不得潜藏的一种证候。

《伤寒论》283 条：“病人脉阴阳俱紧，反汗出者，亡阳也，此属少阴，法当咽痛而复吐利。”317 条：“少阴病，下利清谷，里寒外热，手足厥逆，脉微欲绝，身反不恶寒，其人面色赤，或腹痛，或干呕，或咽痛，或利止脉不出者，通脉四逆汤主之。”377 条：“呕而脉弱，小便复利，身有微热，见厥者难治，四逆汤主之。”388 条：“既吐且利，小便复利，而大汗出，下利清谷，内寒外热，脉微欲绝者，四逆汤主之。”这些条文对虚阳外越做了大量论述。可以说，病至此际，危殆已现，不可不慎。然而，笔者于几十年临床中，发现虚阳外越之候，亦不像论中所言及那样危殆。就危重而言，是重而不一定危，即是说虚阳外越之候是重证而不一定是危证。此类病人在临床并不鲜见，而且随着寒凉药的误用滥用，以及生活质量的提高，冷饮水果等冷物的不断摄入而致此类病证大有增加的趋势。

实际临床中所见到阴寒所致的虚火牙痛、虚火喉痹、口疮、水泡、失眠、眩晕、面部阵阵烘热、身体阵阵发热、手足心热、唇口红肿、小便尿热、大便肛热等属于虚阳外越的范畴，然此类病证如辨证不细时就极易诊断为阴虚有热，故需留意。

其辨证中易于混淆之处有：

①阴盛、阳虚都可以出现手足心热，身发阵热，脉均现细数。

②阴盛、阳虚都可以出现腰部症状，头部症状。

③阴虚、阳虚都可以出现大便干，小便热。

④阴虚、阳虚都可以出现口干、失眠等。

然辨证之关键却在一个“神”字，即阳虚病人定然“无神”，阴虚病人定然“有神”。现将本证辨别之要点陈列如下：

①《伤寒论》中所及的有关阳虚阴盛的症状。

②少神或无神；脉沉或微或浮大而空。

③喜卧懒言，四肢困乏无力，蜷卧恶寒，两足冷。

④不耐劳烦，小劳即汗出。

⑤女子带下清稀而冷，不臭不黏或带下绵绵。

⑥饮食减少，冷物全然不受。

⑦语声低弱；面色白，舌淡，即苔黄也多津滑润。

⑧唇色清淡或青黑。

⑨满口津液，不思饮水或间有渴者，饮亦不多而且喜热饮。

⑩小便清长，大便溏稀或大便干结。

曾氏治疗此类病证者颇多，细研这类医案，虽然患者主要会表现出全身或局部之发热潮红，但曾氏不为所惑，而是严格依据郑钦安“阴阳实据”“钦安用药金针”法，尤其注重患者之神、色、舌、脉的诊察。这些患者中的绝大多数可出现“面色唇口青白无神，目瞑蜷卧，声低息短，少气懒言，身重畏寒，舌青（淡）津润”等阳虚实据，只要见到其中一二症即可判定为虚阳外现证，遂处以重剂四逆、白通扶阳破阴而获效。注重患者神、色、舌、脉，正是曾氏精于辨识阴证与虚阳外现诸证的真机所在。无怪乎张存悌老师亦发出曾氏辨识虚阳外现证“确实经验老到”之感叹。下面选取几则典型医案，加以说明。

例24经漏案：黄某，女，43岁。一周前因感寒，自觉身体不适，经来淋漓不断，自购西药口服无效，且经来之势有增无减。现症见手足心热，烦热，全身阵阵发热，神情倦怠，足胀，下肢肿，腰膝酸软，全身怕冷，脉沉细，舌淡。询及患者有2年经漏病史，且易患外感。此虚阳外越之经漏证。因其经漏有年，阴损及阳，虚阳外浮，当以回阳为治。此病已入少阴，不容忽视，误以感冒治疗，阳气益亏，病必深重。处方：

附子30g（先煎），干姜40g，炙甘草30g，肉桂10g（后下），炮姜30g。2剂。

服上药后经漏已净，精神转佳，手足心热及身热消除，足胀，头昏重，白带多，手指冷，舌淡边齿痕，脉沉细。以温肾散寒之剂收全功。

体会：此例经漏，从常理看当属阴血不固；并见手足心热、烦热、全身阵阵发热，似属一派“阴虚血热”之象，依据明·方广提出治崩之“塞流、澄源、复旧”三法，当清热止血、凉血补血为要，定然以阴药为治。然曾氏再审患者的神、色、舌、脉，但见其“神情倦怠，全身怕冷，舌淡，脉沉细”，一派阳虚实据，“因其经漏有年，阴损及阳，虚阳外浮”，果断辨证为“此虚阳外越之经漏证”，以重剂四逆汤加肉桂、炮姜回阳温摄。2剂而经净，虚热诸症消失，后以温肾散寒之剂收全功。曾氏的按语深刻而精彩，不但体现了他对于郑钦安提出“万病总是在阴阳之中”“认证只分阴阳”之“阴阳至理”的精深体悟，而且足以证明其对于火神派倡导之“阳主阴从”病势观的透彻理解，更可以认为这就是曾氏“服膺郑氏，治病扶阳为先”，为火神派扶阳医家之自我表白。

例 25 水泡案：王某，男，21 岁。素体神倦畏寒，晨起见双膝内外两侧出现长条形水泡约 5cm × 1.5cm，色白，偶有尿热，舌淡，脉沉细。此虚阳外越之候，处方：

附子 30g（先煎），干姜 15g，炙甘草 20g，白芷 20g。2 剂。

药后病灶消失，精神好转。

体会：此案患者“素体神倦畏寒，晨起见双膝内外两侧出现长条形水泡约 5cm × 1.5cm，色白，偶有尿热，舌淡，脉沉细”，曾氏寥寥数语，虚阳外现证之关键辨证要点“神、色、舌、脉”均已呈现，故而立断“此阳虚外越之候”。服药 2 剂后，病灶迅即消失，精神好转。曾氏案后进一步指出：“此证属虚阳外越之候，为《伤寒论》所不载。本例参合病史，据舌脉及病灶局部色泽，判定为虚阳外越，实由阴盛逼阳、虚阳外越之际带出津液所致。可见论中所描述之虚阳外越症状只是虚阳外越证之沧海一粟而已，临证之时不应拘泥。”既然《伤寒论》所载虚阳外越症状“只是虚阳外越证之沧海一粟”，那么如何辨识此证？真机就是“神、色、舌、脉”！若患者“面色唇口青白无神，目瞑蜷卧，声低息短，少气懒言，身重畏寒，舌青（淡）津润”，属一派“阳虚实据”，无论主症如何，必属虚阳外现证无疑矣！

例 26 舌疮案：许某，女，32 岁。舌痛三日，舌底前右侧边缘疮疡，色红，呈圆形突起（0.5cm × 0.5cm），影响咀嚼，口腔灼热，病灶处更甚，神倦懒言，语言不清，口和，便溏，手足心热而难忍，偶有小便热痛，舌红有齿痕，舌面多津，脉细弱而数。此虚阳外越之舌痛。处方：

附子40g（先煎），干姜50g，炙甘草50g，肉桂15g（冲服）。3剂。

在门诊内先予肉桂粉冲服少许，不到10分钟病人语言不清明显好转，手足心已不如前热。2周后复诊，述及服前药第二日即痛止，第三日病灶消除，手足心热消除。这几天又开始发热，眠差，予补肾填精、回阳之法续治而愈。

体会：此案乍看患者“神倦懒言”，但“舌红脉细弱而数”，似与“阳虚实据”不符，但曾氏仍辨证为“此虚阳外越之舌痛”，果断处以重剂四逆汤加肉桂3剂而愈。对此案“神色舌脉”与“阳虚实据”不符之处，曾氏亦有进一步阐释：“舌、脉、症呈现阴虚之象，何以判为阳虚，虚阳外越之候呢？因其阳虚，肾精不足，脉不充而细；虚阳上越，浮阳郁结之处，阳气相对有余，故病灶处色红、舌红。辨证关键在于舌津液之盈亏，如属阴虚，与舌面有津、便溏不符。”“因此，详察症状，细审病机。”对于舌诊，不但当重视舌质之色泽变化，亦当重视舌面之津润与否，全面辨识，辨证方可精准无误。张存悌老师对此案亦赞赏有加，他点评道：“本例上有舌疮，下见‘偶小便热痛’，且有‘手足心热而难忍’，是属虚阳上浮、下泄、浮越，不识者见其一症，即可能判为阴虚内热。曾氏认证确切，所论舌红不一定就是阳证最具见地，‘辨证关键在于舌面津液之盈亏’，确实重要。临床这种局面经常遇到，虽然舌红，但却是‘虚阳上越，浮阳郁结之处，阳气相对有余’，故见病灶处色红，舌红。”正所谓“舌红非常并非火”也。

五、详研医理，细辨龙雷之火

曾氏推崇火神医理，注重扶阳固本，在临证中常以患者阳气是否受损为辨证之着重点。临床上虽以阳气受损而出现多种病症者最为常见，但不可否认亦有阴虚、阴阳俱虚病症。正如曾氏所言：“虚火，有阴虚火旺，或阴不抱阳，以及虚阳外浮之类。”这些病症往往相互间杂，皆可现虚热、烦躁、五心烦热、口苦口干等症，舌脉相似，不易区分，着实令许多医者捉摸不定。当此之时，认证最为紧要，否则常使辨证不得法门，治疗误入歧途。曾氏医案中就有不少肝肾阴虚，阴不抱阳，龙雷火旺，导致阴阳难辨，病症错综复杂之案例。通过学习这些医案，笔者体会，曾氏以其深厚的中医基础理论功底，并有机融合火神派扶阳医理治法，认为肝肾阴虚，阴不抱阳，龙雷之火病证的形成，不但有患者本身之肝肾阴虚而成者，亦有因阳损日久及阴为病者；治疗此类病证之专方引火汤的使用证机当为阴阳俱损，阴虚而龙雷之火失敛。此方体现了“阳中求阴”“阴阳互根”之至理，从而为正确辨治此证、正确处方用药做出了有益的探索。他还认为，龙雷之火称谓比较笼统，可进一步细化：肝阴虚多形成雷火为患、肾阴虚多形成龙火为患。然由于肝肾同属下焦，“精血同源”，此两火常相因为患，龙雷相间，故临证常难以细分。正因为如此，龙雷之火证皆可采用引火汤治疗，均可获良效。肝肾阴虚，龙雷火旺之证，因其成因又与阳损及阴密切关联，极易与阳虚、虚阳外现诸证相混淆，故曾氏详载此类医案，意在与阳虚、虚阳外现诸证作对比，告诫临证当细辨“阳损及阴”之虚火证型。以下结合医案，进一步说明之。

例 27 肛周疼痛案：陈某，男，53 岁。肛周剧痛潮湿一月。经治无效，中医多按湿热治疗，西医则外涂止痒类药物。舌淡红，脉弦细数。思考湿热指征，从脏腑考虑，肺与大肠相表里，但无肺症，病人述近一月心烦，思之难道是雷火浮游，按此搜集，果然心烦，身阵热，热常在午后及夜间出现，结合脉象，亦符合。予以引火汤试之：

熟地 20g，五味子 15g，麦冬 12g，西砂仁 20g，茯苓 15g，杭巴戟 30g，玄参 8g，天冬 15g，山萸肉 30g。3 剂。

药后痒、肛周潮湿明显好转，守方！

按：此例依据舌脉，似属阴虚雷火浮游。曾氏按此收集，果然心烦，常在午后及夜间身阵热，予以引火汤 3 剂而显减。案后曾氏特细考引火汤："见于《疡医大全·卷十七》，分别治咽痛（引雷真君方）及阴虚乳蛾。前方药：熟地、玄参各一两，茯苓三两，怀药、山萸肉各四两，五味子一两，肉桂一两，白芥子三分。后者：熟地三两，天冬、麦冬各一两，茯苓五两，五味子一两。杭巴戟二两。"并指出："此方临床运用：阴阳俱虚，阴虚致雷火不安于位，浮游于体表，成斑、成疹而痛者；或失眠，咽痛者总现浮游之火的症状。"可见引火汤专为肝肾阴虚或阴阳俱虚，虚火浮游，龙雷之火外现所设，重在滋阴降火，滋阴敛阳。

例 28 口溃案：邓某，女，54 岁。牙龈、颊黏膜溃疡疼痛，整夜不眠。心烦，舌淡，脉细。此阴不抱阳，龙雷之火上燔，当急补阴以抱阳。该病人素为阳虚，时以肾虚夹湿，或脾虚肝虚寒热来求治。

熟地 20g，山萸肉 3g，怀药 15g，西砂仁 20g，五味子 15g，茯苓15g，肉桂5g（后下），麦冬15g，天冬15g。1剂。2小时服1次。

三日后，其夫因外感来治，询悉患者按时服药，4小时后痛止！

按：此例曾氏果断辨证为“此阴不抱阳，龙雷之火上燔，急当补阴以抱阳”，处以引火汤1剂，短时即获佳效。此案口溃，从舌脉来看，似属阳虚、虚阳上浮证，况患者为素体阳虚之体，为何曾氏从阴而治？另有一例，患者赵某，面热脱皮，以两颧为甚，并见心烦易汗，倦怠，舌淡，脉沉弱，曾氏亦认为“此属肝肾不足，龙雷之火上燎，致面时热，并肺失润，津亏失布”，以引火汤加减，二诊而愈。此两例颇为相似，辨证为虚阳外现亦不无依据，但曾氏都采用引火汤为治。观其案后按语，方才大悟，“此阳损及阴，相火失潜”！由此看来，此两例均为阳损及阴，阴不抱虚阳，才致肝肾龙雷之火上越为病也。

例29二阴灼热案：柳某，女，63岁。前后二阴灼热6个月。患者因下肢痿软来诊，予温阳补肾（肝）而缓解。但常诉阴热。结合病史，考虑从虚阳外越、阳格于外治之。

附子80g（先煎），干姜60g，葱头6个，西砂仁20g。4剂。

初服第1、2剂时，阴热减，继服无效，且热在午后至夜间渐加重。予以引火汤加减，阴中求阳，使龙火归原：

熟地20g，肉桂5g（后下），生怀药12g，西砂仁20g，杭巴戟30g，茯苓15g，玄参6g，山萸肉30g，五味子15g，麦冬8g，天冬8g，仙茅25g。3剂。

初服药亦二阴热减，后以此方为基础出入，计服12剂，皆无效，且肢软无力、食少。细问，知除肛门、尿道口灼热外，尚感热深入直肠、尿道内，而从阳虚阴盛，阴不纳阳处之；且常年不饥，故改从甘温治中补下之法治之。

红参20g，炒白术60g，茯苓20g，炙甘草20g，升麻6g，桔梗8g，生黄芪40g，附子80g（先煎），肉桂8g（后下），淫羊藿20g，老鹿角30g。3剂。

药后显效，尚有微热，嘱原方再进2剂。后治下肢痿软。

附子100g（先煎），肉桂20g（后下），生姜40g（去皮），西砂仁20g，三七5g（冲服），老鹿角30g，菌灵芝20g，仙茅30g，鹿角胶15g（烊化），淫羊藿20g，菟丝子20g，鹿衔草30g。4剂。

在继服补中益气汤加味时，背灼热，动则甚，下肢大腿外、后侧亦灼热，与动静无关。来诊途中曾头面大汗。脉微弱甚，神可。然此热又未受大剂桂附的影响，为防汗致脱，姑以桂枝甘草汤加附以助心肾（阳），甘草干姜汤温中培土，龙牡潜纳阳气，萸肉防脱，急治之。

附子80g（先煎），桂枝50g，炙甘草50g，山萸肉30g，炮姜20g，龙骨30g，牡蛎30g，2剂。

3小时服1次。服药4次后，热退神安。

按：曾氏首诊以虚阳外越证处以白通汤加味，初服有效，再服无效；二诊见其热在午后，至夜间渐加重，改以引火汤加减，冀期“阴中求阳，使龙火归原”，又是初服有效，再服无效；三诊细考诸症，从“阳虚阴盛，阴不纳阳处之”，改为甘温治中补下之法，以补中益气汤重加补肾扶阳填精之品而获愈。此案病情复杂，就连“经验老到”的曾氏亦前后换方3次，张存悌老师点评道：“由此案可知临证之复杂，为医之甘苦。”从另一方面说明，龙雷之火不潜极易与虚阳外越相混淆，临证中治疗虚火为患当细察详考，心中常思此案，方可绝处逢生而“柳暗花明”。故而曾氏于治疗钟某皮肤瘙痒案中指出：“此方（引火汤）之法，是善补阴者，于阳中求阴。”并且提醒虚火当考虑“还有他脏病变导致相火不潜，浮游于表；是龙火不潜还是雷火不潜；抑或是龙雷之火不潜呢？”曾氏以此“阳损及阴”法思辨，用引火汤加减治疗多例身痒、皮肤瘙痒症而获速愈。

六、辨证论治，重视舌象

曾氏诊病，非常重视患者的神、色、舌、脉，病证真机往往就可通过神、色、舌、脉而被细查。而神、色、舌、脉四者中，舌之红淡、苔之白黄、津之枯润，一目了然，最能直接反映疾病之阴阳属性，这也是郑钦安总结的“阴阳辨决”“用药真机”中最为重要的。曾氏遥承此旨，故也尤重舌诊。多年前，曾氏曾就此对笔者训诫，至今记忆犹新：2008 年跟曾师侍诊期间的某日，曾师叫笔者诊察患者舌象，患者反复伸舌，曾师曰：“再看！”3 次后曾师突然问道：“你到底会不会看舌象？”笔者霎时面红耳赤，羞愧难当。曾师曰：“观察舌象，伸舌是关键！必叫患者自然张口，自然伸出，舌尖置于下唇外缘。伸短了，看不清；伸长了，要失色！舌象不清，辨证不明！如何再谈处方治疗？”“观察舌象，伸舌是关键”，一语指出了多少医者之错误！“只有查舌方法正确了，我们才能获得最直观、真切的舌象变化，才能对疾病进行快速而准确的定性辨证。尤其是在病症阴阳难辨之时，观其舌象，常可一锤定音！”此后笔者再观曾氏诊病，往往以舌象定病性，辨证准确而治疗多获良效，诚信其言。曾氏医案中许多病案皆详述患者舌象，并往往以舌象之变化指导辨证用药。

在曾氏大剂量使用姜附的经验体会中，舌诊的重要性贯穿于诊治过程始终：运用指征中着重提到“舌淡有齿痕，舌面有津”为使用姜附依据。治疗中“舌仍淡，津多”即为姜附加量的重要依据；而“口苦舌燥”则为姜附温热太过的依据。

例 30 腰痛案：李某，男，21 岁。腰痛 3 年，面色䠷白，少神，舌淡，脉沉细。腰常觉冷、胀痛。如此壮年，何患此疾？告曰：幼时体差，多病，治疗也未坚持，过去忙于学习，现在已是大二学生，自觉应该治疗。

附子 60g（先煎），干姜 40g，炙甘草 20g，茯苓 40g，西砂仁 20g，羌活 30g，独活 20g，生姜 40g。

6 剂药后，腰痛明显好转，守方加量治之。

茯苓 40g，干姜 50g，苍术 20g，炙甘草 20g，生黄芪 40g，附子 80g（先煎），羌活 30g，独活 30g。5 剂。

药后口不干、便未变溏、舌淡有痕同前，是加重温阳的条件，再加大剂量治之。

附子 100g（先煎），干姜 60g，茯苓 40g，苍术 20g，炙甘草 20g，羌活 30g，肉桂 10g（后下），北细辛 15g。5 剂。

按：此例处以茯苓四逆汤加味，附子首诊即用至 60g；二诊好转，继加附子至 80g；药后“口不干，便未便溏，舌淡有痕同前，是加重温阳药的条件”，故三诊附子再次增加至 100g。此案中使用大剂量姜附之法，即是依据舌象变化而定。

例 31 胸热案：侯某，女，25 岁。失眠，发热。细问觉胸

热，烦躁，体温37.4℃。失眠恐为宿疾，胸热为新患，舌淡，脉细数。但患者有阳虚之舌，且有神倦不足之体。主以栀子豉汤加甘草干姜汤合方而治。

淡豆豉20g，栀子10g，干姜10g，炙甘草10g。2剂。每剂分3服，每2小时1服。

次日来诊，胸热、烦躁、困倦好转。续与当归四逆加吴茱萸生姜汤而治。

按：此例患者胸热为新患，考虑为阳郁，欲处以栀子豉汤。但患者舌淡，“有阳虚之舌，且有神倦不足之体”，故而又佐以甘草干姜汤。通过舌象，曾氏准确判定患者为“阳虚之体”，为免苦寒伤阳，故而佐以甘草干姜汤以护其阳。药后患者“胸热、烦躁、困倦好转”，新病除而正气复，达到了除疾护正之目的。

例32咳嗽案：王某，女，3岁。其父老来得子，爱如珍宝，常因喂食不当而致内伤脾胃。此次以咳嗽就诊，舌红多津，苔少，口干不欲饮，喉中痰响，大便干燥。此脾阳虚弱，津液不得布散之候。处方：

党参10g，炒白术10g，炮姜10g，炙甘草8g，法半夏8g，西砂仁8g（后下）。3剂。

药后食增，消化正常，咳嗽亦愈。

按：曾氏不但重视舌象中舌质之变化，亦重视舌面津之枯润，有时在辨治中舌之枯润亦常成为辨证之关键。本例患儿舌红多津，苔少，口干不欲饮，大便干燥，仍辨证为“脾阳虚弱，津液不得布散之候”，果断处以理中汤加味而愈。曾氏案后指出：“舌红当属热，加以大便干燥，热证无疑，何以要用理中汤？此因阳虚生寒，寒凝血脉瘀阻，以及脾阳虚津液不得正常布化所致，此处舌上津液为辨证关键。”

七、经方加火神，如虎添翼

2012年8月，笔者与张存悌老师于西宁见面，并交流研习曾氏医案的心得，张老师非常感慨：“伤寒经方派再合火神派，诚是如虎添翼。”曾氏不但精研伤寒，善用经方，而且崇尚火神派，善用姜附，以经方之功底融合火神派阳主阴从之扶阳思想，省病诊疾，处方用药，已达精纯境界。观其诊病，有设而问，结合神色舌脉，加以确定；看其处方，善用经方，重剂扶阳，方药精简；再加其独特的毛笔书法，处方布局，章法井然。曾氏集伤寒、火神两大法门于一身，融中医、书法两大国粹而交汇，确是当代医家之少有者，无怪乎张老师有如此之慨叹。曾氏经方加火神，辨证准确而方药精准，治病常获速效、佳效也就不足为奇！再看几则具体案例：

例33胸痛案：黄某，男，32岁。胸背疼痛较剧，怕冷，加班后觉疲劳感明显2个月。舌淡红、边齿痕，苔白润，脉沉。

蜀椒5g（去油），川乌30g（先煎），干姜30g，附子80g（先煎），赤石脂30g，桂枝30g，炙甘草30g。

5剂后胸背疼痛大减，偶有疼痛，下肢觉疲软，口渴不欲饮，纳差，口中无味，身冷，面热，大便不成形。舌淡红、边齿痕明显，苔黄润，脉沉小弦。

蜀椒5g（去油），川乌50g（先煎），细辛20g，干姜30g，附子100g（先煎），红参20g，桂枝30g，砂仁20g，生姜40g（去皮）。5剂。

按： 此例胸痛曾氏处以乌头赤石脂丸合桂枝甘草汤，两张经方合用，又重用川乌至30g，附子至80g，干姜、桂枝、炙甘草各30g，5剂而胸背疼痛大减；再诊又合入经方大建中汤，继而加重川乌至50g，附子至100g，沉疴得愈。此案前后两诊，以经方乌头赤石脂丸、桂枝甘草汤、大建中汤相合而治，重剂乌附扶阳破寒而显厥功，可见曾氏精熟伤寒、火神心法，已达精纯境界。

例34多汗案： 徐某，男，46岁。全身多汗3年，多方治疗无效。近日加重，夜间眠差，头痛，眼涩，不怕风。舌淡红，苔白润，脉缓。

桂枝50g，白芍50g，生姜50g，炙甘草30g，大枣25枚，附子80g（先煎），生黄芪70g，山萸肉30g。5剂。

药后出汗显著减轻，精神好转，睡眠可，口略干，头昏胀，舌淡红，苔白润，脉缓。

桂枝50g，白芍30g，生姜30g，炙甘草20g，大枣12枚，附子100g（先煎），干姜30g，苍术30g，生黄芪70g，山萸肉30g。5剂。

按： 患者多方治疗无效，曾氏首诊即处以重剂桂枝加附子汤加黄芪、山萸肉，药后显效；再诊，原方加重附子用量而愈。两诊服药10剂，重用姜、附、芪、桂，力扶气阳而顽疾立愈。

例35： 头痛案：周某，男，32岁。头晕，两侧太阳穴疼痛三月，呈窜痛，午后为甚。肢冷，倦怠，畏寒，心烦多梦，面青白，慢性病容，舌淡，脉沉细弦。予以当归四逆加吴茱萸生姜汤：

桂枝30g，白芍30g，生姜50g，炙甘草20g，大枣25枚，当归30g，吴茱萸40g，北细辛30g，西砂仁20g，白酒70mL。3剂。

药后症同前，手足冷无变化，守方加川乌：

桂枝30g，白芍30g，生姜60g，炙甘草20g，大枣25枚，当归30g，北细辛30g，吴茱萸50g，白酒70mL，西砂仁20g，川乌30g（先煎），黑豆30g（先煎）。3剂。

药后显效，再服而愈。

按：此例头痛，巅顶为甚，甚则呕吐，常心下空慌，烦躁倦怠，曾氏据此抓主症而用经方，果断处以重剂吴茱萸汤合桂枝甘草汤，4剂而愈。此案吴茱萸用至40g，止痛止呕厥之功甚伟。此案经方合用，力主扶阳，头痛豁然而愈。笔者侍诊时，常见曾氏重用吴茱萸，但并未见其按伤寒之法注明要洗，某日见药师在煎煮吴茱萸，才恍然大悟，原来此药已事先洗过，故而不用在方中再作注解。另如医案中阳虚诸疾，曾氏广用四逆白通，重剂扶阳皆获佳效，经方加火神，诚是如虎添翼。

八、驳阳常有余，批苦寒伤阳

作为一名成熟的火神派医家，曾氏秉承郑钦安“阳主阴从，保阳扶阳为先”思想，认为自明·朱丹溪提出“阳常有余”之论以来，滋阴苦寒之风沿袭几世，人体阴阳偏胜状况早已发生了本质变化，从“阳常有余”转变为“阴盛阳衰”“阳常不足”之态，“阳常有余”之论已不符合现今临床实际，指出“丹溪翁之献已成祸矣”。正因为如此，曾氏更加深刻地认识到郑钦安扶阳思想对纠正现今医风用药之偏的重要性，从而成为一名坚定的火神派医家。在其医案中，他多次发出对唯丹溪之论是遵，一见患者有“热”、有“火”，不论虚实，皆药用滋阴苦寒，伐人阳气之医者的愤慨；更对病家因服用滋阴苦寒，戕伐阳气所造成的危害痛心疾首。以下结合具体病案说明之：

例 36 口腔溃疡案：张某，女，43 岁。口唇干裂、口腔溃疡 5 年。初起服维生素，不效后服中药，皆以滋阴清热之品治疗，似亦效，但易反弹，反弹后干裂、灼热、口腔溃疡加重，治已丧失信心。面色皖白，少神，腰困，畏寒，便秘，舌淡边有齿痕，脉沉细微弱。

附子 70g（先煎），肉桂 10g（后下），西砂仁 20g，生黄柏 15g，炙甘草 20g，炮姜 20g，木蝴蝶 20g，菟丝子 20g，淫羊藿 20g，肉苁蓉 30g。

上方服 10 剂后，口、唇灼热消失，唇干裂好转。畏寒减，精神好转，偶感头昏重。守方加苍术，组成术附汤以解清浊失位；加重启下之品，改肉桂为 20g。

附子 50g（先煎），肉桂 20g（后下），苍术 30g，生姜 30g，淫羊藿 20g，菟丝子 20g，补骨脂 20g，枸杞子 20g，炮姜 20g，生黄柏 12g，西砂仁 20g，炙甘草 20g，木蝴蝶 20g。10 剂。

服药期间，唇、口灼热反复则改肉桂为小量；因阳气恢复不稳而反复，加山萸肉 20 ~ 30g，助已复之阳下潜。现唇口灼热消失，诸症皆减，舌仍极淡，脉未变，精神明显好转。为防阳气上越不守，且素有畏寒之症，改从温阳建中补肾之法，去萸肉加干姜治之。

附子 60g（先煎），肉桂 10g，（后下），炮姜 20g，木蝴蝶

20g，西砂仁 20g，干姜 20g，防风 15g，炙甘草 20g，菟丝子 20g，补骨脂 20g，鹿衔草 20g。5 剂。

药后诸症继续好转，已不觉唇干了，但舌脉仍无改变。现以大剂温阳填精建中之法治之。

附子 120g（先煎），肉桂 20g，干姜 40g，炮姜 20g，生姜 40g，炙甘草 20g，鹿衔草 30g，菟丝子 20g，杭巴戟 20g，西砂仁 20g。3 剂。

药后述经期小腹胀冷、脱发明显减少。于前方加入川乌解阴盛脏绝之症。

附子 120g（先煎），肉桂 20g（后下），干姜 40g，川乌 30g（先煎），生姜 30g，西砂仁 20g，炙甘草 20g，淫羊藿 20g，菟丝子 20g，杭巴戟 20g，补骨脂 20g，黑豆 30g。3 剂。

药后小腹胀冷消失，精神好转，诸症亦减。但舌脉未变，阳气恢复难矣！元气不足明矣！改从填精补肾，温命门之峻剂处之。

附子 150g（先煎），肉桂 20g，制硫黄 20g，法半夏 20g，生姜 60g，西砂仁 20g，鹿衔草 30g，补骨脂 20g，菟丝子 20g，生黄芪 40g，河车粉 4g（冲服）。

4 剂后感身轻，神爽。唯觉腰冷，胀痛，舌脉未变，以肾着汤补虚除湿之剂，扫除峻补障碍。

茯苓 60g，干姜 80g，苍术 30g，炙甘草 20g，独活 30g，生黄芪 50g，附子 80g（先煎），肉桂 20g（后下），炮姜 20g。3 剂。

按：患者口腔溃疡，初服西药维生素不效而后服中药，皆以滋阴清热之品治疗，病情逐渐加重，“治已丧失信心”。经曾氏辨证，实属阳虚、虚阳上浮所致，首诊即处以潜阳封髓丹加减，重用附子至70g，并加重剂补肾填精之品，服10剂而病显减，后始终以扶阳固本为治，前后再服21剂，并且附子渐加至120g，虽诸症显减，但舌脉未变，遂发出“阳气恢复难矣”“元气不足明矣”之叹，可见此前患者阳气受损之重！后继加重附子至150g，从填精补肾，温补命门处之。案后曾氏详加探析，指出：“近20年所治（口溃舌燥）不下200例，均属阳虚、虚阳上越而致。所用方药基本上是封髓丹加补肾填精之品，重者再加桂附而愈。”“滋阴为何不效呢？因为滋阴则碍脾，脾碍则阴生无源！清热？清热与四诊不符，即无清热指征。目前清热滋阴之法被疯狂滥用，医源之患太多了！”曾氏最终发出“丹溪翁之献成祸矣”之肺腑感叹。

例37咳痰案：苏某，男，5岁。咳，在背部贴耳闻及痰声，食少，面䀮白带青，舌淡，苔湿腻。拟温中扶脾祛痰处之：

炮姜8g，炙甘草8g，桃仁5g，西砂仁8g（后下），生薏仁15g，冬瓜仁15g。4剂。

药后食增，咳明显减轻。此系痰湿致咳。

按：此例男孩咳痰，采用温中扶脾祛痰法，处以甘草干姜汤加味，4剂而愈。案后曾氏亦详加分析“阳常有余”之论：“少儿‘阳常有余，阴常不足’是相对而言，他们正处于发育生长之中，是阴阳都不足的阶段，都需要保护，但更要保护其阳，否则阴无以生，形也不长！”“为什么小小年纪就成了阳虚寒证之体呢？这与不深入研究‘阳常有余，阴常不足’之论有关。”其分析认为，这主要是一者采用惯性逻辑思维，二者失去“治病求本，本于阴阳”之经旨，四诊不参，阴阳不辨，故而乱用苦寒，药误而伤人阳气，形成小小年纪即已成为“阳虚寒证之体”。另一案后曾氏同样郑重指出：“为什么现在阳虚病人多，就是不辨证、乱用药的结果。”由此可见，医者循规蹈矩，忘却中医“阴阳至理”，失却辨证论治，乱用滋阴苦寒，故而造成如今“阴盛阳衰，阳常不足”之病势趋向，非危言耸听也。

曾氏医案中对医者“不辨证、乱用药”的批驳之语很多，从后面医案中读者自可体会。曾氏正是基于对“阳常有余，阴常不足”之论的深入探析，从临床及诸多反面教训中得出现今反为“阴盛阳衰，阳常不足”之结论，慨叹“丹溪翁之献成祸矣”，痛批现世医者“不辨证，乱用药”，滋阴苦寒戕伐人体阳气之害。观其医案，绝大多数皆以辛温大热之药，扶阳固阳为本，这不但对具体病家有益，除疾护阳；同时也给后世医者警示：“万病起于一元损伤”“治之但扶其真元”！

九、扶阳诸方，运用娴熟

曾氏善用经方，尤善用扶阳经方，每方每法皆详加深研，运用娴熟，或独用合用，或加减变化，游刃有余。以下再从方证角度略作探讨。

1. 当归四逆汤

曾氏对此方研究颇深，是其一生运用得心应手之方。他在“当归四逆汤运用体会”一文中全面总结了用此方的经验：

当归四逆汤列于《伤寒论》厥阴篇，用治血虚肝寒之厥（原文351条“手足厥寒，脉细欲绝者，当归四逆汤主之”）。但须注意，本方所治的手足厥寒，既不同于阴盛阳衰的少阴寒厥，又不同于热邪深伏的阳明热厥，其鉴别在于并见症的不同。少阴阴盛阳衰的寒厥并见蜷卧肢冷、畏寒下利等症；热邪深伏的热厥并见胸腹灼热、口舌干燥、大便干结、口气臭秽等症。脉细欲绝也不同于脉微欲绝，脉微欲绝主脏真亏损，真阳欲绝，此际当破阴回阳；脉细欲绝乃脉虽细但指下明显，将绝而不绝，为血虚寒厥所致。本方由桂枝汤去生姜，倍用大枣加当归、细辛、通草而成。当归、芍药养血和营；桂枝、细辛温经散寒；甘草、大枣补中益气；通草通行血脉。若其人内有久寒者，可于当归四逆汤中加吴茱萸、生姜以加强散寒之力；加清酒者，取其助诸药活血而散寒。

临床运用本方，应注意以下几点：

（1）**虚：**当归四逆汤主治血虚寒厥，所以当有血虚见症，如唇爪不华、面色苍白、目涩、脉细等。其人平素血虚或阳虚，但“精血同源”，肝血久亏势必影响心肾，而且营血出中焦，所谓中焦为气血生化之源。因此，不仅要注意肝这一方面，同时还应注意肝、脾、肾三者的关系。

（2）**厥：**此寒厥乃血分有寒，血虚寒束，血中温气不足，故手足寒厥。其中条文中之“久寒”二字当深思。盖久寒者，长久之沉寒痼冷也。寒者当温，留者当去，治当用辛温之品，散其内伏之久寒，所谓“肝欲散，急食辛以散之”。虽当归四逆汤所主治之厥为血虚寒厥，但有血虚与寒凝两方面不同侧重点，当其寒凝偏重，可加重温散之力，于方中加附片、吴茱萸、生姜等。

（3）**痛：**“痛则不通，此痛证之谓也。”其不通的原因，又当分气血痰湿，辨寒热虚实。此痛证有全身部位不定的特点，所以温通散寒之品不可少。

以下再举几则具体病案：

例38经漏案：毕某，女，36岁。近2个月来，经后2天复流血，淋漓不尽，延至下次行经，出现轻度贫血。曾服中药治疗2次（丹栀逍遥散加四物汤），仍未止。易疲倦乏力，精神差，怕冷，烦躁，手足冷，眠差多梦，经期烦躁，乳房胀痛，痛经明显，易腹泻，面暗黄少华，纳可，舌淡白，边齿痕，白苔，脉弱。

桂枝45g，白芍45g，生姜90g（去皮），炙甘草30g，大枣25枚，吴茱萸45g，当归45g，细辛45g，川乌20g（先煎），黑豆20g，砂仁20g，白酒120mL。4剂。

药后病愈。

按：此例中，曾氏运用四逆汤之当归所总结的“虚、厥、痛”三点皆备。曰虚：因贫血见面暗黄少华；曰厥：手足冷；曰痛：痛经严重。故而原方原量，加用川乌、砂仁，一诊而愈。

例39胁痛案：杨某，男，58岁。胁下痛断续6年之久，此次因劳累、情绪波动引发而就诊。腰酸，畏寒肢冷，便溏神疲，西医诊断为胆囊炎，予住院治疗，症状好转而病终未除。6年间消化功能已低下，食少，体重减轻10多公斤，舌淡，脉沉细，此肝肾俱虚之候。处方：

桂枝30g，白芍20g，生姜30g，大枣30g，补骨脂15g，淫羊藿15g，当归30g，北细辛15g，郁金5g，吴茱萸20g，西砂仁20g，麦芽15g，山楂20g。6剂。

二诊：诸症均好转，唯舌仍淡，脉沉不起，于上方去麦芽、山楂、郁金，加甘松15g。

三诊：自觉症状消失，唯舌尚淡，脉已趋正常。处方：

附子40g（先煎），桂枝30g，炙甘草30g，西砂仁20g，白芷 15g，补骨脂 15g，鹿衔草 30g。6 剂。

按：曾氏对此例的原按分析颇为精彩透彻："肝脉布两胁，胁下痛要从肝论治，或理气解郁，或调理肝脾，或滋阴养血活血。总之，肝是导致胁痛众多矛盾中的主要方面。本例属于肝寒血虚型胁痛，诊治时抓住肝、脾、肾三者之间的关系。用当归四逆汤养血散寒，补骨脂、淫羊藿补肾填精，桂枝与甘草辛甘合化阳气、补心火以助脾土。此外，砂仁味厚，与桂枝同用，脾肾先后天得以同补，且方中加吴茱萸，此则太阴、少阴、厥阴三阴兼顾，因而收效显著。"

例 40 黎明腰痛案：于某，男，45 岁。精神差半月，眠差，腰酸痛，尤以将起床时疼痛明显，起床活动后缓解，小腿无力，足跟疼痛，时有烦躁，触双手冰凉，舌淡白，边齿痕，脉沉细。

桂枝 30g，白芍 30g，木通 10g，炙甘草 20g，大枣 25 枚，当归 30g，细辛 30g。4 剂。

药后腰痛显著减轻，精神好转，舌淡白，边齿痕，脉缓。桂枝 30g，白芍 30g，木通 10g，炙甘草 20g，大枣 25 枚，当归 30g，细辛 30g，生黄芪 50g。3 剂。

再诊，腰略酸痛，精神佳，舌淡红，苔薄白，脉缓。

桂枝 30g，白芍 30g，木通 10g，炙甘草 20g，大枣 25 枚，当归 30g，细辛 30g，生黄芪 70g，补骨脂 20g，菟丝子 20g，枸杞子 20g。4 剂。

后访病愈。

按：黎明腰痛，一般是指凌晨 3~5 时，患者卧床睡眠中出现腰背疼痛或原有腰痛在此时加重，常常是左边为甚，导致患者不能再睡，必须起床，但这种疼痛常随晨起活动而自然解除或缓解。曾氏指出此症当从肝论治，多属肝寒血虚，肝阳不升所致。当归四逆汤散肝寒，养肝血，通肝阳，是为正治，常获佳效。凌晨 3 ～ 5 时，乃厥阴肝经主时，少阳之气将出而用事。若本肝经气血亏虚，肝寒血虚，则经脉气血不利，不荣则痛，故此时腰痛明显，起立活动后经脉气血得以通利，故而疼痛显著减轻。此例正是如此，曾氏前后三诊，处以当归四逆汤，首诊即获佳效；二诊加用生黄芪，补益经脉之气；三诊再加补骨脂、菟丝子、枸杞子，因肝肾同源，精血同源，故补肾填精而肝肾同治，药后病愈。

2. 理中汤

曾氏在“理中汤应用琐谈”一文中亦详谈理中汤之应用心法。

理中丸出自《伤寒论》，原文所谓“理中者，理中焦也”，而以理中丸名之。《伤寒论》395 条：“大病瘥后，喜唾，久不了了，胸上有寒，当以丸药温之，宜理中丸。”385 条：“霍乱，头痛发热，身疼痛，热多欲饮水者，五苓散主之；寒多不用水者，理中丸主之。”对本方的使用进行了论述。总之，本方病机为脾胃虚弱。临床使用本方，当紧紧把握住脾阳虚弱这个病机。至于脾阳虚弱的辨证要点，当以论中 273 条“太阴之为病，腹满而吐，食不下，自利益甚，时腹自痛”及 277 条“自利不渴者属太阴，以其脏有寒故也”为依据。

中焦为脾所主，中焦的病变多为脾的功能失调所致。以脾的生理推知脾的病理，所以脾病有多虚、多湿、多寒的特点。具体点讲，就是：①脾气虚衰，脾失健运会出现食而不化，脘腹胀闷；脾失升清会出现头目眩晕；脾阳不足，脾气失固出现内脏下垂；脾失统摄会致出血。②脾阳不足，损及命门，寒从中生，水谷不别，水湿不化，出现脘腹冷痛、五更泄泻。③脾阳不足，津液不归正化，出现湿滞、痰饮、水肿等。

临证之时，对本方也可适当加味：如兼外感，可加桂枝成桂枝人参汤；出现虚胀痞满、郁结伤脾，可加青皮行气兼以疏肝；出现痛泻，脾气郁滞不舒，木乘土位，可加吴茱萸；津液不归正化出现口干时，可改干姜为炮姜，化辛为苦，取守而不走之意；出现痰饮咳嗽，可加茯苓、半夏等；若寒重病深，手足逆冷，可加附子成附子理中汤，等等。以上仅举例而已，临证时，读者当谨守病机，存乎一心可也。

理中汤为仲景太阴病之主方，曾氏结合中焦脾之功用，阐述颇为精细，其医案中亦有较多记载，尤其是附子理中汤治疗中焦脾胃虚寒诸症皆获良效。如前述例 8 泄泻案，前后数诊，始终采用重剂附子理中汤加减，历时 4 月而沉疴得愈，案后曾氏指出：“治疗慢性病贵在辨证准确，要有方有守，不可急进贪功。本例患者形体消瘦，虽大肉存而未脱，脉弱而胃根尚在，但病至此际，先后天并损，非补再无他途，然补之法，遵‘养阳在滋阴之上’‘阳生阴长’的道路，抓病机，用经方而收全功。”以下再举二则典型医案：

例 41 痛泻案：杨某，男，22 岁。痛泻而兼外感，发热，恶寒，晚上脐周痛而腹泻，泻后痛减，胃胀，烦躁，舌淡，脉弱。此肝脾不调兼外感之候。处方：

党参 20g，炒白术 20g，干姜 20g，炙甘草 30g，吴茱萸 15g，桂枝 20g，生姜 20g。3 剂。

按：此例痛泻，曾氏辨证为中阳不足之肝脾不调，处以理中汤加吴茱萸，复因兼有外感，故合姜桂汤而成桂枝人参汤，一诊而愈。

又如前述第32例咳嗽案，当属典型之太阴脾肺两损之内伤咳嗽证，曾氏采用理中汤加味一诊而愈。正所谓“脾为生痰之源，肺为贮痰之器”，温中健脾，则土能生金，诸症自愈。

3. 桂枝甘草汤

《伤寒论》63条曰：“发汗过多，其人叉手自冒心，心下悸，欲得按者，桂枝甘草汤主之。”曾氏认为，此因发汗，阳随阴泄，心阳大亏，心神不藏而现心下悸者。此方辛甘化阳，力扶上焦心阳，阳生阴长，心神得藏而诸症自愈。故凡属上焦心阳不足之症，皆可以此方为治。在其医案中，但见心悸、心烦、心下空慌（虚），筑筑不安者，桂枝甘草汤随证而治常获良效。抑或有虚阳浮越，烦躁者，加生龙牡成桂枝甘草龙牡汤；若阳虚甚者，更可加大剂附子，以力扶元阳而扶助心阳。总之，此方以力扶上焦心阳为主，临证若见阳虚而心神不安、虚阳浮越者即可随证运用，疗效非凡。如前述第20例治疗涂姓老妇，烦躁皆在白昼，入暮则静，辨证为外感误汗伤阳，心阳亏损之烦躁，予以桂枝甘草龙牡汤原方而愈。下面再看几则曾氏具体医案：

例42 睡醒饥饿症：黄某，女，15岁。睡觉醒则饥饿，非食不可，已3年。细问是胃空、慌，思食，但只有午睡后如此，早晨醒来无此现象。胃，心下，心下空虚，当补阳气，结合舌淡、脉弱，补阳有据。

附子 30g（先煎），桂枝 30g，炙甘草 30g，西砂仁 20g，炮姜 20g。10 剂。

药后明显好转，服至 7 剂后偶有发生，再守方服用 10 剂。此症因不是器质性病变，也查不出什么阳性结果，故只有从中医的阴阳学说、六经学说来理解。午后属阳中之阴，阳明胃是多气多血之腑，午后阳气减少故现此症，晨起阳气足时则无此现象。

按：此例曾氏原按颇具启发意义：“空，属虚。古有‘空，气不足’之论。《伤寒论》64 条：‘发汗过多，其人叉手自冒心……桂枝甘草汤主之。’高等中医院校教学参考丛书《伤寒论》：‘……心失去阳气的护卫，则空虚无主。’此类病人临床多见，但病人常叙述不清，以‘心里难受’代之。感寒未及时治愈而昏倒者有之。”由此可见，此例胃空、慌实乃心阳不足所致，故处以桂枝甘草汤加味，药到病除。

例 43 心烦案：杜某，女，54 岁。心烦，情绪失落，叹息不止。胸闷，整夜不眠，时有出汗。神差，手足麻木颤抖，舌淡，脉数大。2 周前，受精神刺激而现此症，属阳气虚极，心阳危急之证，用桂枝甘草汤加味处之。又虑其奔豚之作，加山萸肉以防脱，真所谓大包围了！

桂枝 50g，炙甘草 50g，龙骨 30g，牡蛎 30g，茯苓 40g，五味子 15g，山萸肉 30g，大枣 15g。4 剂。

药后稍有好转。守方加大剂量，以心为主，加附子补肾，使肾水化阴，上济于心，免得大剂量桂枝伤及心阴。为防脱，用茯苓、五味子收敛肺气，使肝肺升降不失控。处方：

桂枝 100g，炙甘草 60g，山萸肉 40g，附子 100g（先煎），龙骨30g，牡蛎30g，茯苓50g，五味子20g，大枣20g。4剂。

药后心烦、失眠、多汗陆续好转，精神食欲转佳，舌淡，脉大无力明显改变，守方：

桂枝100g，炙甘草60g，枣皮50g，茯苓50g，大枣20g，附子100g（先煎）。4剂。

药后病愈。

按：此例始终“以心为主”，重用桂枝甘草汤加味，前后三诊而诸症均愈。

例44心下空虚案：姬某，男，80余岁。心慌寒战数年。面皖白，舌淡，脉沉细。细思：寒战应是急性病，而心慌常见于慢性病。寒是失温，多属营卫不调或阳虚失温，但不应“战”，是否系肌肉瞤动之变成“战”？心慌是否系心下空虚之言？细问果系。予以桂枝甘草汤加附子而愈。

按：此例曾氏对病症分析细致入微，从而为辨治提供了准确可靠的病史资料，果断按心阳虚处之，顽疾迅即获愈。此案亦提示为医者当准确理解患者对症状的描述，方可取得良好的辨治效果。

4. 乌头赤石脂丸

《金匮要略·胸痹心痛短气病脉证并治》：“心痛彻背，背痛彻心，乌头赤石脂丸主之。”本方以大辛大热之川乌、附子、干姜、蜀椒合甘温收涩之赤石脂，以扶阳破寒止痛，颇具良效。不论外寒内寒，皆为阴邪，最伤阳气；寒性凝滞，收引而不通则痛。曾氏认为，在诸多引起疼痛性疾病因素中，寒邪为首，且常可引起机体剧痛，如胸痹剧痛、脘腹疼痛、痛经、关节痹痛等，这在《金匮要略》胸痹篇及腹满寒疝篇中亦有明确论述，如“阳微阴弦，即胸痹而痛”即为上焦胸阳不足，阴寒内生，阴邪偏盛而痛；“趺阳脉微弦，法当腹满，不满者必便难，两胠疼痛，此虚寒从下上也，当以温药服之。”“寸口脉弦者，即胁下拘急而痛，其人啬啬恶寒也。”“心胸中大寒痛，呕不能食，上冲皮起，出见头足，上下痛而不可近者，大建中汤主之。”此三条经文均明确提出胠痛、胁痛、心胸痛皆由寒邪所致，提出“当以温药服之”的治疗方法。因此，曾氏在治疗疼痛症，尤其是剧痛症时，常处以乌头赤石脂丸方，重剂乌附扶阳破寒止痛，屡获速效。如前述第33例黄某之胸背剧痛，予以乌头赤石脂丸加桂枝甘草汤，重用乌附，5剂而显减，再诊而愈。现再举2例：

例45胸背痛案：邹某，女，39岁。腰痛、背痛、胸闷痛，觉物压感已一月。伴胸前稍怕冷，精神差，心慌，舌淡白、苔薄白润，脉沉紧。

川乌30g（先煎），茯苓30g，法半夏30g，北细辛15g，蜀椒5g（去油），赤石脂15g，黑豆30g。

4剂药后胸痛、背痛消失，胸闷、物压感消失，自觉身心清爽，精神佳。现略胃脘隐痛，左颈肩部扯痛。舌淡白、边齿痕，苔白润，脉沉紧。

川乌30g（先煎），法半夏30g，茯苓30g，赤石脂20g，蜀椒5g（去油），红参20g，饴糖40g。5剂。

按：此例初诊心前物压沉紧感，胸痛及背，伴稍怕冷，曾氏诊为心阳损伤，阴寒窃踞阳位，以乌头赤石脂丸法温阳破寒，兼通阳化痰为治，药后获佳效。二诊胃脘隐痛，颈肩部扯痛，阴寒破而不尽，前方去细辛，加红参、饴糖调中缓急止痛。药后诸症均解。曾氏对于胸痛、胃脘痛诸疾，常常处以乌头赤石脂丸加减而获良效，诚善用此方者也。

例 46 痛经案：张某，女，25 岁。痛经 2 年，经前烦躁，平日胃痛、腹痛、腰痛，怕冷，经前更加怕冷，胃脘空慌、易饥多食，食后腹胀，口干少饮，舌淡白，苔白润，脉沉缓。

蜀椒 5g，肉桂 10g（后下），沉香 4g（冲服），川乌 30g（先煎），干姜 30g，炙甘草 60g，附子 70g（先煎），炮姜 20g，防风 30g，蜜糖 100g。5 剂。

药后诸症显减，后经来疼痛亦明显减轻，守方再服而愈。

按：曾氏常以当归四逆加吴茱萸生姜汤治疗痛经，每获佳效。然此例除痛经外，伴有胃痛、腹痛、腰痛、怕冷，一派沉寒痼冷之象，故采用乌头赤石脂丸方，减赤石脂，加沉香、肉桂以温补命门；加炙甘草成重剂四逆汤扶阳破寒；防风、蜜糖解乌附之毒；炮姜合甘草，苦甘化阴配阳。如此配伍，成重剂扶阳破寒止痛之方，较当归四逆汤法治疗更进一步。

5. 薏苡附子败酱散

曾氏运用此方，颇具特色。《金匮要略》云：“肠痈之为病，其身甲错，腹皮急，按之濡，如肿状，腹无积聚，身无热，脉数，此为腹内有痈脓，薏苡附子败酱散主之。”本方清温同用，温阳化湿，仲景用治阳虚内痈之证。曾氏秉承此旨，用于阳虚寒湿内聚之症皆获良效。如治疗第 12 例张某之痤疮，辨证为“阳虚寒湿凝聚”，用此方前后加减三诊而愈。张存悌老师点评道："此系借用薏苡附子败酱散治阳虚内痈之方，移用于面部疮疡，本异病同治之理。"并给予"实开皮肤病一新法门"之高度评价。笔者认为，曾氏活用此方，实是其精熟伤寒、火神学理，并融会贯通之结果。此方的运用要点：一是阳虚为本，二是寒湿积聚，三是局部化热。以下再举 2 例：

例 47 慢性前列腺炎案：马某，男，44 岁。腰痛，会阴部疼痛 2 年。阴部潮湿明显，小便不利，尿不尽，尿无力，夜尿 2 ~ 3 次。某医院检查为"慢性前列腺炎"，经治疗无效。舌淡白、边齿痕，苔白润，脉沉细。

附子 90g（先煎），苡仁 30g，败酱草 20g，生黄芪 30g，川乌 20g（先煎），肉桂 10g，苍术 30g，生黄柏 10g，怀牛膝 15g，广三七 5g（冲服），淫羊藿 20g，杭巴戟 20g。5 剂。

二诊：腰痛、会阴疼痛程度未减，但每天发作次数减少，阴部潮湿略减，余同前。舌淡白，苔白润、边齿痕。师曰：效不显，乃扶阳内托药量不足之故。

附子 120g（先煎），苡仁 30g，败酱草 15g，生黄芪 70g，川乌 30g（先煎），黑豆 20g，淫羊藿 20g，杭巴戟 20g，苍术 20g，生黄柏 15g，怀牛膝 30g，三七 4g（冲服），5 剂。

三诊：药后果如师言，腰痛、会阴部疼痛显著减轻，小便较前明显通利，尿有力，已无夜尿，精神好转，阴部潮湿基本消失。患者称赞从未有过如此显效。舌淡白，苔白润，脉沉缓。

附子 140g（先煎），苡仁 30g，败酱草 20g，川乌 30g（先煎），生黄芪 30g，甲珠 5g（冲服），蜈蚣 2 条（冲服），全虫 5g（冲服），苍术 30g，生黄柏 12g，怀牛膝 30g，红参 20g，五灵脂20g。5剂。

四诊：小便已正常，略有阴部潮湿，精神佳，舌淡红，苔白润，脉缓。

附子100g（先煎），苡仁30g，败酱草15g，白术20g，茯苓30g，生姜60g（去皮），肉桂5g（后下），生黄芪50g，淫羊藿20g。5剂。

五诊：腰痛显著减轻，略有阴部潮湿及会阴部疼痛。睡眠可，小便通利，大便正常，舌脉同前。

附子100g（先煎），茯苓30g，苡仁40g，生姜30g，赤芍15g，白术20g，生黄芪30g，肉桂10g，甲珠5g（冲服），败酱草20g，怀牛膝20g。5剂。

后访病愈。

按：此例患者病2年，经治无效，曾氏认为："慢性前列腺炎形同内生疮疡，久病伤肾，当扶阳内托为治，以薏苡附子败酱散加用生黄芪、川乌扶阳散寒，益气内托常可获效。又因阳虚阴寒内结，在前扶阳内托之基础上亦要加用搜剔通结之药方可收到良效。"此例正是如此。虽首诊效不显，但曾师精确断定乃扶阳内托之乌、附、芪量不足所致，加量后获得佳效，亦彰显曾师驾驭乌附之功力。

例48腹痛案：梁某，女，7岁。左侧少腹疼痛四日。患儿四日前夜间少腹疼痛，去急诊，先予止痛，B超见少腹有阴影，原因不明，次日彩超示盆腔积液。处以薏苡附子散加味，当夜痛止，复查积液消失。现查脐周欠温，素有脐周冷痛病史，舌淡，于前方增加乌、附剂量，加入干姜。

附子40g（先煎），川乌30g（先煎），生姜20g，薏苡30g，干姜 15g，炮姜 15g，北细辛 15g，炙甘草 15g，肉苁蓉 30g，制南星 10g，法半夏 10g，白芥子 10g，黑豆 30g，生、炒莱菔子各 10g。2 剂。每剂分 3 服，每 3 小时 1 服。

按：此例 7 岁女孩之盆腔积液，曾氏认为“当是阳虚阴盛寒凝，气机气化不利，痰湿内生，气血运行不畅，气阻津停，从肠腑渗出而成”。虽言处以薏苡附子散加味，实则也可看做是薏苡附子败酱散减苦寒之败酱草成方，因此证判断为阳虚阴盛，寒湿为重，并未现聚而化热之局部热证，故而减败酱草，并加重祛痰化饮之药而愈。

6. 自拟补肝散（汤）

曾氏一生自拟方绝少，在其医案中仅明确记录一方，即补肝散（汤），亲定方药组成：桂枝 30g，当归 10g，山萸肉 30 ~ 50g。笔者校勘曾氏医案，有三案明确以此方加减治疗，分别是冯某之胁痛案、邓某之多汗案、陈某之头痛案。细探此三案，诸病症皆以肝之“体阴而用阳”生理病变为主，症状主要为肝之气血逆乱、疏泄失职而出现的心烦、多汗头痛、昏厥等及肝经气机不利而出现的胁痛、腹痛、头痛等。笔者据此认为，补肝散正是针对肝之“体阴而用阳”所设，曾氏遵《内经》“肝欲散，急食辛以散之，用辛补之，酸泻之”之旨，以桂枝、当归之辛甘，辛散而补肝阳；山萸肉之酸敛，酸涩而补肝阴，扶肝阳而补肝阴，如此肝虚得补，阴阳调和，自然诸疾消除。药虽三味，实则体现了“阴阳至理”“阳生则阴长”“阳固而阴留”之要义。临证中依据肝之阴阳盛衰调整剂量，随证加减，对于肝虚诸疾常获良效。此方药简方精，用意深刻，“治病求本，本于阴阳”彰显了曾氏精纯之中医理论功底。

例 49 胁痛案：冯某，女，78 岁。两侧胁肋疼痛难忍，双侧腹股沟亦痛，伸腿则腹痛加重一月余。小腹空，心烦，汗多，腰痛软无力，畏寒，舌淡，脉沉细，且有寒热往来之症。此肝虚肾亏之证。

桂枝 30g，白芍 25g，当归 20g，山萸肉 30g，淫羊藿 20g，菟丝子 20g，骨碎补 20g，老鹿角 30g。4 剂。

痛明显减轻，心烦，汗出好转，小腹空减，寒热消失。

按：此案胁痛，以两侧胁肋疼痛为主，连及两侧腹股沟痛，正是肝经循行部位；小腹空，心烦，多汗，腰痛软无力，显属肝肾不足；寒热往来，多汗，乃肝虚而肝失疏泄之症。综合舌脉一派阳虚之象，故认为此“肝虚肾亏之证”，处以补肝散加补肾填精之药为治而愈。

例 50 多汗案：邓某，女，43 岁。心烦，身阵热，汗多，神倦不安，舌淡，脉细数。

肉桂 4g（冲服），山萸肉 90g，补骨脂 20g，菟丝子 20g，仙茅 20g，玄参 15g，天冬 15g。3 剂。

按：此案表现为心烦，身阵热，多汗，神倦不安，舌淡，脉细数，以桂枝改为肉桂，减当归，加用天冬、玄参，兼加补肾填精之药而愈。

例 51 头痛案：陈某，女，65 岁。头痛，生气后痛甚，且昏厥，人事不省，心烦，气甚则昏厥时间长，脉细弦。

桂枝 30g，当归 20g，白芍 50g，石决明 30g，龙骨 30g，牡蛎 30g，香附 15g，山萸肉 30g，炙甘草 30g，西砂仁 20g。4 剂。

药后心烦、头痛好转，舌常，脉细弦小。守方出入。

桂枝40g，炙甘草30g，吴茱萸30g，当归30g，白芍50g，山萸肉30g，石决明30g，龙骨30g，牡蛎30g，磁石30g。4剂。

诸症持续好转，守方出入。

桂枝40g，当归10g，白芍20g，吴茱萸30g，山萸肉30g，炙甘草20g，龙骨30g，牡蛎30g。4剂。

尽剂而愈。

按：此案头痛以生气后明显，甚则昏厥，人事不醒，气甚则昏厥时间长，脉细弦，一派肝虚枢机不利之气厥证候，曾氏以补肝散加柔肝、疏肝、潜降之品，直补肝之阴阳，三诊而愈。

以上所列数方，皆为曾氏有别于其他医家之特色用方，其余扶阳诸方，如四逆汤、白通汤、桂枝汤、姜桂汤、潜阳丹、封髓丹、补坎益离丹、姜茯附半汤、麻黄附子细辛汤等，曾氏亦运用娴熟、得心应手。因这些方药均为诸多火神派医家所常用，可谓仁者见仁，智者见智，读者自可体会，不再专门阐述。

第三节　基础理论，独有见识

1979年，曾辅民调回成都中医学院（现为成都中医药大学）任中医基础教研室副主任，承担《中医基础理论》教学。通过长期的教学实践与研究，曾氏对中医基础理论及辨证论治形成了一些自己独特的见解。笔者通过研习曾氏医案及《曾辅民中医基础理论讲稿》《曾辅民带徒讲义》，归纳出以下几点：

一、以三焦五脏法指导辨证论治

曾氏结合三焦学说，依据五脏解剖位置及功能差别，将肝肾归属下焦、肝脾归属中焦、心肺归属上焦。结合现代医学解剖部位，凡病位在上焦者，即可从心肺论治；在中焦者，即可从肝脾论治；在下焦者，即可从肝肾论治。这样以三焦定病位，以五脏定病性，形成三焦五脏法，指导临床辨治诸多五脏相关性疾病多获良效。

1. 上焦责之心肺，扶心肺气阳为其重

心肺位居上焦，病在上焦者，曾氏多从心肺论治。心为君主之官，为离卦而气阳旺盛，心火炎热则温煦全身；肺为相傅之官，为华盖而主治节，肺金肃降而助心阳宣降。上焦心肺气阳旺盛，一身气阳充盛，则气之推动、温煦、防御、固摄、气化作用正常，进而使心主血脉藏神、肺主气、朝百脉功能正常。因此，曾氏强调临证见上焦为病，辨证属心肺气阳不足之证，当力扶上焦之阳。即便是心肺阴阳俱虚证，亦当以扶阳为先，阴阳俱补。如治疗肖某心悸一案：

患者心悸、心胸紧缩感2年，于2年前无明显原因出现心胸部位紧缩不适感，并自觉逐渐加重，出现心悸，尤以夜间明显，经西医诸多检查均示心肺无异常。诊见面色晄白，畏寒，精神欠佳，时时气逆发作，伴心胸紧缩抑郁感；疲倦不耐劳作，眠差；饮食一般，二便调；舌淡白边有齿痕，苔白腻，脉沉缓。证属心肺气阳亏虚、肺气不降。治宜补益心肺气阳，兼以宣降肺气，以《伤寒论》桂枝甘草汤加味。

附片（大火先煎1小时）80g，桂枝30g，炙甘草30g，干

姜30g，薤白20g，瓜蒌15g。每日1剂，水煎，早晚分服。

药后心悸、气逆、心胸紧缩感显著减轻，偶有发作，发作亦轻微，患者自诉2年来从未有如此心胸顺畅感。继以上方加重剂量。

附片（大火先煎2小时）100g，桂枝30g，炙甘草30g，薤白20g，瓜蒌15g，砂仁20g。

服药6剂后，患者已无心悸及心胸紧缩感，诸症消失，病告痊愈。

其他诸如鼻渊流涕者，曾氏处以姜桂汤，力扶心肺之阳，亦常获佳效。

2. 中焦责之肝脾，补脾调肝为其要

脾统血而主运化，为后天之本，位居中焦，所谓“脾居中央，灌溉四旁”。但曾氏亦将肝归于中焦。或曰肝已归位于下焦，何故亦属中焦？此正是曾氏深入研究肝“体阴而用阳”藏象理论之心得。“肝肾同源”体现了肝的“体阴”从属下焦之性；而肝“用阳”是指肝主少阳升发之气而主疏泄。肝位居中焦右胁，五行属木，主疏泄；脾五行属土，主升清。“脾气散精”要靠少阳升发之气正常，亦即肝用正常，所谓“木能疏土”即指此意。因此，从肝所居位置及肝用为主出发，曾氏又将肝归属为中焦。曾氏对于临床中诸多中焦病辨证属肝脾失调所致者，以补脾虚、调肝用为大法，亦多收良效。如治疗刘某之带下病：

患者带下色白量多异味1个月余。右侧半身隐痛，纳差不思饮食，但又时有饥饿恐慌感，疲倦，口苦；睡眠差，多梦；白带量多有异味，大便有时秘结，有时解而不爽，细小成条；

平时有痰；舌淡白、苔白润，脉弦。证属肝郁脾虚，治宜补脾调肝，方选逍遥散化裁。

当归15g，白芍药15g，茯苓15g，炒白术15g，柴胡12g，陈皮12g，牡丹皮3g，栀子3g，川贝母（冲服）10g，茵陈15g，生薏仁25g，吴茱萸10g。每日1剂，水煎，早晚分服。

药后白带明显减少，其余症状亦明显好转。原方继服3剂，病告痊愈。

当时笔者正跟曾氏侍诊学习，此患者的症状皆由曾氏一一准确道出，众皆惊诧，彰显曾氏精准掌握中医基础理论之功底。

3. 下焦责之肝肾，温补肝肾为其本

肾位居下焦。肝藏血，为肝之阴体；肾藏精，肝血为肾精所化生，肾精亦有赖于血液的滋养，故有“精血同源”“肝肾同源”之说。从肝肾精血同源的角度，曾氏亦将肝归位在下焦，故五脏相关性肝肾疾病归属下焦定位。肾精化生肾阴、肾阳（亦即元阴、元阳），为生之本。临床上诸多疾病久治不愈，往往会损伤肾精，所谓“五脏之病，穷必及肾”。又因“肝肾同源”，肝“体阴而用阳”，肝藏血功能正常，肾精充盛，则厥阴枢机正常，使全身气血阴阳疏泄正常。因此，临床上凡属病位在下焦者，曾氏都从肝肾论治。他继承郑钦安扶阳思想，“万病不治，求之于肾”，首重力扶元阳，补肾固本，用阳化阴，填精补血。多重剂温阳补肾填精，兼以阴柔补血运肝，临证获效良多。此类病例，在曾氏医案中有很多，现仅举一例：

王某，女，44岁。经来淋漓不净3个月。患者于4个月前，无明显原因出现每次经行13~25天，前5日尚属正常，后即淋漓不净，色淡红。近2个月疲倦，精神差，白天多欲寐；怕冷，经前小腹胀，久站腰酸困不适，面略皖白；舌淡白，苔白润，脉沉缓。辨证为下焦肝肾虚寒，采用重剂温扶肾阳、补血运肝，以四逆汤化裁。

制附片（大火先煎1小时）80g，炙甘草30g，干姜30g，桂枝30g，当归15g，白芍药15g，阿胶（烊化）20g，焦艾叶20g。每日1剂，水煎，早晚分服。另忌冷饮，注意保暖。

服药3剂，月经即净。服完4剂身转暖，精神佳，疲倦减轻，白天已无睡意。前方加仙灵脾、菟丝子、巴戟天各20g，再服5剂，以温补肝肾、填精固本，药后随访病愈。

二、图解中医基础理论

曾氏在长期的中医基础理论教学实践中，摸索出一套行之有效、以图解方式将生理病理联系起来的教学方法。此法执简驭繁，既有利于基础理论的理解记忆，又很好地将临床实际症状与中医基础理论有机联系，不但使初学者对中医理论能有直观的理解，而且从医多年者通过学习也有耳目一新、条理分明、辨析有据之感。以下节选《曾辅民中医基础理论讲稿》中“图解肺主气功能失常”和“图解脾的病理”两节，供读者研习：

（1）肺主气功能失常

通过图解，肺主气、司呼吸功能失常引起脏腑失调而出现的诸症一目了然，条理清晰，对于临床辨证论治具有切实的指导意义。

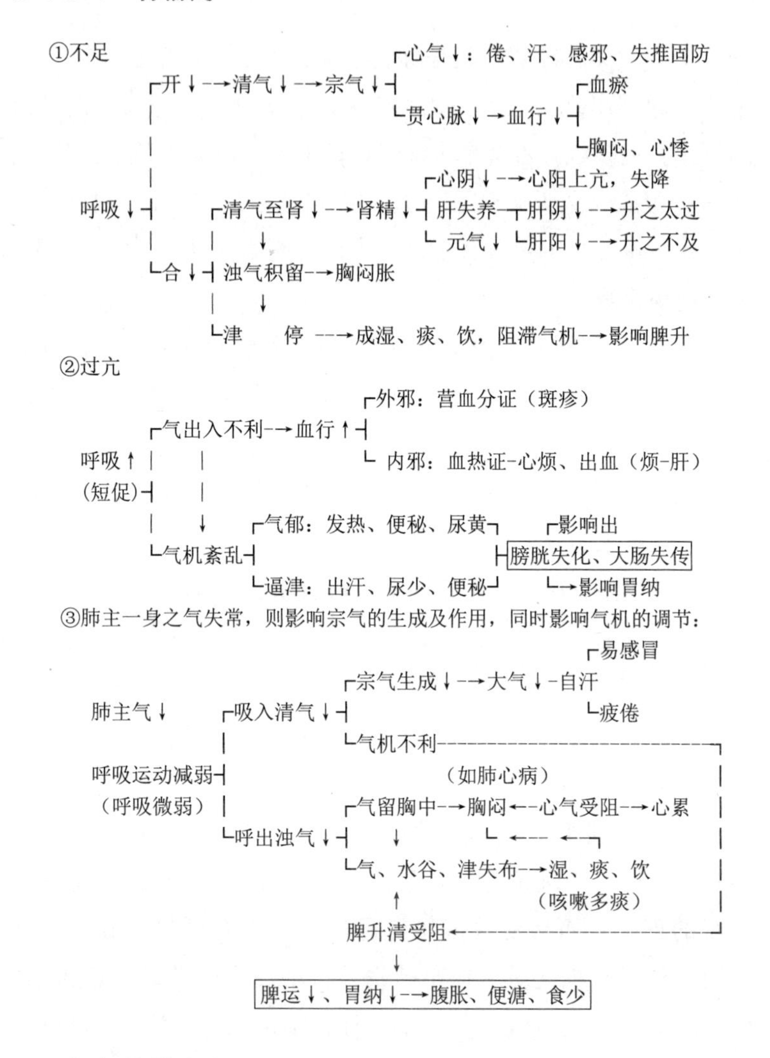

（2）脾的病理

脾的病理主要从脾气上理解。因为脾气健则整个脾的功能正常，相反脾气不足或脾气受困则引起脾的病理变化，主要表现为：食少、腹胀、便溏、倦怠乏力。

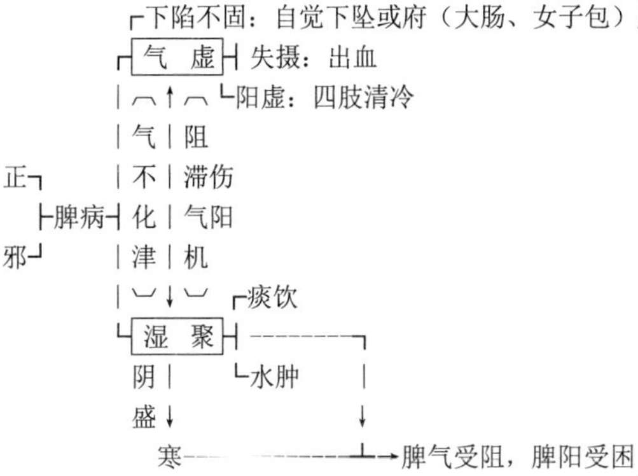

```
                ┌下陷不固：自觉下坠或府（大肠、女子包）脱出
               ┌[气　虚]┤失摄：出血
               │︵↑︵└阳虚：四肢清冷
               │气│阻
正┐             │不│滞伤
  ├脾病┤化│气阳
邪┘             │津│机
               │︶↓︶ ┌痰饮
               └[湿　聚]┤--------┐
                阴│      └水肿    │
                盛↓                ↓
                 寒-----------------┴→脾气受阻，脾阳受困
```

所以，脾病多虚、多湿、多寒。

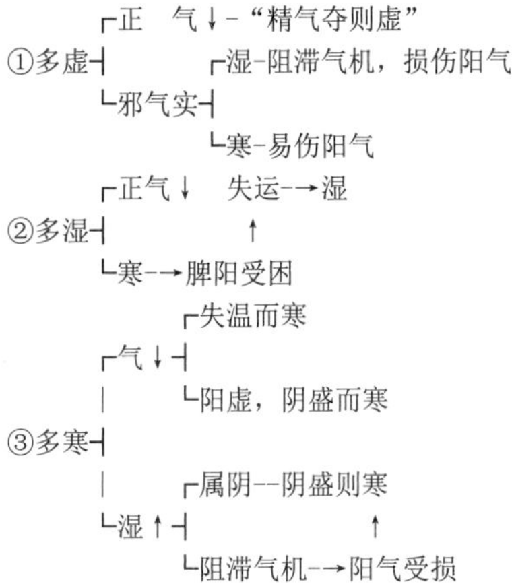

```
        ┌正　气↓-“精气夺则虚”
①多虚┤         ┌湿-阻滞气机，损伤阳气
        └邪气实┤
                 └寒-易伤阳气
        ┌正气↓　失运-→湿
②多湿┤              ↑
        └寒-→脾阳受困
            ┌失温而寒
        ┌气↓┤
        │    └阳虚，阴盛而寒
③多寒┤
        │    ┌属阴--阴盛则寒
        └湿↑┤              ↑
             └阻滞气机-→阳气受损
```

三、进一步阐释李东垣“阴火”机理

金元四大家之一的李东垣提出：“脾胃之气既伤，而元气亦不能充，而诸病之所由生也。”“脾胃气虚，则下流于肾，阴火得以乘其土位。”阴火上冲，就会产生内伤热中病变，由此创制补中益气汤、升阳散火汤等名方治疗，这在中医发展史上有着非常深远的影响。历来医家对于脾胃虚弱、元气不充皆无异议，但对于如何理解“阴火”则意见不一，尤其是对于气虚发热、

补中益气汤之甘温除热法更有不解。

曾氏在所著的《曾辅民带徒讲义》中，对此问题有较为完整的阐释，他讲道："气虚发热的机理是什么？这里的气虚指中焦脾胃之气虚。一方面，脾胃之气虚即脾胃弱，内湿下流，导致肝肾的相火不潜，即肝肾的相火移位于中焦，若进一步按五行生克乘侮的关系讲，即分别是相乘、相侮，这就是《脾胃论》中所定义的'阴火'；另一方面，脾气不足，则导致脾的升清作用不及和气机的上升、外出不力，气郁于内而发热，这里说的火（热）就是《脾胃论》中'阴火'的实质。所谓'甘温除热'，其实质就是甘温益气以除内热。"从这段论述中可见，曾氏认为李东垣所谓"阴火"的实质有两方面的含义：其一即为脾胃气虚，内湿下流，下焦肝肾相火不潜，'脾胃为阴火所乘'而出现内伤热中之证，这是后世医家均认可的；其二，李东垣虽亦重视脾胃升降失常，但只论及内湿下流而阴火上冲，曾氏则更进一步指出，由于"脾的升清作用不及和气机的上升、外出不力，气郁于内而发热"，亦形成李东垣所谓的"阴火"，亦即因脾虚气机升降失常，元气不能升清外出，导致中焦局部郁积而形成"气有余便是火"的局部亢奋状态，进而形成内伤热中证。

张存悌老师在《中医火神派探讨》一书中亦对郑钦安"内伤发热"理论进行了深入的探析："郑氏认为'前贤云甘温能除大热，即是元气外越立法'，是因为'根本先坏'，阳气已经不足，发热乃是阴盛逼阳，元气外越所致。李东垣所谓'内伤发热'正指此证也，所倡'甘温除大热'法亦正为此而设。不过东垣强调的是脾胃阳气不足，郑钦安重视的是肾阳元气受损。"此论正确解释了东垣"阴火"形成的第一层含义。曾氏也接受东垣脾胃元气内虚的观点，但认为本脏自病是脾胃元气不足，气虚气郁而致“阴火”证，这又与东垣、郑氏有所不同，当是正确解释了东垣“阴火”证形成的第二层含义。由此来理解补中益气汤之甘温除热法则是一目了然：脾胃元气既虚，则当重剂补益，参、芪、术、草是也；脾胃升降失常，即当清轻宣扬，陈皮、升麻、柴胡是也；脾喜润而恶燥，当归质油甘润是也。如此，则脾胃健运，内湿自除，脾升胃降，中焦复运，阴火自除，内热自消也。

可以说，曾辅民对内伤热中证“脾胃气虚气郁发热”机理的独到见解，使我们对此证的认识更为简单明了，对所谓“阴火”的理解更加明晰，对于补中益气汤组方机理的了解更加透彻，可谓“执简而驭繁”。对于“气郁发热”的机理，曾氏在医案中亦有相似之论述，如在治疗彭某腰胀痛案中，患者腰胀痛 15 年，初起腰冷胀痛，近 3 年冷减而热，设问道：“阳虚夹湿，属阴盛，当寒，为什么热呢？”“因为寒凝、湿阻，阳气郁而热，故有时冷，而热时更多。吴茱萸汤治厥阴头冷痛，时久由冷痛变成热痛者有之。”当“理解阳气被郁而热”。以此观点来看，若中焦脾虚，元气“被郁而热”，即可出现内伤热中证。曾氏有关“气虚气郁而热”的论述，很好补充了李东垣内伤热中证“阴火”形成之机理，更有利于后人对此证的认识及理解，补中益气汤组方机理并由此而明晰，中医甘温除大热之法可谓理法方药环环相扣，有机衔接。

第三章　曾辅民医案精选

一、麻黄附子细辛汤证

1. 感冒——麻黄附子细辛汤

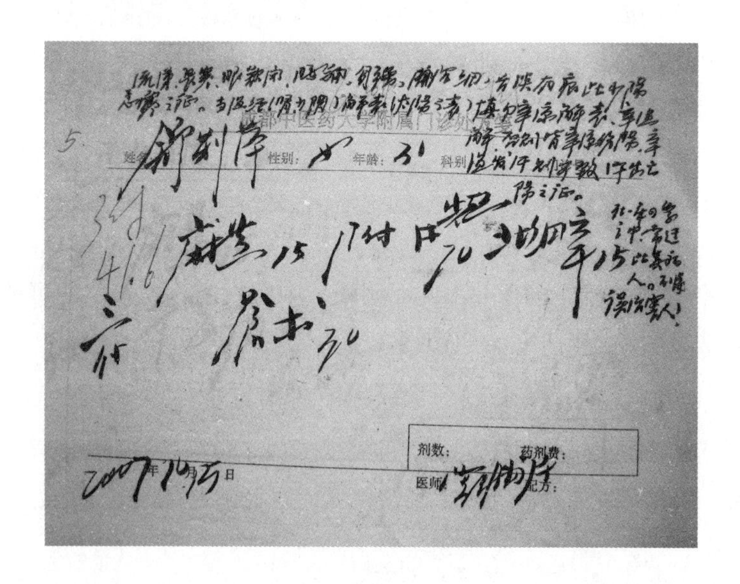
成都中医药大学附属门诊处方笺

姓名：　性别：女　年龄：31　科别：

麻黄 15　附片 70　细辛 15

苍术 20

剂数：　药剂费：

2007 年　月　日　医师：　配方：

舒某，女，31岁。流涕，畏寒，眼欲闭，腰痛，身强，脉沉细，舌淡，边齿有痕。此少阴感寒之证，当温经（少阴肾）解表（太阳之表），慎勿辛凉解表、辛温解表，否则辛凉伤阳、辛温发汗则可致汗出亡阳之证。在一年四季之中，常遇此类病人。不懂则误治害人！

麻黄 15g，附子 70g（先煎），北细辛 15g，苍术 30g。3 剂。

2. 感冒——麻黄附子细辛汤加味

沈某，男，29 岁。恶寒，身痛，腰痛甚，眼欲闭，脉沉细，舌如常，但边齿痕明显。此少阴感寒，宜温经（肾）解表。因咳嗽，胸闷，再温化痰饮。

苍术 30g，附子 60g（先煎），麻黄 15g，北细辛 15g，生姜 20g，干姜 10g，五味子 10g。3 剂。

药后唯微咳，觉有气上冲而咳，此阳虚水气上逆之证，予苓桂术甘汤善后。

3. 感冒——麻黄附子细辛汤加味 / 姜附茯半汤加味

王某，女，51 岁。恶寒，流涕，咳嗽痰多，神倦欲寐。当日气温 31℃，尚穿两件衣服加背心，脉沉细微弱，舌淡痕显。病已 1 周，经输液抗炎治疗，热虽退，仍恶寒，咳剧，痰多，胸闷，身痛不减。此太少合病，予以太少两解，加豁痰之剂。

麻黄 15g，附子 100g（先煎），北细辛 15g，干姜 30g，五味子 15g，苍术 30g，炙甘草 30g。3 剂。

药后恶寒、倦怠欲寐消失，咳嗽明显好转，唯痰多，神气未复，咳声不扬，痰减，舌淡，脉仍沉细。用温化之法治之。

生姜 60g（去皮），附子 70g（先煎），法半夏 20g，茯苓 20g，干姜 15g，五味子 15g，北细辛 15g。3 剂。

药后神复，气爽，痰已极少，偶感咽痒而咳，尚背冷腰酸，予半夏散合薏苡附子散治之。

【张评】此例感冒除太少合病之外，尚有痰湿壅盛之兼症，故用麻黄附子细辛汤加干姜、半夏、茯苓、五味子温化痰饮，俱系仲景章法。

【体会】此例先后两诊，初诊太少合病，虽兼痰湿，但阳虚感寒为重，故首先处麻黄附子细辛汤以温阳散寒；兼用干姜、细辛、五味子以温化痰湿。二诊阳复寒除，痰湿为主，故以郑钦安所拟姜附茯半汤合干姜、细辛、五味子继以扶阳温化痰湿。此案彰显曾师熟谙仲景伤寒心法及郑钦安火神心法，两者有机结合，机圆法活。

4. 感冒——麻黄附子细辛汤加苍术／四逆汤加味

邓某，男，78岁。恶寒，身痛强，流涕，神倦，身软乏力，舌淡，脉沉细。

苍术30g，麻黄15g，附子70g（先煎），北细辛15g。2剂。

药后恶寒、乏力、身痛解。唯流涕未解，恐麻黄量稍大，因系肾阳亏虚日久之体，故应大剂补肾填精之品，佐以温宣（姜、桂）助阳。

附子100g（先煎），桂枝50g，生姜30g，补骨脂20g，菟丝子20g，杭巴戟20g，鹿角胶10g（烊化）。5剂。

药后流涕明显好转，现感寒尚有流涕但已不甚，以温阳补肾处之。

黄附子60g（先煎），干姜50g，炙甘草40g，台乌药30g，益智仁30g，怀山药30g。5剂。

【原按】姜、附、草本为回阳四逆方法，虽无四逆症，但

寒则流涕，属阳不固津，亦可用。缩尿饮本是治尿频肾虚之证，然而肾与膀胱相表里、肺肾相关，皆以肾为轴心，故亦可用之。因系老病人，事后问之效好！

5. 身痛——麻黄附子细辛汤加味

俞某，女，54岁。身酸痛，肢软乏力半日。昨日骤降温，外出感寒，回家加衣半日不暖，舌稍淡，脉沉细。素为阳虚体质，予以散寒补阳之法治之。

苍术30g，麻黄10g，附子50g（先煎），北细辛10g，生姜30g。1剂。

药后身痛稍减，精神亦略好转，上方加重温散之品。

苍术30g，麻黄15g，附子80g（先煎），北细辛15g，生姜30g。1剂。

服药2次后精神、疼痛明显好转，现腰寒胀痛，予以肾着汤。

【原按】此案说明，要取得治疗效果，不但要辨证准确，还需药量与病证程度之轻重相吻合。然而观现在世医处方用药之量，对于麻桂姜附皆量过轻，故常难收效！那么，药量增加的根据是什么？一是有效，但效不显；二是效可，但舌仍淡、津多，脉沉细未变且有根。这是温阳药加量的依据！

6. 身痛——麻黄附子细辛汤加味

刘某，女，50岁。身痛怕冷，夜间出汗，加衣怕冷可缓解，病已1周。略咽痒，自觉皮内有疼痛感，夜间肩部必包覆，否则双肩怕冷明显。略有胃痛打嗝，舌淡青，苔黄润，脉沉细。

苍术30g，附子80g（先煎），细辛15g，麻黄15g，干姜

30g，炙甘草30g。3剂。每剂分3服，每3小时1服。

药后身痛怕冷消失，现略腰痛，改以温阳补肾治之。

【体会】《金匮要略》云："风湿相搏，一身尽疼痛，法当汗出而解。"此例显然为寒湿身痛，曾师处以麻黄附子细辛汤加苍术，更加甘草干姜汤，药虽6味而含经方2首，温阳散寒，开表除湿，身痛自当消除而病愈。

7. 身僵痛——麻黄附子细辛汤加苍术

李某，女，30岁。身酸困无力4天，伴腰膝酸软，身困僵痛，怕冷，眠差，精神差，倦怠，纳食一般，舌淡白嫩，苔白润，脉缓无力。

苍术30g，附子100g（先煎），细辛15g，麻黄15g。2剂。每剂分3服，每3小时1服。

药后病愈。

【体会】阳虚感寒受湿，无力抗邪，曾师直以麻黄附子细辛汤加苍术，重用附子，温阳散寒化湿，开表除邪，连续频服，迅速获愈。纯正伤寒、火神派风格。

8. 身痛——麻黄附子细辛汤加减／四逆汤加味

王某，男，73岁。因感冒身痛不适，前医以辛温发散药治疗，服药1次即出现大汗淋漓，其后汗虽止而身腰剧痛，两胁胀痛，周身僵硬、怕冷而莫名之难受状。精神差，面㿠白，舌淡白，苔白润，脉浮弱。此本体弱而强解表，药过辛散，使阳气走表，邪因虚而不解，反大汗亡阳，里虚阴寒更盛；患者本有心绞痛病史，更不能用发散药，误治而导致阳根拔动，阴寒内盛，成此阴寒重证。值此当用麻附辛法，去麻黄（本已大汗，恐汗而更伤虚阳），加苍术，更加川乌以扶阳破寒，温散外邪。

苍术30g，附子50g（先煎），细辛15g，炙甘草30g，川乌30g（先煎），黑豆30g。2剂。每剂分3服，每3小时1服。

药后身痛腰痛明显减轻，怕冷减轻，精神好转，面略淡白，舌淡红，薄黄苔，脉沉细。外邪已除，肾虚为本，此为典型肾虚证，扶阳温肾治其本。

附子50g（先煎），肉桂20g（后下），生姜30g，干姜20g，炙甘草20g，砂仁20g，淫羊藿20g，巴戟天20g。3剂。

药后腰痛、身痛基本消失，轻微怕冷，食纳较前好转，精神佳，面略红润，舌淡红，薄白苔，脉缓。继以扶阳填精为治：

附子50g（先煎），肉桂15g（后下），生姜30g（去皮），砂仁20g，炙甘草30g，干姜25g，生黄芪80g，杭巴戟20g，淫羊藿20g，骨碎补30g，菟丝子20g。5剂。

【体会】前医失察，不顾患者年高本虚，不查心脏病史，处以荆、防、桂、羌、细辛、苏叶、前胡等药，一派辛温强散之剂，患者服药1次即顷刻生变！大汗亡阳，阳根拔动而身腰剧痛，神差、面色惨白，形成亡阳阴寒重证。曾师首诊重用乌附，力扶元阳，破寒止痛，兼以苍术、细辛宣散引邪外出，急煎频服，一日内连服2剂而危局得解。二诊、三诊以重剂四逆汤加味，扶阳填精，补肾治本，连获佳效。郑钦安指出："治之但扶其真元，内外两邪皆能绝灭。"（《医理真传·卷二》）诚非虚语！

9. 腰痛——麻黄附子细辛汤加减

黄某，男，77岁。腰胀痛三日。因下床不慎，腰碰于床缘，渐现腰胀痛，坐起或翻身都需双手撑腿倚物完成，下楼梯亦不便。神倦，面灰㿠白，脉沉弦，舌常有津、痕微现，此寒湿所致。

苍术 30g，附子 50g（先煎），北细辛 15g，炙甘草 12g，川乌 30g（先煎），黑豆 30g。2 剂。

药后，昨夜腹泻 4 次，精神渐次好转，腰胀痛亦渐减。今晨起床后腰亦无所困苦，精神亦基本恢复。

【张评】本案腰痛系外伤引发，曾氏据其脉证判为“寒湿所致”，选用麻黄附子细辛汤为主投治，因无外邪，故以苍术取代麻黄，祛湿更胜于麻黄，颇显圆通之巧。另选川乌祛寒止痛，同时加等量黑豆以制其毒。

10. 腰痛——麻黄附子细辛汤加味

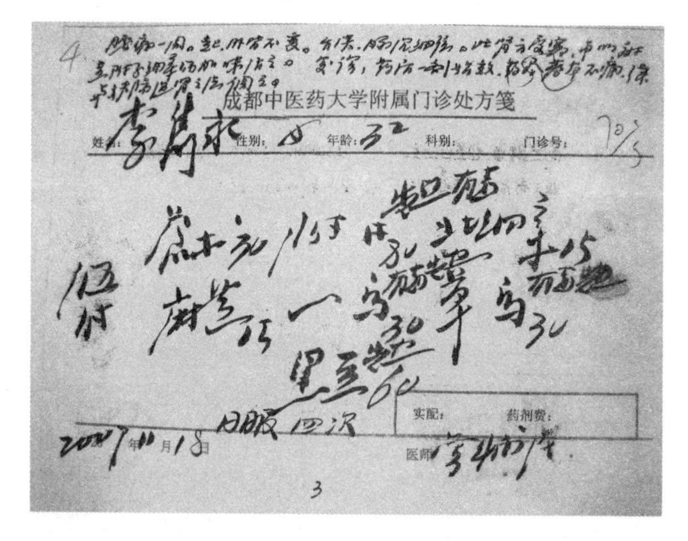

成都中医药大学附属门诊处方笺

姓名：　性别：　年龄：　科别：　门诊号：

实配：　药剂费：

医师

李某，女，32 岁。腰痛 1 周，起卧皆痛。舌淡，脉沉细弦。此肾亏受寒，予以麻黄附子细辛汤加味治之。

苍术 30g，附子 80g（先煎），北细辛 15g，麻黄 15g，川乌 30g（先煎），草乌 30g（先煎），黑豆 60g（先煎）。5 剂。

服药1剂即效，药尽基本不痛，续与扶阳温肾之法调之。

11. 腰痛——麻附细辛汤加味/附桂剂加味

易某，男，36岁。腰痛一日。晨起腰痛，逐渐加重，午后不能坚持上班，痛处硬物顶按可缓解，腿肚亦痛，神倦，无寒热之症，身稍强，舌淡、边齿痕明显，脉沉细。考痛发突然且剧烈，当属外邪寒凝而致。腰者肾之府，为邪所凑，其虚可知。

麻黄20g，附子70g（先煎），北细辛30g，苍术30g，白芷20g。1剂。每剂分3服，每2小时1服。

当日15时、17时各服药1次，电话问之，腰痛明显减轻，腿肚痛亦减；21时腰痛甚微，腿肚痛消失；续服2次后疼痛于次晨消失。当夜口干，服炮姜、炙甘草各20g后1小时缓解，现仅感腰酸软不适。予以补肾填精之品：

制附子50g（先煎），肉桂15g（后下），西砂仁20g，淫羊藿20g，菟丝子20g，杭巴戟20g，枸杞子20g。5剂。

药后好转，予以丸剂1料续治。

【张评】本例药精剂重，有经典火神派风范。

12. 头重——麻黄附子细辛汤加减/吴茱萸汤加味

唐某，女，20岁。头重痛难忍，逐渐加重2年。素畏寒肢厥，舌淡，脉沉细。此阳虚寒湿阻滞之证。予以温阳通络以散寒湿之壅阻：

苍术30g，附子40g（先煎），生姜30g（去皮），白附子20g（先煎），柴胡6g，白芥子6g，香附15g，川乌10g（先煎），草乌10g（先煎），黑豆20g（先煎），北细辛15g。5剂。

药后头昏重明显减轻，头痛未减，且觉头冷痛，感寒加重，欲呕，心烦，神倦。此阳虚阴盛之证。予以温里（厥阴经）散寒之法，吴茱萸汤加味治之：

红参 20g，吴茱萸 30g，生姜 30g，大枣 20g，桂枝 30g，西砂仁 20g，生黄芪 40g，川乌 30g（先煎），黑豆 30g（先煎）。5 剂。

尽剂而愈。

13. 头昏头痛——麻黄附子细辛汤加减

舒某，女，56 岁。头痛头昏十余年，时有头重胀痛、紧束疼痛感。身痛，纳可，大便成形，睡眠差，舌淡白，白润苔，脉沉紧。

苍术 30g，附子 100g（先煎），生姜 40g（去皮），麻黄 10g，荷叶 10g，桂枝 30g，川乌 30g（先煎），黑豆 30g（先煎）。3 剂。

药后诸症显减。

【体会】此例以麻黄附子细辛汤减细辛，加苍术，更加川乌、黑豆、桂枝、生姜、荷叶，重剂乌附温阳除寒止痛，兼以苍术、荷叶、麻黄、生姜、桂枝开表除湿。此案以扶阳为先为重，彰显火神派用药风格。

14. 发热——麻黄附子细辛汤加味

任某，男，79 岁。项热 1 周，舌淡，脉沉细。

麻黄 15g，附子 40g（先煎），北细辛 15g，葛根 30g。1 剂。

药后病愈。

【原按】项者，督脉太阳经相关。而参合舌淡、脉细、高龄，当属督脉不足，肾阳亏损，感寒郁而发热。故用麻黄附子细辛汤温肾散寒，原方已十分完美了。由于发病时短，又从桂枝加葛根汤证考虑去了，故加葛根，细察当属矛盾，幸好服药2次而愈！

15. 咳嗽——麻黄附子细辛汤加味

贾某，男，70岁。近日咳嗽，胸闷，流涕，咳嗽时咽痒、咽干，夜卧咳嗽，后背心冷，腰酸痛，精神差，易疲倦。舌淡，苔黄腻，脉沉。

麻黄15g，附子60g（先煎），细辛15g，干姜10g，五味子10g。3剂。每剂分3服，每3小时1服。

服药2次，咳嗽、流涕显减，服完而愈。

【体会】神倦、背冷、腰痛，乃少阴肾阳内虚所致；咳嗽、流涕、胸闷，为少阴感邪。故曾师以麻黄附子细辛汤温少阴，开太阳；干姜、细辛、五味子温肺止咳。用方用药不出《伤寒论》理路，彰显其经方功底。

16. 咽痛——麻附细辛汤合滋肾丸加减

胡某，女，33岁。肩重痛，咽痛，尿少热痛。二日前，因孩子生病，整夜未眠而发。患者素为阳虚之体，常因劳累则咽痛难解。此阳虚寒凝，虚阳外越之证也。

附子120g（先煎），苍术30g，生姜40g，肉桂10g（后下），川乌30g（先煎），北细辛20g，知母12g，生黄柏12g，赤芍10g，乳香5g，黑豆30g。3剂。

服药3次后肩痛、咽痛明显好转，尿热痛消失，3剂后诸症消失，仍以补肾固本填精之品综合治疗。

17. 声嘶——麻附细辛汤合薏苡附子散加味

王某，女，43岁。声音嘶哑半月，晨起稍好转，言多则加重，时有咽痛，后背心怕冷，冷则声嘶明显。精神差，昨日起出现头昏，无头痛、腰痛，大便成形，舌淡青，苔白润，脉沉细。

麻黄 10g，附子 80g（先煎），细辛 15g，炮姜 20g，苡仁 30g，木蝴蝶 20g。4 剂。

【体会】患者怕冷，受凉、多言后声嘶加重，精神差，舌淡青，脉沉细，一派少阴寒中之症，故曾师直以麻附细辛汤，重用附子，温肾扶阳，引散寒邪；薏苡附子散扶阳缓急；炮姜、木蝴蝶苦甘化阴，合苡仁散结开音。用方准确简练，彰显曾师伤寒心法。

18. 红斑——麻附细辛汤加味

杨某，男，16 岁。身发红斑，色淡而瘙痒，神倦，舌淡，脉沉细。此症不能按诸痒从心而清热治，当从肾治。

麻黄 10g，附子 30g（先煎），北细辛 15g，徐长卿 20g，乌蛇 20g。2 剂。

药后即愈。

【原按】为何从肾治？从舌脉看，当属肾阳虚；复感寒，寒郁肌腠，阳气受阻而痒，故选用温肾散寒之品，加用乌蛇托寒外出止痒，徐长卿活血止痒。

二、桂枝汤及类方证

19. 经期感冒——桂枝汤

杨某，女，36 岁。流涕鼻塞，咽痒略咳嗽，怕冷，出汗。每月经期即病，经后即愈，病已 1 年。舌淡红，苔薄白，脉细略滑。

桂枝30g，白芍20g，生姜30g，炙甘草20g，大枣15g。4剂。

【体会】经期感冒，经后即愈何故？曾师解之曰："经期乃阴盛，阳必虚。若本阳虚则经期阳虚更盛，若稍有外邪侵袭则出现怕冷、出汗、流涕鼻塞等表虚寒证。经后阴泄则阴盛势减，阴阳形成虚性平衡，故患者病暂愈。今以桂枝汤外调营卫，内燮阴阳，则经期感冒可愈也。此非《伤寒论》之热入血室，乃自身阴阳失衡故也。此为中医妇科名家朱小南先生之临证经验，不敢掠人之美。"

20. 感冒——桂枝加附子合桂枝加杏朴汤加减

张某，男，3岁。流涕，咳嗽，气紧齁，汗多，唇红艳，舌稍红艳，中覆白厚苔，面色㿠白，易感冒，肢欠温。此脾胃气虚，阳浮而唇舌红艳，予以桂枝加附、朴、杏及玉屏风散合方：

附子8g（先煎），桂枝15g，白芍12g，生姜15g，炙甘草10g，大枣10g，厚朴8g，杏仁8g，生黄芪15g，炒白术25g。3剂。

药后汗止，咳齁消失。今日因流涕、夜咳来诊，予以半夏散加味治之。

21. 身热——桂枝加附子汤加味

李某，女，47岁。怕风，恶寒，冷水淋面则身热、水肿8年，屡治不效。无汗，脉细微，舌淡。此属肾阳虚弱，卫气不足之证。姑以桂枝加附子汤处之：

附子80g（先煎），桂枝30g，白芍20g，生姜30g，炙甘草

30g，大枣 15g，苍术 30g，西砂仁 20g，补骨脂 20g。4 剂。

服药后恶风、感寒、受冷则身热水肿明显好转，守方出入，服药 10 剂诸症皆除。

22. 多汗——桂枝加附子汤加味

海某，女，54 岁。汗多肢软，稍动则汗，且汗多、恶风、畏寒，食少，倦怠乏力。慢性病容，少神，舌淡，脉沉弱。

附子 80g（先煎），桂枝 30g，白芍 20g，生姜 30g，炙甘草 20g，大枣 20g，西砂仁 20g，郁金 10g，生麦芽 20g，炮姜 20g，生黄芪 40g，山萸肉 30g。5 剂。

服药 2 剂后，忽觉双手臂之冷一节一节下传至腕关节消失，此阳复之征也。

23. 多汗——桂枝加附子汤加味

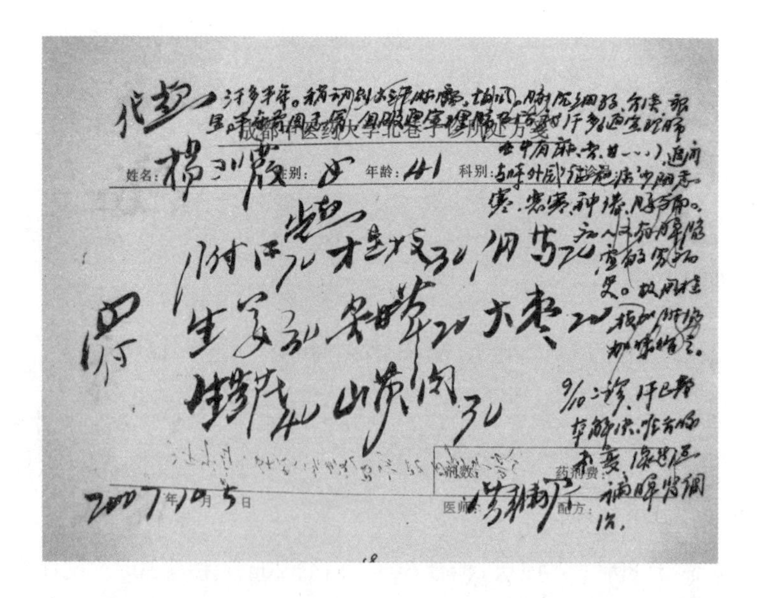
成都中医药大学北卷子门诊处方笺

姓名： 性别：女 年龄：41 科别：

桂枝30，白芍20

生姜30，炙甘草20，大枣20

山萸肉30

剂数： 药剂费：

2007年10月5日 医师： 配方：

杨某，女，41岁。汗多半年，稍动则大汗淋漓，怕风，舌淡，舌边齿痕明显，脉沉细。半年前因感冒，自服通宣理肺丸后出现汗多，恶寒，神倦，腰痛。通宣理肺丸中有麻杏等辛散之药，追问当时外感证应属少阴感寒，病人又有脾阳虚的胃病史，故用桂枝加附子汤加味治之：

附子70g（先煎），桂枝30g，白芍20g，生姜30g，炙甘草20g，大枣20g，生黄芪40g，山萸肉30g。4剂。

出汗明显好转，唯舌脉未变，续进温补脾肾调治。

24. 多汗——桂枝加附子汤加味

徐某，男，46岁。全身多汗3年，多方治疗无效。近日加重，夜间眠差，头痛，眼涩，不怕风。舌淡红，苔白润，脉缓。

桂枝50g，白芍50g，生姜50g，炙甘草30g，大枣25枚，附子80g（先煎），生黄芪70g，山萸肉30g。5剂。

药后出汗显著减轻，精神好转，睡眠可，口略干，头昏胀，舌淡红，苔白润，脉缓。

桂枝50g，白芍30g，生姜30g，炙甘草20g，大枣12枚，附子100g（先煎），干姜30g，苍术30g，生黄芪70g，山萸肉30g。5剂。

【体会】此例处以桂枝加附子汤，从表阳虚、营卫不和而治，二诊而愈。经方原量，重用附子，确是伤寒火神派风格。诚如张存悌老师所言：“伤寒经方派再合火神派，诚是如虎添翼。”

25. 太阳中风——桂枝加厚朴杏子汤加味

杨某，男，17岁。恶寒发热，出汗恶风，咳嗽，觉从胃脘气上冲至咽则急促而咳，逐渐加重三日，曾服抗炎药罔效。舌淡有津，脉急小数。此太阳中风，兼中阳不振，故不思食。予以桂枝加厚朴杏仁汤、苓桂术甘汤加减：

桂枝 80g，白芍 50g，生姜 80g，炙甘草 60g，大枣 20 枚，厚朴 15g，杏仁 15g，法半夏 40g，茯苓 60g，炒白术 40g。1 剂。分 3 服，每 3 小时 1 服。

服药 1 次后精神明显好转，夜 10 时服完 3 次药后基本痊愈。

26. 腹痛——桂枝新加汤加味

刘某，女，78 岁。腹肌疼痛，前因咳嗽引起腹肌疼痛，现咳虽明显好转，但偶一咳就牵扯腹肌痛。本《伤寒论》治气血虚、身痛之法治之。

桂枝 30g，白芍 35g，生姜 35g，炙甘草 20g，大枣 15g，红参 20g，干姜 20g，五味子 20g。3 剂。

服上药 3 次后疼痛消失。

27. 身痛——桂枝新加汤加味

郑某，女，32 岁。身体疼痛，因生病久未锻炼，近来病好转，锻炼过量（跳舞）致身体疼痛、发软、乏力。

桂枝 30g，白芍 40g，生姜 30g，炙甘草 20g，大枣 20g，红参 20g，淫羊藿 20g，杭巴戟 20g。3 剂。

28. 头痛——桂枝新加汤加味

王某，男，43 岁。体弱之躯，劳累后常眠差而头痛。今日 24 小时内开车到重庆办事返回，头痛明显。原属肾阳虚损之体，正在服药中，要求解决劳后之苦。因舌淡，脉沉弱，予以桂枝新加汤处之：

桂枝 50g，白芍 50g，红参 30g，生姜 20g，炙甘草 30g，大枣 12 枚，肉桂 3g（冲服），淫羊藿 30g。1 剂。

药后头痛霍然而愈。

【原按】《伤寒论》62 条："发汗后，身疼痛，脉沉迟者，桂枝加芍药生姜各一两人参三两新加汤主之。"后代学者认为，此病机系营卫不调，气血不足，以里虚为主。此方曾用于脾肾亏损者，游劳身痛，跳舞身痛及咳嗽、胁腹痛之人皆效而录之，供学者试之！

29. 奔豚证——桂枝加桂汤加味 / 肾着汤加味 / 真武汤合桂枝甘草汤加减

谢某，女，73 岁。时有小腹气冲至胸、咽感 2 年，从小腹有一股气上冲至胸则闷胀，至咽则觉呼吸窘迫难受，欲死，小腹冷胀，腰部冷胀。此虚寒阴邪乘虚（心）上乘，奔豚之证也。予以桂枝加桂汤大补心阳之剂：

桂枝 70g，白芍 30g，生姜 30g（去皮），炙甘草 25g，大枣 25g，炮姜 20g。2 ~ 4 剂。

二诊：气上冲基本消失。唯腰冷胀痛已 3 年，此肾虚夹湿之证。肾虚亦是奔豚气冲上逆的病理基础，予以肾着汤加味。其中沉香、肉桂温肾补阳，又是治奔豚之良药。

附子 50g（先煎），肉桂 15g（打碎泡服），沉香 5g（冲服），茯苓 30g，干姜 30g，炙甘草 20g，桂枝 30g，苍术 20g。4 剂。

三诊：腰凉胀痛消失，感头昏重，去干姜、茯苓，加白术、生姜、黄芪。

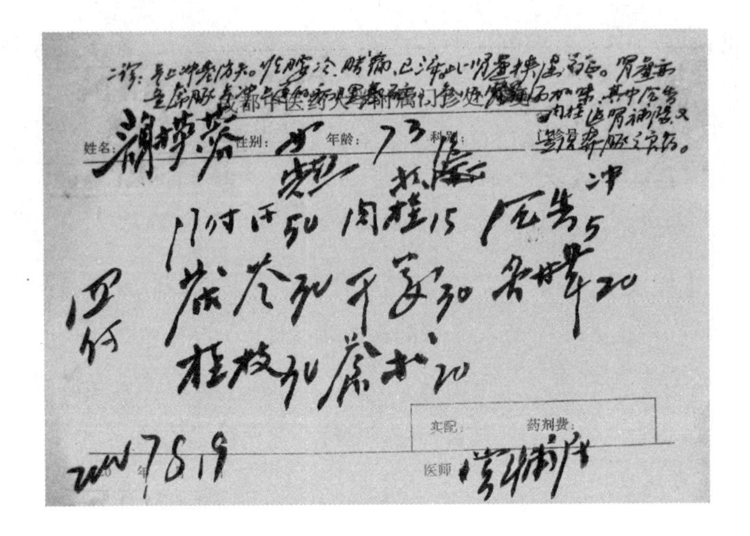
姓名：　性别：　年龄：　科别：

实配：　药剂费：

年　月　日　医师

四诊：头昏重消失，为巩固疗效，从脾肾治之，选真武汤加桂枝甘草汤善后：

附子60g（先煎），白芍20g，生姜30g，茯苓30g，苍术20g，桂枝30g，沉香5g（冲服），肉桂20g（后下）。5剂。

【原按】此奔豚重症全按《伤寒论》之法之方治之而效。患者病2年，先后易医，其方多是益气健脾、疏肝理气之类，终已丧失治疗信心。患者又系邻居，住楼上，夜间常听其呻吟之声。怀着试一试之心来诊，后甚喜！

30. 红斑——桂枝汤加味

彭某，女，66岁。皮肤出现对称性红斑多年，受风吹则瘙痒，斑成片状1年。红斑无热感，舌淡白，苔白润，脉缓。

桂枝30g，白芍20g，生姜30g，炙甘草30g，大枣12枚，徐长卿30g，乌蛇20g，白芷15g。3剂。

药尽病愈。

【体会】此案辨证要点在于风吹则痒，斑成片，乃表虚无力鼓邪外出所致。曾师处以桂枝汤加味，桂枝汤调和营卫，徐长卿活血除风，乌蛇、白芷除风止痒。经方加味，方简药精而理明。

31．皮肤痒痛——桂枝加葛根汤加味

刘某，女，27岁。昨夜腰部、小腹散在成片红斑，局部痒、热，病灶处有痛感。恶寒，微怕风。患者系亲属，素体是阳虚体质，来此求方。以夜受寒邪，肌腠郁闭，营卫不调处之：

桂枝30g，白芍20g，生姜30g，炙甘草20g，大枣15g，麻黄8g，葛根30g，徐长卿30g，乌蛇20g。3剂。每剂分3服，每2小时1服。

次日电告，按要求服药，昨现之红斑有消退之势，但又有新生之斑，热、痒、痛同前。恶寒怕风减，初服有微汗，汗出觉热、痒均减轻。西医诊断为“急性荨麻疹”，处以输液及内服药治疗，但未接受。考虑前方不变，只变剂量，再加入白芷20g，改麻黄15g，葛根40g。

桂枝30g，麻黄15g，白芍20g，生姜30g，炙甘草20g，大枣15g，白芷20g，葛根40g，徐长卿30g，乌蛇30g。2剂。每剂分3服，每2～3小时1服。

再次来电称斑消痒止，每服1次药后，可见凸起的皮肤逐渐凹下，热减，痒减，服3次后已基本痊愈。为防反复，又服了1次。

【原按】《内经》云：“诸痛痒疮，皆属于心。”心，一应从火讨论，二应从血脉考虑。因为《素问·痿论》讲：“心主身之血脉。”火，当分实火、虚火。实火，可以苦寒直折之，或甘寒

清之；虚火，有阴虚火旺，治疗常用生地、栀子、白茅根、菊花之类，或阴不抱阳，用傅山引火汤之类，以及虚阳外浮之类。此外，主要是影响血脉通利的各种因素。前人有“治风先治血，血行风自灭”之论，那么影响血脉通利最甚者当属寒（风为次寒）。本案属此，古有桂枝汤类治痒之案例亦不鲜见。内寒，更多见于阳虚肝寒致痒，用当归四逆汤之例。湿亦阻滞气机，致血脉不利，亦应从外湿、内湿分别论之。然今之世医以湿热概论其痒，显然不能收效了！

三、大、小柴胡汤证

32. 发热——小柴胡汤

张某，男，54岁。患者系军人，出差归来后自觉疲劳而欲闭眼养神，入夜后喜厚被，继则发热（40℃）。经卫生队治疗三日后不见好转，转至地方军分区医院，治疗三日后乏效而请中医会诊。现高热六日，体温39.4℃。细问之，有寒热往来（热的时间长，寒的时间短），心烦，恶心，喜闭眼，神倦，口干，苔薄白舌色正常，脉弦。处方：

柴胡18g，黄芩15g，法半夏15g，生姜12g，泡参15g，炙甘草12g，大枣15g。2剂。

复诊时诸症减，体温降至38℃，守方再进2剂，随访痊愈。

【原按】“在表者，汗而取之”。西药治疗感冒的用药原则是发汗、解热、镇痛，但为什么高热不解呢？因为此证乃少阳发热，少阳以少气为特点，应忌汗下，故单纯发汗、解热、镇痛之药难以获效。而小柴胡汤有参、草、枣扶正祛邪，益气和中。小柴胡汤在《伤寒论》中是日三服，在实践中可改为2小时服1

次，6小时服1剂。1975年，笔者在凉山州医院工作时，因地区首长患外感，次日将去成都开会，当晚7时书方小柴胡汤2剂，是夜3小时服1次，次日即有所好转。此后多年的临床得出经验，凡服小柴胡汤，皆改为2小时服1次，基本上4～6小时可获明显之效，甚而痊愈。

33. 发热——小柴胡汤加鳖甲、牡蛎

钱某，女，60岁。发热难眠2个月，患者每晚入睡，快要睡着之时则身热难忍、不能入睡，白天无此现象，经中西医治疗无效。口苦，心烦，欲呕，舌正常，脉弦细。予以小柴胡汤加鳖甲、牡蛎。

柴胡20g，黄芩15g，法半夏15g，生姜12g，泡参15g，鳖甲15g，牡蛎20g，炙甘草12g，大枣15g。2剂

药后诸症好转，虽热亦能入睡，原方再进2剂，后随访痊愈。

【原按】少阳少气少血，其脉弦，少血故细，故此案定位于少阳。目合欲寐而不得，阳入于里受阻，局部气郁则发热，而少阳为表里之枢机，与症情相符。本症虽少见，但抓住少阳主枢这个病机关键，故运用经方取得显效。

34. 发热——小柴胡汤加猪苓、茯苓

张某，女，35岁，系本院护士。因急性肾盂肾炎住院，发热经治疗2周不见效果，于是请中医会诊。刻诊：发热（39.6℃），精神不振，尿频、尿急、尿痛，小腹胀，腰痛。细思之，一般此种病症归于中医淋证范畴，其病机多为湿热内蕴。本例患者舌质红，脉滑数，证属湿热无疑，应该西医输液疗法

能够奏效，然治疗2周不见寸功，究竟是何原因？恰在此时病人说怕冷而需要盖被，想来春夏之交气候尚热，患者不应该盖被，就在诊病的过程中，患者又说发热而把被子掀起，观此而豁然开朗，此伤寒少阳证也。遂处以小柴胡汤加猪苓、茯苓。

柴胡25g，黄芪15g，党参10g，法半夏15g，生姜12g，猪苓20g，茯苓20g，炙甘草10g。3剂。

药后热退，精神好转。只是尿路症状仍在，予三仁汤加柴胡、黄芩，三剂而病愈出院。

【原按】三焦主通调水道，水火气机贵在流通，最怕郁滞。今湿热蕴结于里，阻滞三焦通调水道的功能，且湿热犯于少阳，叶天士有言“再论气病有不传血分，而邪留三焦……”因其少阳见证明显，所以先从少阳论治，主用小柴胡汤加猪苓、茯苓对症治疗而收效。二诊时，湿热未尽，故予三仁汤加柴芩。此案抓住三焦的生理病理，以及伤寒少阳证的审证要点，用经方收显效，遂对《伤寒论》“上焦得通，津液得下，胃气因和”之论深信不疑。可见抓主症，用经方，经方能治大病，经方能治怪病，诚非虚言。

35. 胆痈——大柴胡汤

张某，女，54岁。因突发右胁剧痛，强迫体位，夜间9时入院即请会诊。右胁剧烈疼痛，呻吟不已，右胁下高凸一包块，不红不肿，拒按，直径3cm，高出腹面。西医诊断：化脓性胆管炎（符合手术指征且已经输液抗炎治疗）；中医诊断：胆痈。处理：①鉴于本病死亡率较高，故应做好手术准备；②2小时内服用大柴胡汤加减方，若保守治疗无效即手术。处方：

柴胡20g，法半夏20g，郁金10g，生大黄12g（后下），枳实10g，炙甘草5g，生苡仁20g，败酱草20g。

上药捣碎后急煎20分钟，半小时服1次，当夜10时30分服第1次药200mL。20分钟后呻吟声减小，35分钟后无呻吟，40分钟后入睡。嘱值班医生按医嘱执行，服完3次药后，若病人能入睡、偶尔呻吟时，则改为3小时服1次。次日查房未见陪侍人，不便细问，见病人面带倦容，舌红，脉数，胁下包块已明显缩小。处理：①安排午后配合针灸治疗；②内服药按上方改大黄为6g；③病情稳定后完成病历。下午3时，病人已找不到了，因未办理入院手续而一走了之。

【原按】此病死亡率较高，手术死亡率亦高。经再三权衡后采取中医保守治疗，以2小时内无生命危险为前提，中西医互取所长取得好的疗效。唯一遗憾的是病人可能因为经济原因而逃离医院，未知以后病情如何。但在其治疗期间，效果是显著的，中药在辨病与辨证结合的理论指导下，作用是可靠的，非常希望中医在急症方面能够很好地深入研究下去。

四、姜桂汤证

36. 流涕——姜桂汤加味

韩某，男，21岁。流涕4年，夏季明显。面色㿠白，舌淡红、边有齿痕，脉细微、尺弱。

桂枝30g，生姜30g，芥穗5g，西砂仁20g。5剂。

【原按】此属过敏性鼻炎，多属对寒过敏，治以温散。阳虚者加附子，年老者用四逆汤。此案虽属小疾，但辨证不清，恐亦贻害。此案若从辛凉解散，无疑会伤阳！过敏性鼻炎的症状：感寒流涕，喷嚏，好发于冬季，室外甚于室内，晨起甚于上午……

寒则收引，致皮肤闭阻，使肺失宣发，卫气滞而不畅，肺津不固外泄为涕。治则温散宣肺，桂枝、生姜为妙，此为郑氏（钦安）体会，甚效。加芥穗系考虑此类常因寒滞脏体肺位，且辛温升散，用之无妨。这类病人病史长，用砂仁引五脏之精入肾，且入脾，与桂枝同用补火（凡火）生土，阳虚甚者加附子，常获佳效。

37. 流涕——姜桂汤合四逆汤

杨某，女，54 岁。流涕 2 个月，按外感治疗不愈，且胃胀，不饥，便溏，项痛，额痛。此上焦阳虚不摄，中阳败损不运，且中损日久及肾，故舌淡脉沉弱，予以温阳固津。

附子 70g（先煎），桂枝 40g，生姜 40g，干姜 30g，炙甘草 30g。4 剂。每剂分 3 服，每日 4 服。

服药好转，守方加西砂仁 20g，肉苁蓉 30g。4 剂而愈。

38. 鼻塞流涕——桂枝甘草汤加味 / 姜桂汤加味

彭某，男，23 岁。天阴受凉则鼻塞流清涕，受风则咳嗽已有 2 年。曾诊断为“鼻甲肥大”而手术治疗未效，时有忽然鼻塞流涕现象，腰无所苦，舌淡白，苔白润，脉缓。

附子 80g（先煎），桂枝 40g，炙甘草 40g，淫羊藿 20g，菟丝子 20g，补骨脂 20g，鹿衔草 30g。5 剂。

药后已不流涕，略有鼻塞感，夜间气紧，白天欲寐，身不怕冷。舌淡红，苔白润，脉缓有力。

附子 80g（先煎），桂枝 30g，生姜 30g，薤白 20g，瓜蒌 20g，白酒 70mL，淫羊藿 20g，杭巴戟 20g。5 剂。

药后诸症进一步好转，偶有气味刺激而鼻塞流涕，舌淡白，苔白润，脉缓。

附子 80g（先煎），桂枝 30g，生姜 30g，肉桂 10g（后下），淫羊藿 20g，巴戟天 20g，菟丝子 20g，补骨脂 20g。5 剂。

药后病愈。

【体会】此例虽病在上焦鼻部，表现为阳虚感寒，肺津不固，但久病必损肾阳，使下焦肾阳亏虚，正所谓“下阳为中、上二阳之根”。故曾师直以桂枝甘草汤力扶上焦之阳，加重剂附子及补肾诸药力扶下焦肾阳，如此一身阳旺则自可抗邪而病愈。二诊果获良效，证情有所变化，合瓜蒌薤白桂枝汤通心阳，破胸痹。三诊继以姜桂汤加附子及补肾填精之药扶阳固本为治，从而痼疾得以根治。

39. 咳嗽——姜桂汤加味

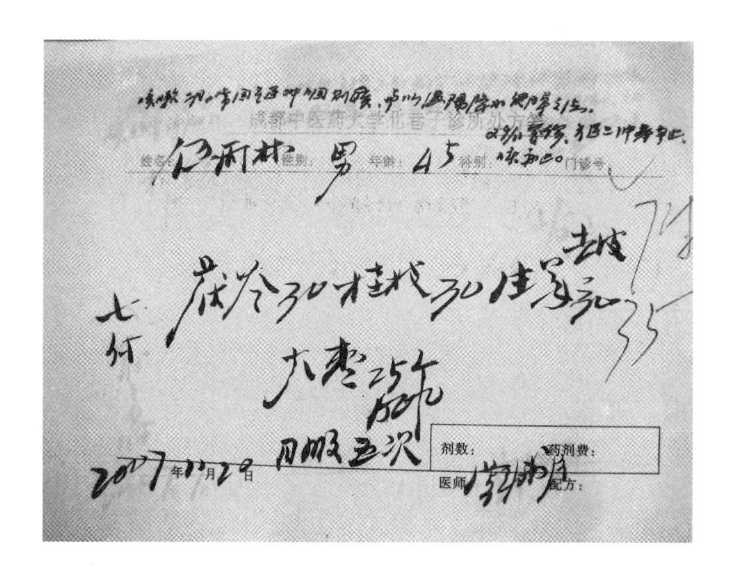
姓名：　性别：男　年龄：45　科别：　门诊号：

剂数：　药剂费：

2007年11月2日　医师：　配方：

伍某，男，45 岁。咳嗽 2 个月，常因气逆冲咽而咳嗽。与温阳降逆健脾之法：

茯苓 30g，桂枝 30g，生姜 30g（去皮），大枣 25 枚。7 剂。每剂分 3 服，每日 5 服。

药后气逆上冲基本停止，咳亦止。

40. 咳嗽——姜桂汤合半夏散加附子

刘某，男，6 岁。晨起咳嗽，略有泡沫痰，流清涕，病已 1 周，略有咽痛。平素夜间多汗，易感冒。面黄暗，纳可，舌淡白，苔薄白，脉略数。

附子 15g（先煎），桂枝 15g，生姜 15g，法半夏 10g，炙甘草 10g。5 剂。

【体会】患儿平素多汗，易感冒，显系阳虚体质，一旦感寒，寒客少阴咽喉则咳嗽、咽痛、咽喉不利。《伤寒论》313 条："少阴病，咽中痛，半夏散及汤主之。"曾师在半夏散基础上加用生姜，与桂枝形成姜桂汤力扶上阳；加用附子，温扶少阴元阳。全方扶阳散寒利咽，阳旺邪散，不治咳而咳自止，不止涕而涕自消。扶阳散邪，用阳消阴，乃纯正火神派经典用药风格。

五、姜茯附半汤证

41. 咳喘——姜附茯半汤加味

范某，男，68 岁。咳喘，呼吸急促，声音重浊，唇暗，神倦，感心累，上肢肘关节至指关节因吹风、感寒则发胀，舌淡，苔薄白稍腻、略黄，脉沉细。此肾阳虚衰日久，痰浊阻肺，心阳痹阻。其本在肾，痰浊为标。

附子 50g（先煎），肉桂 8g 后下），生姜 60g（去皮），法半夏 20g，茯苓 20g，沉香 5g（冲服），制硫黄 20g，生黄芪 30g，炒白术 25g，防风 10g，麻黄 8g，北细辛 8g。2 剂，3 小时服 1 次，2 剂服 8 次。

服药 3 次后喘减，已能平卧，上肢发胀减，精神好转。今又觉胸痹不适，原方出入，加桂枳姜汤。

附子 65g（先煎），肉桂 15g，生姜 60g（去皮），法半夏 20g，茯苓 20g，制硫黄 20g，沉香 5g（冲服），防风 10g，生黄芪 40g，桂枝 30g，枳实 5g。4 剂。每剂分 3 服，每日 4 服。

42. 哮喘——姜附茯半汤加味

梁某，女，30 岁。哮喘 3 年。西医诊为过敏性哮喘，每夜发作，以喷雾激素控制，否则不能平卧入眠。胸闷痰多，发则喉间痰鸣，恶寒甚，胸骨及喉间有阻塞感。食可，神可，易倦腰酸，舌略淡，脉沉细、尺不显。

生姜 50g（去皮），茯苓 20g，法半夏 20g，附子 40g（先煎），干姜 12g，五味子 12g，射干 8g，麻黄 8g，大枣 8g。4 剂。

药后好转，夜喷激素由 2 次减为 1 次，剂量亦减半。现便秘，胃区冷。

生姜 50g（去皮），附子 50g（先煎），茯苓 20g，生半夏 20g（开水冲洗 4 次），干姜 15g，五味子 15g，麻黄 8g，大枣 10g，射干 8g，沉香 4g（冲服），杭巴戟 20g，制硫黄 20g。5 剂。

药后哮喘明显好转，现已隔日用 1 次激素，量亦减，哮喘时已基本无痰鸣。唯阻塞感未减，夜间平卧则阻塞感明显，虽午间平卧阻塞感不甚，亦当从阳虚阴盛考虑。

附子60g（先煎），桂枝30g，生姜60g（去皮），炮姜20g，白芷20g，茯苓30g，法半夏30g，陈皮10g，枳实5g，干姜30g，炙甘草30g。6剂。

后访病愈。

43. 痉咳——姜附茯半汤加味

张某，女，74岁。阵发性痉咳1个月，有黏痰，咳出黏痰则咳减，怕冷怕风，眠差易醒，胸部觉热，欲饮冷，饮入而又觉不适。舌淡红，苔白润，脉左略数、右弦。

生姜40g（去皮），生半夏20g，茯苓20g，附子30g（先煎），白芥子10g。3剂。

药后咳痰均减轻，继以上方3剂而愈。

【体会】此例痉咳1个月不愈，黏痰不易咳出，怕冷怕风，显属本阳虚寒痰客咽所致。痰郁于肺，气机不利，郁而化热，故胸热欲饮冷。曾师采用郑钦安所创姜附茯半汤加白芥子以温阳化痰降逆，如此阳复痰除，肺气自然通利而痉咳、胸热自解。曾师用药，方不离《伤寒论》、钦安，确是伤寒火神一脉相传也。

44. 胸痹——姜附茯半汤加味

何某，女，44岁。主暮至21时之间胸闷、气紧、呼吸困难，必须仰头呼吸，喷射激素药物始缓解，病已10余年。脉沉细，舌红，边齿痕明显。患者感呼吸困难则痰多，喷注激素药后痰减少，呼吸困难缓解，面色㿠白，畏寒。治当考虑扶阳祛痰之法。

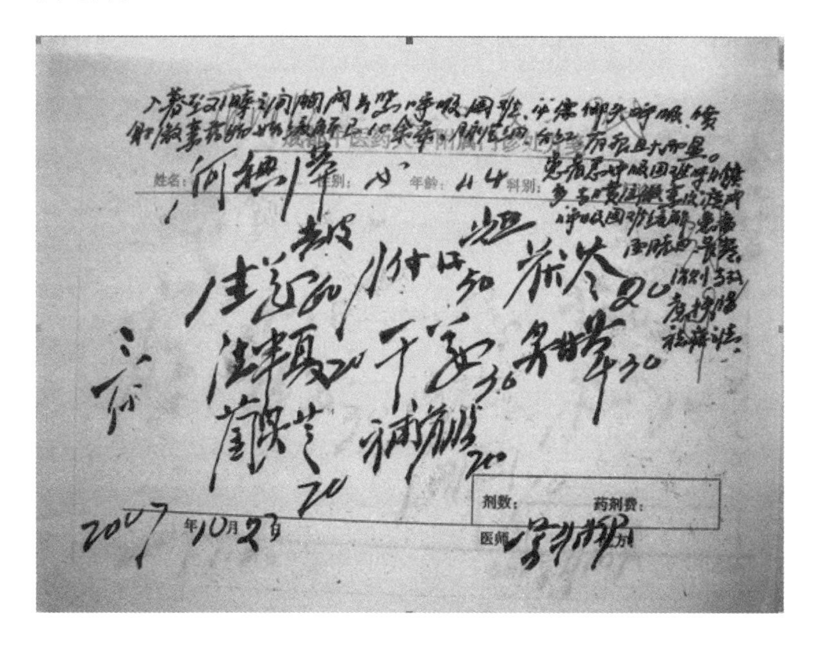
姓名：　性别：　年龄：　科别：

剂数：　药剂费：

年　月　日　医师

生姜 60g（去皮），附子 50g（先煎），茯苓 20g，法半夏 20g，干姜 30g，炙甘草 30g，菌灵芝 20g，补骨脂 20g。3 剂。

药后显效，守方再治而愈。

六、小青龙汤证

45. 咳嗽——小青龙汤加附子／四逆汤加减

牟某，女，37 岁。咳嗽，时觉呼吸不畅，咽干、咽痒，咳由痒刺激，面色皖白略浮肿，呈重症面容，畏寒，神倦，舌淡有痕，脉沉细。咳嗽已半年，虽治未效反加重，西药多以抗炎治疗，中药多以对症治疗，甚苦。

麻黄 5g，桂枝 20g，白芍 15g，生姜 20g，干姜 15g，五味子 15g，北细辛 15g，法半夏 20g，附子 50g（先煎），紫菀 15g。3 剂。

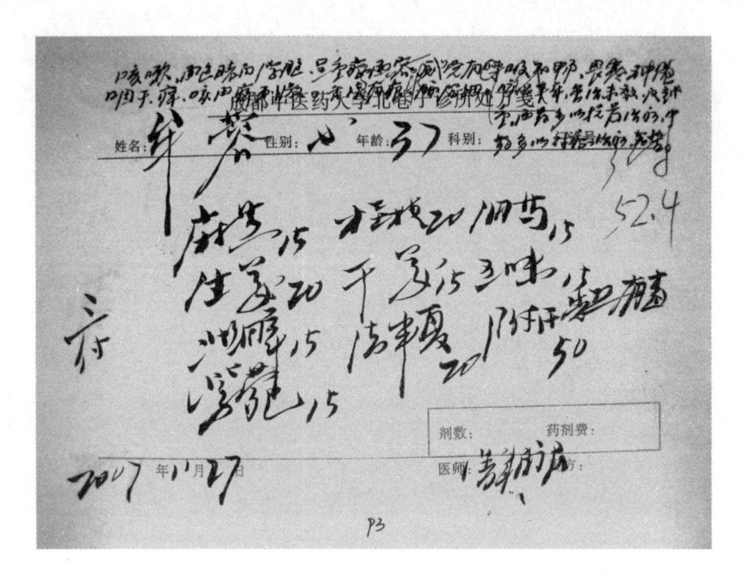
成都中医药大学北苑门诊处方笺

姓名：　　性别：　　年龄：37　　科别：

麻黄 15　桂枝 20　白芍 15

生姜 20　干姜 15　五味 15

北细辛 15　法半夏 20　附片 50

紫菀 15

剂数：　　药剂费：

2007 年 11 月 27 日　　医师：

药后明显好转，咳嗽基本解决，唯感神倦、畏寒、腰酸不适、动则倦怠，改补肾从里寒里饮根治之。

附子 70g（先煎），肉桂 20g（后下），生姜 30g（去皮），西砂仁 20g，淫羊藿 20g，菟丝子 20g，杭巴戟 20g，补骨脂 20g。4 剂。

服药中稍感寒则痒而咳，精神好转，不放补肾药治疗，加入抗寒振奋卫气之法。

附子 80g（先煎），肉桂 20g（后下），淫羊藿 20g，杭巴戟 20g，法半夏 30g，桂枝 30g，生姜 30g，炙甘草 30g，蜈蚣 2 条（冲服）。4 剂。

药后病愈。

46. 咳嗽——小青龙汤加附子

范某，男，69岁。因患急性咳嗽，在附属医院住院治疗一月余。现仍夜间咳嗽，平时痰阻不易咳出，胸闷，背冷，有痰鸣音，动则气喘，夜间平卧腰痛，烦躁，舌淡青、边有齿痕，苔白水润，脉沉滑。师曰：此肾虚寒饮，动则气喘乃肾虚表现，处以小青龙加附子汤。

麻黄15g，桂枝25g，白芍15g，生姜20g（去皮），干姜15g，五味子15g，细辛15g，法半夏20g，射干8g，附子60g（先煎），款冬花15g。4剂。

药后病愈。

【体会】曾师依据患者年高，并夜间咳嗽、动则气喘、背冷、烦躁、舌淡青，苔白水润、脉沉滑诸症，辨证为肾虚寒饮而咳嗽，以小青龙加附子汤治疗，重用附子扶肾助阳，用方用药精准，故4剂病愈。曾师指出，此种病症，最根本之治疗在于补肾温阳，咳嗽愈后当以附子汤调治，达到补虚定喘之良效。

47. 咳嗽——苓桂术甘汤加味/麻黄附子细辛汤合小青龙汤加减

姚某，男，6岁半。患者近日夜间咳嗽、鼻塞，若治不及时或治而不效时则哮喘发作难治；且患儿咳嗽频发，有时并无流涕、鼻塞。细问此种咳亦常在夜间发作，且咳声阵发急促；患儿面黄消瘦，食少。予以温宣止嗽之法治之。

茯苓15g，桂枝15g，炒白术10g，炙甘草10g，法半夏12g，西砂仁10g，川芎2g，生姜15g，北细辛2g。5剂。

服药咳止。昨夜突发咳嗽哮喘，舌淡，脉细数。近2年频发哮喘咳嗽。予以麻黄附子细辛汤合小青龙汤加味治之。

麻黄 8g，桂枝 15g，白芍 8g，生姜 15g，射干 6g，干姜 8g，五味子 8g，北细辛 8g，生半夏 10g，厚朴 8g，制南星 8g，天竺黄 8g，附子 10g（先煎）。3 剂。每剂分 3 服，每 3 小时 1 服。

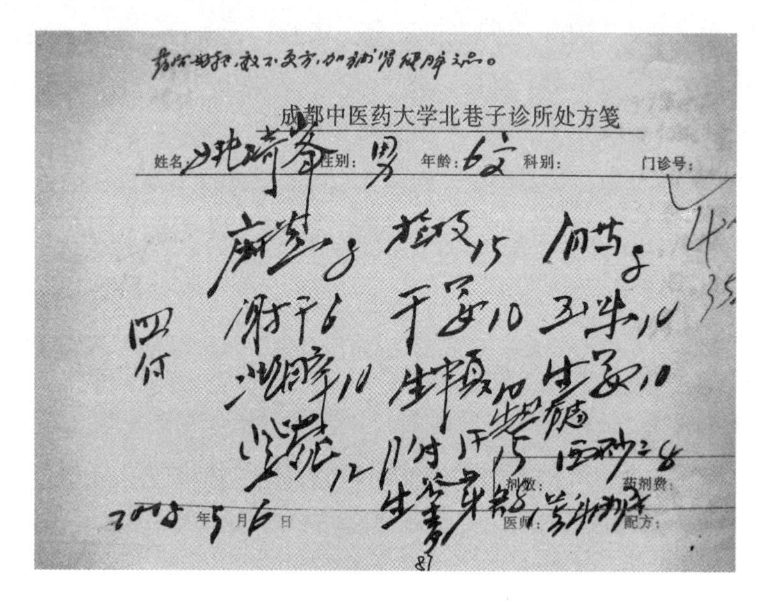
药后好转，效不更方，加补肾健脾之品。

成都中医药大学北巷子诊所处方笺

姓名：　性别：男　年龄：6岁　科别：　门诊号：

剂数：　药剂费：

年　月　日　医师：　配方：

药后好转，效不更方，加补肾健脾之品。

麻黄 8g，桂枝 15g，白芍 8g，射干 6g，干姜 10g，五味子 10g，北细辛 10g，生半夏 10g，生姜 10g，紫菀 12g，附子 15g（先煎），西砂仁 8g，生炒谷芽各 8g。4 剂。

咳嗽、哮喘皆愈，予以温补脾肾之法治之。

茯苓 12g，桂枝 15g，炒白术 8g，炙甘草 8g，法半夏 15g，干姜 8g，五味子 8g，北细辛 8g，麻黄 7g，附子 15g（先煎）。3 剂。

【原按】哮喘，常为外邪诱发，现又称为过敏性哮喘。所谓过敏性者，多为体虚不适应外界变化，当属气虚阳气不足之证。哮则喉中有痰，这与阳虚有痰相符。喘，即呼吸困难，与肺主气、司呼吸及肾纳气相关、表邪相关。因此，初起当助阳解表，以麻黄附子细辛汤加治痰饮之小青龙汤为宜，使表解饮化；后则仍补肾扶脾化饮之法治之，终以补肾培元之法巩固。此案就是循这一思路治疗的，培元补肾之法应治疗 3 月以上为宜。

七、麻杏苡甘汤证

48. 面疣——麻杏苡甘汤加减

张某，男，76 岁。面颊及右额长疣，面颊部如绿豆大，额上如粟米，有 6 ~ 7 个。此类病灶虽在皮肤，但多因寒、湿、痰、瘀阻滞营卫肌肤，外突形成疣（赘生物）。此例舌稍淡，无痕，以寒湿郁滞治之。

茯苓 30g，麻黄 15g，杏仁 15g，苡仁 45g，白芷 10g（后下），甲珠 5g（冲服），徐长卿 30g，威灵仙 25g，北细辛 15g。4 剂。

药后复诊，颊上缩小一半，额上消失，原方出入 3 剂。后访疣已脱落。

49. 皮肤干燥——麻杏苡甘汤加味

曾某，男，92 天。面部两颧皮肤干燥，某皮研所诊为过敏性皮炎。便溏，舌淡，余无异常。面为阳明所主，面失润而燥，当属土不生金、肺失润宣降不利所致。结合舌象，当从肺脾、从湿治之，选用麻杏苡甘汤加姜术佐之，加左金丸疏导。

麻黄 5g，杏仁 7g，苡仁 10g，生甘草 3g，苍术 8g，生姜

5g，吴茱萸 1g，黄连 1g。2 剂。

药后症状明显好转，守方再进，面干燥缓解，食饮改善，舌淡转红润。

八、桂枝甘草汤及类方证

50. 睡醒饥饿症——桂枝甘草汤加味

黄某，女，15 岁。睡醒则饥饿，非食不可，已有 3 年。细问是胃空、慌，思食，但只有午睡后如此，早晨醒来无此现象。胃，心下也。心下空虚，当补阳气，结合舌淡、脉弱，补阳有据。

附子 30g（先煎），桂枝 30g，炙甘草 30g，西砂仁 20g，炮姜 20g。10 剂。

药后症状明显好转，服至 7 剂后偶有发生，再守方服用 10 剂。此症因非器质性病变，也查不出什么阳性结果，故只有从中医理论中的阴阳学说、六经学说来理解。午后属阳中之阴，阳明胃是多气多血之腑，午后阳气减少故现此症，晨起阳气足故无此现象。

【原按】空，属虚。古有“空，气不足”之论。《伤寒论》64 条：“发汗过多，其人叉手自冒心……桂枝甘草汤主之。”高等中医药院校教学参考丛书《伤寒论》在本条 [重点内容] 下指出：“……心失去阳气的护卫，则空虚无主。”此类病人临床多见，但病人常叙述不清，以“心里难受”代之。感寒未及时治愈而昏倒者有之。

51. 饭后困倦症——桂枝甘草汤加味

官某，女，67岁。饭后肢软无力，致躯体下沉，下地不能自立或坐；眠可食少，面白神倦，舌淡、边齿痕明显，脉沉弱、两尺不显。思《内外伤感辨惑论》有饭后困倦之症，与胃气不足，脾气下溜，昏沉怠惰同类。此案则更重，采用温补脾肾之法试之。

附子50g（先煎），桂枝30g，炙甘草30g，西砂仁20g，生黄芪30g，生麦芽20g。5剂。

药后症状明显好转，饭后仅觉下肢软，能站立了；仰头觉昏。近日胃胀，肢肿，食少，便秘。在温补脾肾基础上续用桂枝甘草汤。

附子70g（先煎），桂枝50g，炙甘草50g，西砂仁20g，生黄芪30g，生麦芽20g。5剂。

52. 心烦——桂枝甘草龙骨牡蛎汤加减

杜某，女，54岁。心烦，情绪失落，叹息不止；胸闷，整夜不眠，时有出汗；神差，手足麻木、颤抖，舌淡，脉数大。2周前受精神刺激而现此证，属阳气虚极、心阳危急之证，用桂枝甘草汤加味处之。又虑其奔豚之作，加山萸肉以防脱，真所谓大包围了！

桂枝50g，炙甘草50g，龙骨30g，牡蛎30g，茯苓40g，五味子15g，山萸肉30g，大枣15g。4剂。

药后诸症稍有好转，守方加大剂量。以心为主，加附子补肾，使肾水化阴，上济于心，免得大剂量桂枝伤及心阴。为防脱，用茯苓、五味子收敛肺气，使肝肺升降不失控。处方：

桂枝 100g，炙甘草 60g，山萸肉 40g，附子 100g（先煎），龙骨 30g，牡蛎 30g，茯苓 50g，五味子 20g，大枣 20g。4 剂。

药后心烦、失眠、多汗陆续好转，精神、食欲转佳，舌淡、脉大无力明显改变。守方：

桂枝 100g，炙甘草 60g，山萸肉 50g，茯苓 50g，大枣 20g，附子 100g（先煎）。4 剂。

药后病愈。

53. 烦躁——桂枝甘草龙骨牡蛎汤

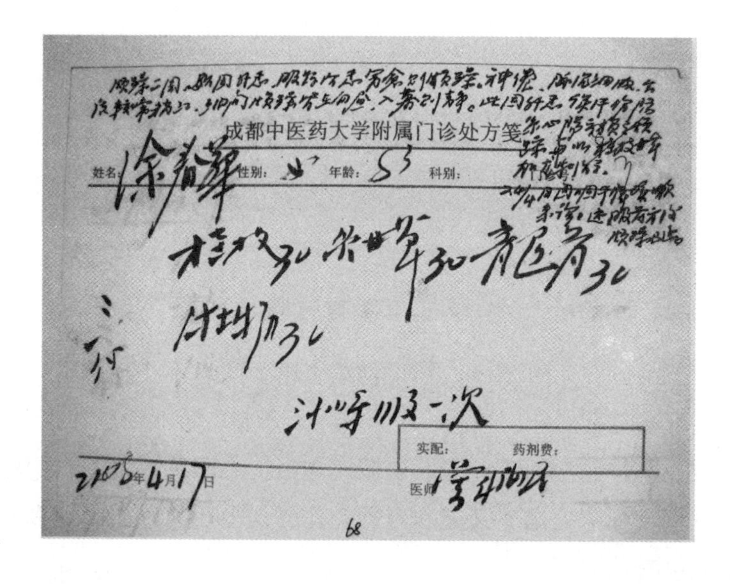

成都中医药大学附属门诊处方笺

姓名：　　性别：　　年龄：83　　科别：

桂枝30　炙甘草30　龙骨30

牡蛎30

三付

年　月　日

实配：　　药剂费：

医师：

涂某，女，83 岁。烦躁 2 周。始因外感，服药后感冒虽愈而见烦躁，神倦，舌质稍红，脉沉细数。细问烦躁皆在白昼，入暮则静。此因外感误汗伤阳，系心阳亏损之烦躁，予以桂枝甘草龙牡汤治之。

桂枝 30g，炙甘草 30g，龙骨 30g，牡蛎 30g。3 剂。每剂分

3服，每3小时1服。

药后烦躁已止。

【张评】此案辨证准确，用药精当。

【体会】心阳大虚，故而烦躁难安；烦后汗出，更损心阳。曾师处以《伤寒论》桂枝甘草龙牡汤力扶心阳，重镇敛阳，症急频服，方药精准，单刀直入。

54. 心下空虚——桂枝甘草汤加附子

姬某，男，80余岁。心慌寒战数年。面色㿠白，舌淡，脉沉细。细思：寒战应是急性病，而心慌常见于慢性病。寒是失温，多属营卫不调或阳虚失温，但不应战，是否系肌肉瞤动之变成战？心慌是否系心下空虚之言？细问果系。予以桂枝甘草汤加附子而愈。

55. 胸痹——桂枝甘草汤合瓜蒌薤白桂枝汤加附子

肖某，男，26岁。心胸难受不适，发作时觉心胸紧缩感2年。时时气逆发作伴有抑郁，怕冷，腰酸软，面色㿠白，精神可，舌淡白、边有齿痕，苔白润，脉沉细。此心肾阳亏，阳虚生寒，寒居阳位，凝滞则胸痹心紧。

附子80g（先煎），桂枝30g，炙甘草30g，瓜蒌15g，薤白20g，砂仁20g。6剂。

药后诸症显减，略有轻微发作，心胸顺畅，腰酸怕冷显著减轻。现略睡眠差，舌淡红，水润白苔，脉缓。

附子100g（先煎），桂枝30g，炙甘草30g，瓜蒌15g，薤白20g，白酒20mL。6剂。

药后病愈。

【体会】心肾阳亏，浊阴窃踞阳位，寒性收引凝滞则心胸有紧缩感并时时发作。曾师处以重剂桂枝甘草汤加附子、砂仁，力扶心肾之阳，兼以瓜蒌薤白桂枝汤通阳破寒，首诊即获良效。二诊继加附子剂量，又加少量白酒，扶心肾之阳，破心胸之寒，再进而病愈。此案经方迭用，扶阳为重，药精量少，功专效宏。

56. 胸痹——桂枝甘草汤加味

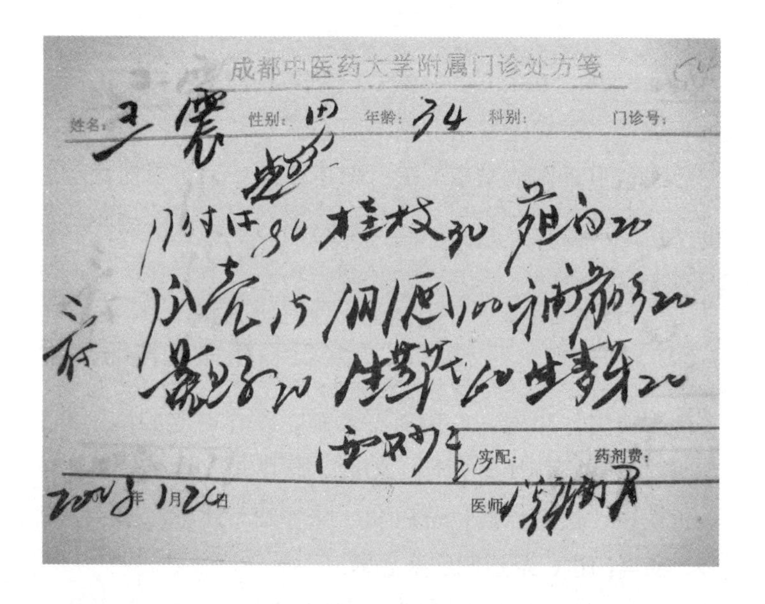

成都中医药大学附属门诊处方笺

姓名：王震　性别：男　年龄：34　科别：　门诊号：

实配：　药剂费：

年　月　日　医师：

王某，男，34 岁。心前区紧闷（收缩感）难受 5 年，加重 3 个月，已难以胜任工作。畏寒，倦怠，腰酸软痛，舌淡，边有齿痕，脉沉细。此心肾阳虚之证。

附子 80g（先煎），桂枝 30g，薤白 20g，瓜蒌 15g，淫羊藿 20g，菟丝子 20g，补骨脂 20g，杭巴戟 20g，肉桂 15g，白酒 100mL，生黄芪 50g，炙甘草 30g。6 剂。

【原按】前后复诊 8 次，皆以此方出入，待心前区收缩感消失后去瓜蒌、薤白，重用桂枝、甘草计 34 剂，诸症好转，已能坐 3 小时，在空调房内能待 2 小时，超时则心前区仍不适，胸闷。后在前方基础上，加用血肉有情之品补肾填精，散剂服用 4 个月而愈。

57. 胸痹——姜桂汤加味 / 桂枝甘草汤加味

刘某，女，38 岁。心前区不适有 4 个月。常有紧缩、胸闷、难受感，夜间为甚。倦怠，畏寒，腰酸软，下肢疲软，乏力，便溏，睡眠可，舌淡、边齿痕明显，脉沉细、尺无力。直温少阴心肾。

附子 80g（先煎），肉桂 20g（后下），西砂仁 20g，生姜 40g，桂枝 30g，薤白 20g，淫羊藿 20g，杭巴戟 20g，补骨脂 20g，肉豆蔻 30g。4 剂。

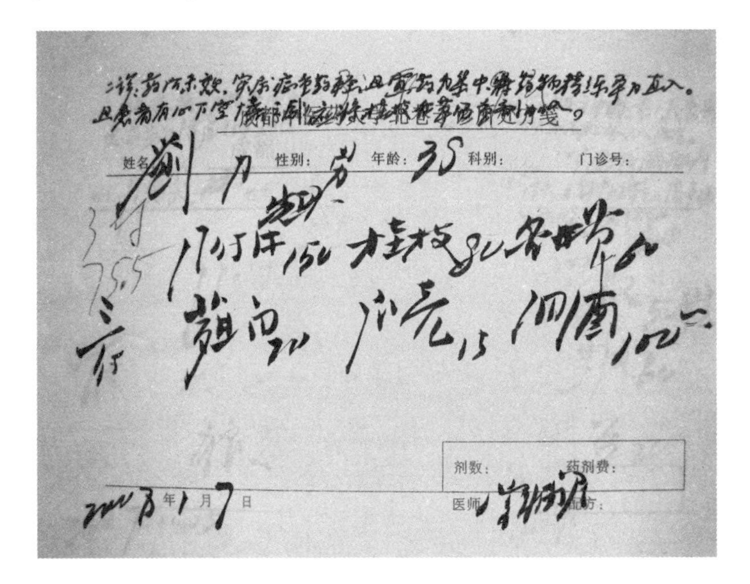
姓名：刘　性别：女　年龄：　科别：　门诊号：

剂数：　药剂费：

年 1 月 7 日　医师：　配方：

二诊：药后未效，实属症重药轻，宜药力集中，将药物精简，单刀直入。且患者有心下空慌之感，应将桂枝甘草汤重剂加入。

附子 150g（先煎），桂枝 80g，炙甘草 60g，薤白 20g，瓜蒌 15g，白酒 100mL。3 剂。

药后显效，守方而治。

58. 胃痛——桂枝甘草汤合半硫丸加减

蒋某，女，32 岁。胃痛 6 年，疼痛近午时可缓解，善饥，心下空虚，心慌，无胃胀；便秘或溏，面色皖白，神情抑郁，舌淡，脉沉细。此心肾阳虚，予以温阳补肾、通阳泄浊治之。

桂枝 40g，炙甘草 40g，红参 20g，五灵脂 20g，公丁香 15g，肉桂 10g，郁金 10g，吴茱萸 20g，法半夏 20g，制硫黄 20g，肉苁蓉 30g。4 剂。

服药仅便秘好转，余未效，脉仍沉细，仍予前方出入。

红参 20g，五灵脂 20g，桂枝 50g，炙甘草 50g，生黄芪 40g，肉苁蓉 30g，肉桂 10g（后下）。5 剂。

仍未见效。疑选药不精，去五灵脂，去苦温化阴之红参，专予温阳止痛之方治之。

桂枝 50g，炙甘草 50g，附子 70g（先煎），九香虫 20g，羌活鱼 20g。5 剂。

胃痛、心下空虚、心慌明显好转，去止痛之品，专予温阳益气之品，使其力专。

附子 70g（先煎），桂枝 50g，炙甘草 50g，生黄芪 50g。5 剂。

心下空虚感基本消失。患者只要心下不空则不痛，面色皖白变为红润，抑郁表情消失，面肌已由板结变松软。续予原方加补肾填精益气之品调之。

59. 颤动症——桂枝甘草汤加附子、砂仁及补肾药

郑某，女，38岁。肢端颤动，神倦畏寒，腰困如折，心下空慌，面黄舌淡，脉沉细数。

附子40g（先煎），桂枝30g，炙甘草20g，西砂仁20g，菟丝子20g，淫羊藿20g，补骨脂20g。4剂。

药后精神好转，心下空慌减，续予温阳填精，前后计服40余剂，现已复常。处方：

附子60g（先煎），桂枝30g，炙甘草30g，西砂仁20g，菟丝子20g，淫羊藿20g，补骨脂20g，老鹿角30g，生麦芽30g。

60. 干咳——桂枝甘草汤合薏苡附子散加味

马某，男，12岁。咽干、干咳一年余，冬天、早晚明显，舌淡红，苔薄白，脉略数。

附子20g（先煎），桂枝30g，炙甘草30g，苡仁20g，射干7g，赤芍5g。5~10剂。

后访，连服上方8剂时，诸症皆愈。

【体会】为何咽干、干咳？乃上焦阳虚，寒客经络。郑钦安指出："真阳或不足于上，真阴之气即盛于上而成病，用药即当扶上之阳，以协于和平。"（《医理真传·卷二》）曾师恪守真言，直以桂枝甘草汤合附子力扶上焦之阳；薏苡附子散合射干、赤芍缓急散结，轻宣利咽解阴邪，彰显火神派扶阳心法。

61. 鼻衄——桂枝甘草汤加附子

刘某，男，26岁。鼻衄2天，服用前医寒凉止血药后稍止而复衄。腰痛，神差，疲乏，面暗，舌淡白、边齿痕，苔白润，脉细。

附子50g（先煎），桂枝30g，炙甘草30g。5剂。

服药期间无鼻衄，但停药后反复，舌脉同前。

附子80g，桂枝30g，炙甘草30g。8剂。

后访病愈，体质改善。

【体会】鼻衄，多认为上焦热盛，迫血而出，多以寒凉止血为能事。诚如郑钦安所言："今人一见失血诸症，莫不称为火旺也。称为火旺，治之莫不用寒凉以泻火欲求血之伏于下，是必待气之升于上。气升于上，血犹有不伏者乎？知得此中消息，则辛温扶阳之药，实为治血之药也。"（《医法圆通·卷四·失血破疑说》）观患者神差、疲乏、面暗、舌淡白、脉细，一派阳虚不摄之症，曾师据此理而重用辛温扶阳之附子、桂枝、炙甘草，正是使"气升于上"而"血之伏于下"，辛温扶阳，以气摄血，体质改善而获得根治。此例辨证论治，诚是郑钦安扶阳火神之理路。

62. 鼻衄——桂枝甘草汤加味

李某，男，15岁。鼻衄反复发作，病已2年。面少华，鼻痒易抠，不觉鼻干，唇红，舌艳红，苔薄白，脉细略数。

桂枝20g，炙甘草20g，炮姜20g，白芷15g。5剂。

药后病愈，随访并无复发。

【体会】患者鼻衄、唇红、舌艳红、脉细数，一派火热之象，当凉血止血乎？非也。观面少华，乃阳虚虚阳上越，阳不固阴也。故曾师直处以桂枝甘草汤力扶上焦之阳，炮姜合甘草苦甘化阴、温涩阴血，加白芷以通利鼻窍。全方扶阳抑阴，苦温固涩，香通鼻窍，“辛温扶阳之药，实为治血之药也”。(《医法圆通·卷四》)。

63. 鼻衄——桂枝甘草汤合甘草干姜汤合小半夏汤加减

冯某，女，7岁。鼻衄，前医以清热泻火、凉血止血治疗无效来诊。面白，舌淡，食少，胃区欠温。此火（凡火）不生土，火不统血之证。予以桂枝甘草汤、干姜甘草汤、小半夏汤加味。

桂枝15g，炙甘草15g，干姜10g，西砂仁10g，生黄芪15g，生麦芽15g，法半夏10g，生姜15g（去皮）。4剂。

药后血止，食增，且夜尿多，尚有尿床，加入缩泉丸治之，并嘱忌生冷、清热之药，后以砂半理中汤加桂善后。

64. 红斑——桂枝甘草汤合麻附细辛汤加味

周某，女，37岁。身发红斑并瘙痒半月。斑色淡，舌淡，脉沉细，伴心下空慌，发则全身颤抖、寒战。发斑前亦常有此现象，病已5年。斑出于胃，但此例属阴斑，与脾肾阳虚相关。心空指剑突下空（胃空），此心阳不足而致。

制附子40g（先煎），桂枝30g，炙甘草30g，北细辛5g，麻黄5g，西砂仁30g，补骨脂20g，菟丝子20g，仙茅20g，徐长卿15g。3剂。

药后诸症明显好转，守方出入而愈。

九、乌头赤石脂丸证

65. 胸痛——乌头赤石脂丸加减

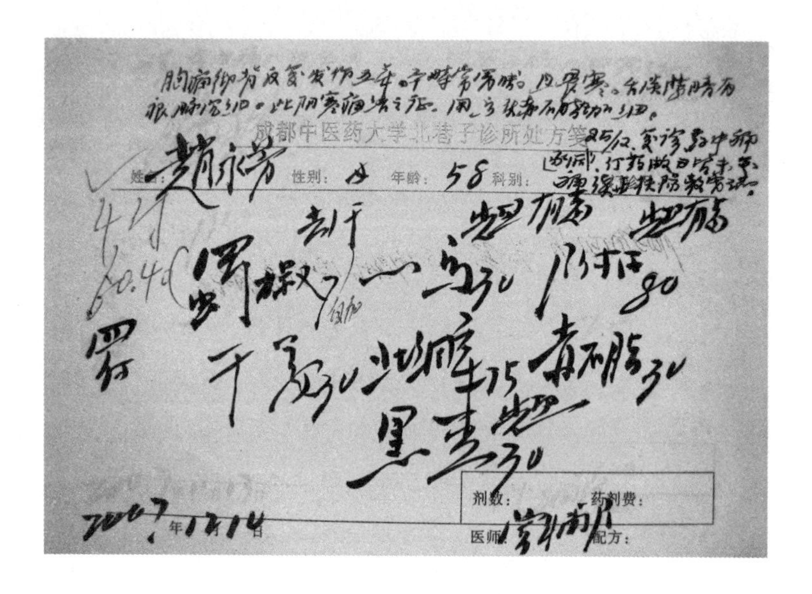
成都中医药大学北巷子诊所处方笺

姓名：　性别：女　年龄：58　科别：

剂数：　药剂费：

年　月　日　医师：　配方：

赵某，女，58岁。胸痛彻背，反复发作5年。平时常觉胃胀，且畏寒，舌淡紫暗，边有齿痕，脉沉细。此阴寒痼结之证，用乌头赤石脂丸加细辛。

蜀椒7g（去油），川乌30g（先煎），附子80g（先煎），干姜30g，北细辛15g，赤石脂30g，黑豆30g（先煎）。4剂。

药后痛逐减，停药数日皆未出现胸痛，续与扶阳散寒治之。

66. 胸痛——薏苡附子散合乌头赤石脂丸加减

陈某，女，50岁。胸痛、胸闷，胸部昼夜呈冷痛，心下空慌，神倦，畏寒，舌淡，脉沉细。患者素为阳虚之体，适逢冬寒，用乌头赤石脂丸出入治之。

附子100g（先煎），苡仁50g，蜀椒50粒（去油），川乌20g（先煎），干姜30g，生黄芪60g，狼毒3g，炙甘草20g，黑豆20g。2剂。

药后胸痛、胸闷消失，精神好转，续与温肾扶阳之法治之。

67. 胸痛——乌头赤石脂丸合桂枝甘草汤／薏苡附子散合甘草干姜汤加减

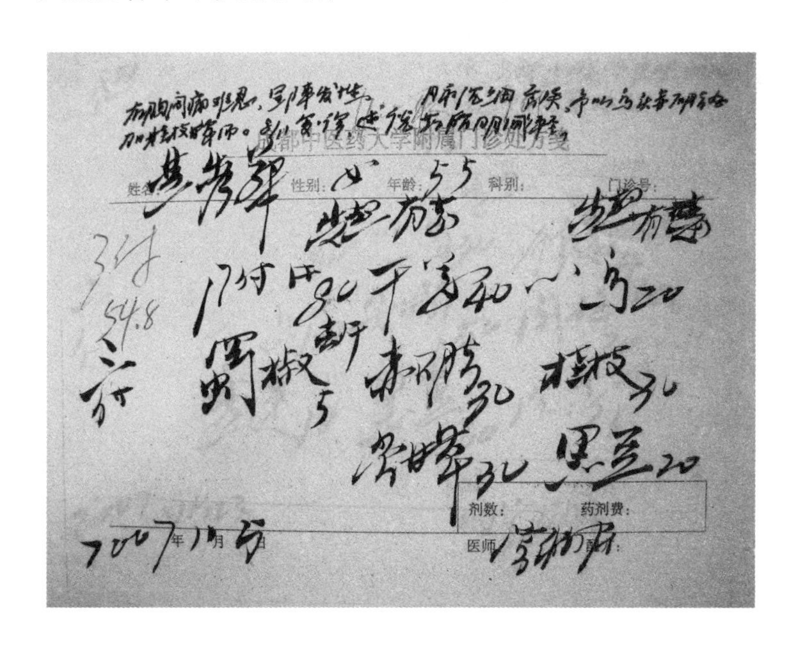

成都中医药大学附属门诊处方笺

姓名：　性别：　年龄：　科别：　门诊号：

剂数：　药剂费：

年　月　日　医师

黄某，女，55岁。右胸闷、疼痛难忍，呈阵发性发作，舌淡，脉沉细。予以乌头赤石脂丸加桂枝甘草汤。

附子80g（先煎），干姜40g，川乌20g（先煎），蜀椒5g（去油），赤石脂30g，桂枝30g，炙甘草30g，黑豆20g。3剂。

药后胸痛减轻。现伴胃胀，动则出汗，舌淡，脉沉细短，面色略浮肿。此阳虚不固，寒聚胸胃，予以薏苡附子散、甘草干姜汤加味：

附子80g（先煎），苡仁30g，干姜40g，炙甘草40g，桂枝30g，生黄芪50g。4剂。

服药后略腹泻，身轻爽，胸痛明显减轻，胃胀消失，畏寒减。

68. 胸痛——乌头赤石脂丸加味

黄某，男，32岁。胸背疼痛较剧，怕冷，加班后疲劳明显，已有2个月。舌淡红、边齿痕，苔白润，脉沉。

蜀椒5g（去油），川乌30g（先煎），干姜30g，附子80g（先煎），赤石脂30g，桂枝30g，炙甘草30g。5剂。

胸背疼痛大减，偶有疼痛，下肢觉疲软，口渴不欲饮，纳差，口中无味，身冷，面觉热，大便不成形。舌淡红、边齿痕明显，苔黄润，脉沉小弦。

蜀椒5g（去油），川乌50g（先煎），细辛20g，干姜30g，附子100g（先煎），红参20g，桂枝30g，砂仁20g，生姜40g（去皮）。5剂。

【体会】《金匮要略》云：“心痛彻背，背痛彻心，乌头赤石脂丸主之。”本案主症正是胸背疼痛，兼怕冷、脉沉。曾师断为心阳大虚，阴寒窃踞阳位而疼痛怕冷，首诊处以乌头赤石脂丸原方加桂枝甘草汤，重剂迭服，即获良效；二诊加重乌附用量，重剂力扶心阳，兼以人参益气养阴，砂仁、生姜温中运化。曾师精熟伤寒、火神心法，已达精纯境界。

69. 胸背痛——乌头赤石脂丸加减

邹某，女，39岁。腰痛背痛，胸闷痛，觉物压感，已有1个月。伴胸前稍怕冷，精神差，心慌，舌淡白，苔薄白润，脉沉紧。

川乌30g（先煎），茯苓30g，法半夏30g，北细辛15g，蜀椒5g（去油），赤石脂15g，黑豆30g。4剂

药后胸痛、背痛消失，胸闷物压感消失，自觉身心清爽，精神佳。现略胃脘隐痛，左颈肩部扯痛，舌淡白、边齿痕，苔白润，脉沉紧。

川乌30g（先煎），法半夏30g，茯苓30g，赤石脂20g，蜀椒5g（去油），红参20g，饴糖40g。5剂。

【体会】此例初诊心前物压沉紧感，胸痛及背，伴稍怕冷，曾师诊为心阳损伤，阴寒窃踞阳位，以乌头赤石脂丸法温阳破寒，兼通阳化痰为治，药后获佳效。二诊胃脘隐痛，颈肩部扯痛，阴寒破而不尽，前方去细辛，加红参、饴糖调中缓急止痛，药后诸症均解。曾师对于胸痛、胃脘疼痛诸疾，常常处以乌头赤石脂丸加减而获良效，诚善用此方者也。

70. 胸闷——乌头赤石脂丸合甘草干姜汤、交泰丸加减

曾某，女，50岁。心下冷透至背部，胸闷，面白，舌淡，少神，小腹冷，失眠。此阴寒痼结之证，用乌头赤石脂丸、甘草干姜汤、交泰丸治之。

附子100g（先煎），川乌30g（先煎），狼毒4g，干姜100g，炙甘草50g，肉桂20g（后下），黄连10g，黑豆30g，沉

香 5g（冲服）。2 剂。

药后心下冷感明显好转，睡眠亦好转，守方继进。

附子 120g（先煎），川乌 30g，狼毒 5g，干姜 120g，炙甘草 60g，肉桂 20g，黄连 10g，黑豆 30g，沉香 5g（冲服），生姜 40g（去皮），西砂仁 20g，白芷 20g。3 剂。

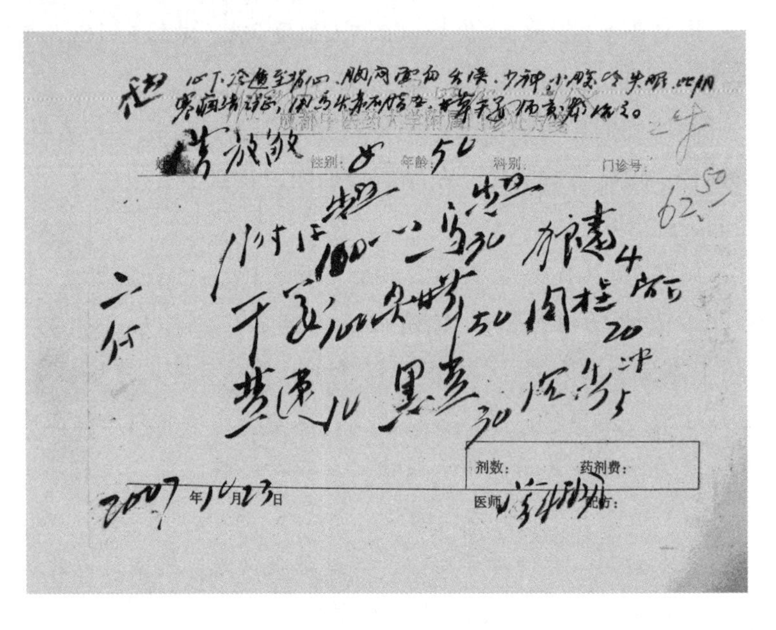
性别：女　年龄：50　科别：　门诊号：

剂数：　药剂费：

2007 年 10 月 23 日　医师：　配方：

药后精神明显好转，怕冷、胸闷、失眠均消失。

71. 痛经——乌头赤石脂丸加减

张某，女，25 岁。痛经已有 2 年，经前烦躁，平日胃痛、腹痛、腰痛，怕冷而经前更甚，胃脘空慌，易饥多食，食后腹胀，口干少饮。舌淡白，苔白润，脉沉缓。

蜀椒 5g，肉桂 10g（后下），沉香 4g（冲服），川乌 30g（先煎），干姜 30g，炙甘草 60g，附子 70g（先煎），炮姜 20g，防风30g，蜜糖100g。5剂。

药后诸症显减，后经来疼痛亦明显减轻，守方再服而愈。

【体会】痛经，曾师常以当归四逆加吴茱萸生姜汤治疗，屡获佳效。然此例除痛经外，伴有胃痛、腹痛、腰痛、怕冷等一派沉寒痼冷之象，故曾师采用乌头赤石脂丸减赤石脂，加沉香、肉桂以温补命门；加炙甘草成重剂四逆汤扶阳破寒；防风、蜜糖解乌附之毒；炮姜合甘草，苦甘化阴配阳。如此配伍，成重剂扶阳破寒止痛之剂，较前方治疗更进一步。

十、薏苡附子散证

72. 咽喉异物感——薏苡附子散合麻附细辛汤加味／姜桂汤加附子

刘某，女，23岁，教师。咽喉部异物阻塞感一年，常因感冒后引起。晨起阻塞感明显，有时头晕胀痛；讲课时间较长时，则咽阻而痛。午后精神差，纳可，腰无所苦。舌淡嫩，苔白润，脉沉弱短。

附子50g（先煎），苡仁30g，猪苓30g，陈皮30g，枳实10g，生姜30g（去皮），细辛5g，麻黄5g。3剂。

药后咽部异物不适感消失。又诉近半年来常有流涕感，严重时时流涕，咽部不适晨起明显，舌淡白，苔白润，脉沉弱。

附子50g（先煎），桂枝30g，生姜30g。3剂。

【体会】首诊时患者显属中医之“梅核气”，通过辨证，曾师辨证阳虚寒痰，处以薏苡附子散、麻附细辛汤、橘枳姜汤加猪苓以温阳散寒、化痰散结，3剂而愈。后患者又诉时常鼻腔有涕感，严重时流涕，综合舌脉，辨证为上焦阳虚使然，处以姜桂汤加附子，力扶上焦之阳，以摄上焦之津，又是3剂而愈。先后二诊，皆彰显火神心法。

73. 咽痛——薏苡附子散加味

张某，女，26岁。咽痛，身痛半日。晨起觉身痛、咽痛不适，随后则身痛逐渐加重，咽痛亦明显；且身重，倦怠，体温38.5℃。因2日后将举行婚礼，甚急。

附子30g（先煎），生薏仁30g，羌活15g，防风15g，白芷15g，川芎10g，苍术30g，炮姜20g，北细辛10g，炙甘草10g。2剂。每剂分3服，每2小时1服。于当天13时、15时、17时服3次药后痛减。次日中午，痛止，身软乏力消失，精神体力恢复。

74. 咽痛——薏苡附子散加味

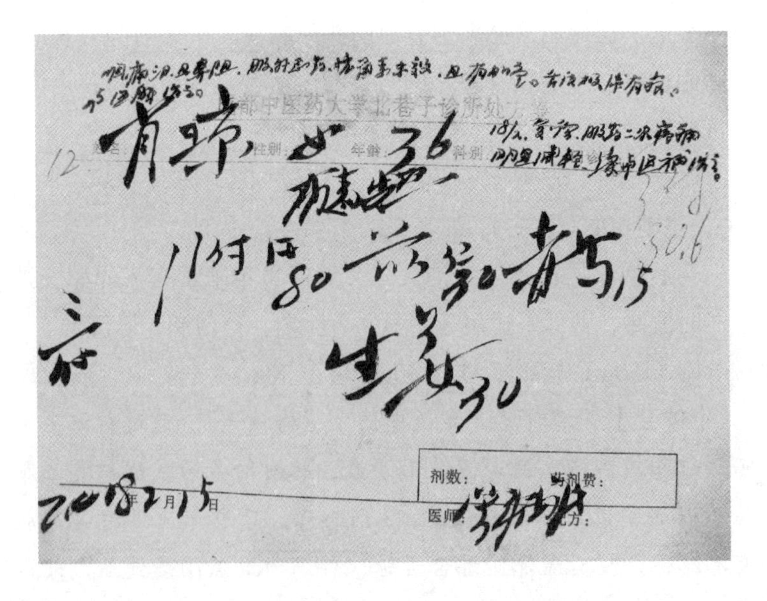

成都中医药大学北巷子诊所处方笺

姓名： 性别： 年龄： 科别：

剂数： 药剂费：

年 月 日

医师： 处方：

肖某，女，36岁。咽痛3个月，且觉咽阻不适，服外感药、抗炎药未效，反而加重，舌质极淡、边有齿痕。予温解之。

附子80g（先煎），苡仁30g，赤芍15g，生姜30g。3剂。

服药2次，疼痛明显减轻，续与温补治之。

75. 咽痛——薏苡附子散合半夏散加味

刘某，女，60岁。咳嗽，咽痛、咽痒，胸闷，咳嗽多在入暮之后，已有半月。舌淡、边有齿痕，脉沉弱。此阳虚感寒，寒郁于咽，咽痛而咳。

附子60g（先煎），苡仁30g，法半夏20g，桂枝20g，炙甘草20g，炮姜30g，蜈蚣2条（冲服），干姜10g，五味子10g，薤白20g。3剂。

药后咽痛、痒消失，续予补肾治疗背寒腰酸，以杜感寒。

76. 咽痛——薏苡附子散合封髓丹加味

郭某，女，30岁。咽痛、灼热，喉间痰鸣，身痛，舌淡、边有齿痕，脉沉细。此少阴两感之证，兼虚阳上炎而灼热及阴邪上乘而痰鸣。予以薏苡附子散及封髓丹。

附子40g（先煎），苡仁30g，射干8g，麻黄8g，生黄柏15g，西砂仁25g，炮姜20g，炙甘草20g。4剂。

【原按】薏苡附子散温阳缓急，合封髓丹恋阳下潜以止痛及热。其中又有麻黄附子甘草汤温经解表以治身痛，用炮姜甘草汤苦甘化阴以防伤阴，射干麻黄汤利咽以除痰鸣。用药8味，含方5首。

【张评】此案分析病情清晰，用药8味含方5首，看得出曾氏娴熟的经方套用技巧，虽未言及疗效，取效当在意料之中。

77. 咽痛——薏苡附子散加味

姚某，女，57岁。外感后咽喉疼痛半月，伴咽痒，白天症状减轻。睡眠差，舌淡白，苔白水润，脉沉。

附子80g（先煎），生苡仁30g，赤芍10g，乳香5g（去油）。3剂。每剂分3服，每3小时1服。

药后病愈。

【体会】此为薏苡附子散加味方。眠差、脉沉，提示阳虚，阳不入阴；半夜咽痒加重，更是虚阳郁发所致，故曾师以重剂附子扶阳为先。咽痛甚，以生苡仁、赤芍、乳香通散咽结而治其标。《金匮要略》云："胸痹缓急者，薏苡附子散主之。"薏苡附子散以附子扶阳，苡仁利咽缓急。少阴咽阻，即可导致胸痹不适。此方用法精妙，曾师深得伤寒心法。

78. 咽痛——姜桂汤合薏苡附子散加味

李某，女，40岁。咽痛多年，早晚明显，咽部有灼热感，流清涕，头重，夜间全身怕冷，易发口腔溃疡，精神可，睡眠多梦，舌淡胖，苔薄黄，脉细。

附子80g（先煎），桂枝30g，生姜30g，苡仁30g，赤芍10g，乳香5g（去油），黄柏12g，砂仁25g，炙甘草15g，龙骨30g，牡蛎30g。5剂。

药后病愈。

【体会】慢性咽炎属临床常见病，病虽小而顽固难治，世医常以养阴清热为常法，然皆徒治无功。以郑钦安"阴阳辨诀"辨证，则显然属于少阴阳虚，寒客咽阻。曾师以姜桂汤力扶上焦之阳；薏苡附子散扶阳缓急；封髓丹合龙牡坚收虚火；小剂赤芍、乳香凉血散结。全方扶阳缓急，潜收虚火，清轻散结，常可获得佳效。

79. 咽痛——薏苡附子散合大黄附子细辛汤加味

陈某，男，26岁。咽痛5天，伴咽干、红肿，西医诊断为化脓性扁桃体炎，经治疗乏效。二便正常，舌淡白、边有齿痕，苔白润，脉细数。

附子70g（先煎），苡仁30g，细辛15g，生大黄5g（开水泡5分钟后兑入药汁中服），赤芍10g，乳香8g（去油）。3剂。大便变稀溏后停用生大黄。

服药1剂痛止，便稀，3剂后病愈。

【体会】此例急性扁桃体炎似当属实热火毒证，但经西药抗菌治疗而无效。患者舌淡白、边有齿痕，脉细数，曾师依据舌脉，断为阳虚寒结，局部化热而致，果断处以薏苡附子散以扶阳散结缓急；加用细辛开表散邪；赤芍、乳香清凉活血；最妙者生大黄开水泡用，取其清轻凉散之气，弃其苦寒攻下之味，而解化热之标。此例方药扶阳固本，轻宣解标，示人以温清上焦之大法。

80. 带状疱疹——薏苡附子散加味／桂枝加附子汤加味

钟某，女，32岁。右侧背胁患带状疱疹，痛痒难眠二日。疱疹经干扰素治疗后痂已脱落，局部隐隐淡红，痛痒不止，衣服接触后痛痒难忍，故在家露背胁不着衣；但夜间痛甚，呈收缩性阵痛，已两夜未眠；着衣则痛，不着衣又冷。神倦，面色尚可，舌淡、边有齿痕，脉沉细。予以扶阳内托之法治之。

附子 50g（先煎），苡仁 30g，乌蛇 30g，生黄芪 40g，川乌 30g（先煎），白芷 20g，生姜 30g，生半夏 30g，北细辛 30g，白芥子 30g，丹皮 7g，紫草 7g，黑豆 30g（先煎）。5 剂。

服药 4 次后痛痒大减，夜能入眠，精神好转，守方出入。

附子 80g（先煎），苡仁 30g，白芷 20g，乌蛇 30g，川乌 30g（先煎），北细辛 30g，丹皮 7g，紫草 7g，生黄芪 40g，西砂仁 20g，生姜 40g，黑豆 30g（先煎）。4 剂。

后上方加减，继服 8 剂而愈。

十一、大小建中汤及类方证

81. 胃痛——大建中汤合半硫丸加减

申某，女，23 岁。胃腹痛胀且冷一日，呻吟不止。便秘，怀孕已三月，因惧流产，拒绝西医处治而来。表情痛苦，肢冷面白，舌淡，脉沉弱。此属脏厥重症，采用大辛大热之姜、椒温中散寒；寒淫所胜，治以姜、附之辛热；更佐以硫黄助命门之火，激发元气；兼以半夏、杏仁、肉苁蓉降气通便，助胃和降。

蜀椒 10g（炒去油），干姜 50g，附子 50g（先煎），法半夏 30g，制硫黄 20g，肉苁蓉 30g，杏仁 20g。2 剂，每剂分 3 服，每 2 小时 1 服。

服药 1 次，痛胀大减，便亦通下。幸矣！

【张评】怀孕 3 个月仍用此等扶阳大剂，非胆识兼备者不敢为也。难怪曾氏自己也称："幸矣！"用药有大建中汤合四逆汤加减之意，另合半硫丸、肉苁蓉、杏仁以应阳虚便秘。

82. 胃痛——大建中汤加减

尹某，女，55岁。胃冷胀痛，舌淡，脉沉弱。

干姜40g，炙甘草50g，蜀椒10g（去油），饴糖40g（烊化），川乌30g（先煎），蜂蜜30g（兑入）。3剂。

药后痛消失，冷胀明显减轻，续温中散寒之剂调治。

83. 胃痛——大建中汤加减

胡某，女，33岁。剑突下疼痛三日。患者剑突下痛，不胀，不呕，不呃，痛处拒按、呈狭长方形，面色㿠白，神倦，眠差，大便不成条，舌淡，脉沉细。患者素为肾虚胃寒之体，思之良久，判由寒邪而致，以散寒之法治之。

蜀椒10g（去油），干姜40g，饴糖30g，炙甘草20g。1剂。

数日后因他疾就诊，称服第1次药后半小时痛即愈。

【原按】此乃大建中法，用蜀椒、干姜大辛大热之品，温中散寒；饴糖、甘草温补脾胃。若不用甘草代人参，效果可能更好，甘草虽补脾，但使药性缓了。寒伤阳气，用人参补气，原方更好！

84. 腹痛——大建中汤合乌头煎加味

柴某，女，41岁。脐周胀、隐痛6年，面白色淡，脉沉弱，畏寒，神倦。予以乌头煎无效。二诊原方乌头由30g改为50g仍无效。考虑多由病重药轻，以大建中汤、乌头煎加益气活血药。

干姜60g，蜀椒7g（去油），附子120g（先煎），粳米40g，川乌80g（先煎），饴糖40g，红参20g，五灵脂20g。3剂。

药后痛基本消失，胀亦减。

85. 胃痛——小建中汤加味

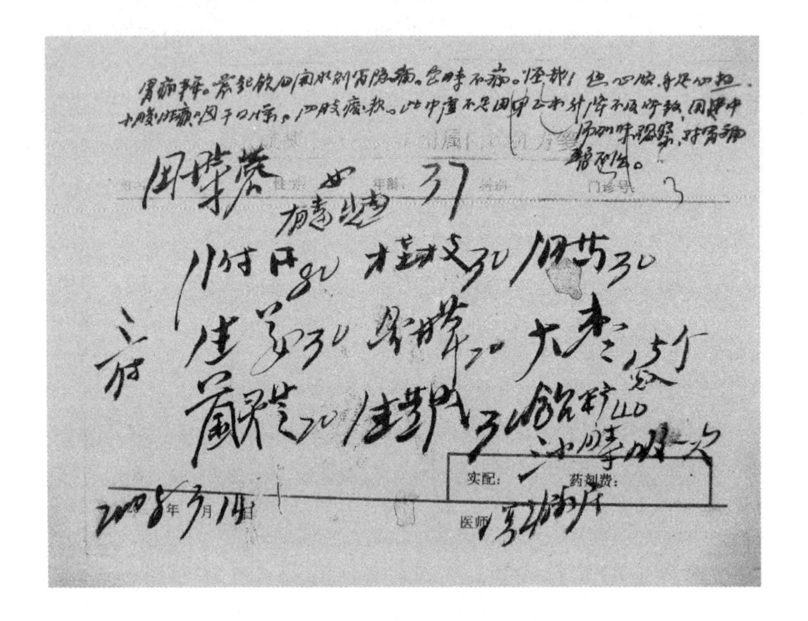

实配：　药剂费：

年　月　日

医师

田某，女，37岁。胃痛半年，晨起饮白开水则胃中隐痛，他时不痛。但心烦，手足心热，小腹胀痛，咽干口燥，四肢酸软，舌淡有痕。此中阳不足，由肝木升降不及所致，用建中汤加味观察。

附子80g（先煎），桂枝30g，白芍30g，生姜30g，炙甘草20g，大枣15枚，菌灵芝20g，生黄芪30g，饴糖40g（兑入）。3剂。每剂分3服，每3小时1服。

药后心烦、手足心热、小腹及四肢症明显好转，守方继服。

桂枝30g，白芍30g，生姜30g（去皮），炙甘草20g，大枣15枚，饴糖30g（兑入）。4剂。每剂分3服，每日4服。

继续好转，腹诊胃区触冷，舌淡、边有齿痕，加姜、附温阳治之。

桂枝 30g，白芍 30g，生姜 30g，炙甘草 20g，大枣 15 枚，饴糖 40g（兑入），附子 80g（先煎），干姜 30g。4 剂。

药后诸疾均愈。

【**张评**】此案所用药物乃黄芪建中汤加附子、灵芝。

86. 肢痛——黄芪建中汤加味

胡某，女，34 岁。肢麻、冷，沾冷水呈点状性剧痛，病已 3 个月。西医按帕金森病治疗无效来诊。舌淡，神可，畏寒甚，遇风咳，肢麻加重且疼痛。嘱忌生冷、清热食物及冷水洗澡。

生黄芪 100g，桂枝 40g，白芍 30g，生姜 30g，大枣 30g，干姜 30g，炙甘草 30g，川乌 30g（先煎），附子 50g（先煎），黑豆 40g，炮姜 20g，蜜糖 40mL。3 剂。

药后肢麻好转，畏寒减轻。

生黄芪 100g，桂枝 40g，白芍 30g，生姜 40g，大枣 20g，附子 70g（先煎），川乌 30g（先煎），炮姜 20g，黑豆 30g，丹参 20g，当归 20g，乳没各 5g。4 剂。

药后肢麻疼痛减轻，守方再服。

附子 70g（先煎），川乌 30g（先煎），北细辛 20g，桂枝 30g，生黄芪 120g，白芍 20g，生姜 20g，丹参 30g，当归 20g，乳没各 5g（去油），黑豆 30g。4 剂。

药后病愈。

87. 面热——黄芪建中汤加味

陈某，女，22 岁。两颧灼热、发痒、潮红半年。颧属胃，但舌淡，脉细，仿《谦斋医学》法理治疗。由于舌淡，加用法半夏、白芷佐之，防其凉散伤胃。

葛根30g，法半夏15g，白芷10g，白茅根30g。2剂。

服药后灼热、发痒、潮红明显好转。患者见更方不悦，要求从原方考虑。上方处理之后，觉不妥，虽见好转，但舌淡，当从病人长远考虑，应保护患者的阳气。

生黄芪30g，桂枝30g，白芍20g，生姜30g，炙甘草25g，大枣25g，饴糖30g（或红糖30g），白芷10g，杭巴戟30g。5剂。

服后灼热、发痒、潮红消失，且精神好转。后又易方为补肾填精、温养命门、改善体质之法调理之。

十二、甘草干姜汤证

88. 咳痰——甘草干姜汤加味

苏某，男，5岁。咳，在背部贴耳可闻及痰声，食少，面色㿠白带青，舌淡，苔湿腻。拟温中扶脾祛痰处之。

炮姜8g，炙甘草8g，桃仁5g，西砂仁8g（后下），生苡仁15g，冬瓜仁15g。4剂。

药后食增，咳明显减轻，此系痰湿致咳。

【原按】此例咳嗽是儿童，所用药物、方剂为温阳扶脾补肾之品，似有远小儿“阳常有余”之论。其实少儿“阳常有余，阴常不足”是相对而言。儿童正处于发育生长之中，是阴阳都不足的阶段，都需要保护，更要保护其阳，否则阴无以生，形也不长！临床上应强调重视辨证！有寒就温！有虚就补！

为什么小小年纪就成了阳虚寒证之体呢？这与不深入研究

“阳常有余，阴常不足”之论有关。试看：小儿感冒，临床常用处方药物，甚至一些儿科专著（医案集），难见辛温解表剂运用。难道都是风热外感吗？此其一也；其二，望诊不合参，舌色、面色不统一也不考究了。其实很多患儿面色㿠白隐约现青、舌淡，动辄一味辛凉、苦寒之品治疗。如江儿案（见258页），虽外感发热消失，但又现食少、咳嗽，其实这是药误而成，该辛温解表的，误用辛凉解表，致邪未外出而内入脾胃、肺胃，出现食少、咽痒咳嗽等，这类病人误治者多矣！

89. 胃痛——甘草干姜汤加味

高某，女，50岁。胃痛、胃酸17年，午后胃酸伴胃顶疼痛，食可，胃不胀，便溏，神色无异，舌红多津、有痕，脉沉细短。

干姜40g，炙甘草40g，吴茱萸20g，公丁香15g，肉桂20g（后下），赤石脂30g（一半冲服），桂枝30g，红参20g，菌灵芝20g，五灵脂20g，西砂仁20g。3剂。

药后胃酸、胃痛好转，守方再治而愈。

90. 胃痛——甘草干姜汤加味/桂枝甘草汤合甘草干姜汤合大乌头汤加减

林某，女，37岁。胃痛伴冷胀已20年，常复发。神倦，形瘦，舌淡、边齿痕明显，脉沉细，便溏。予以温中祛寒解冷积。

红参20g，五灵脂20g，公丁香15g，郁金10g，干姜40g，炙甘草40g，川乌30g（先煎），黑豆30g。4剂。

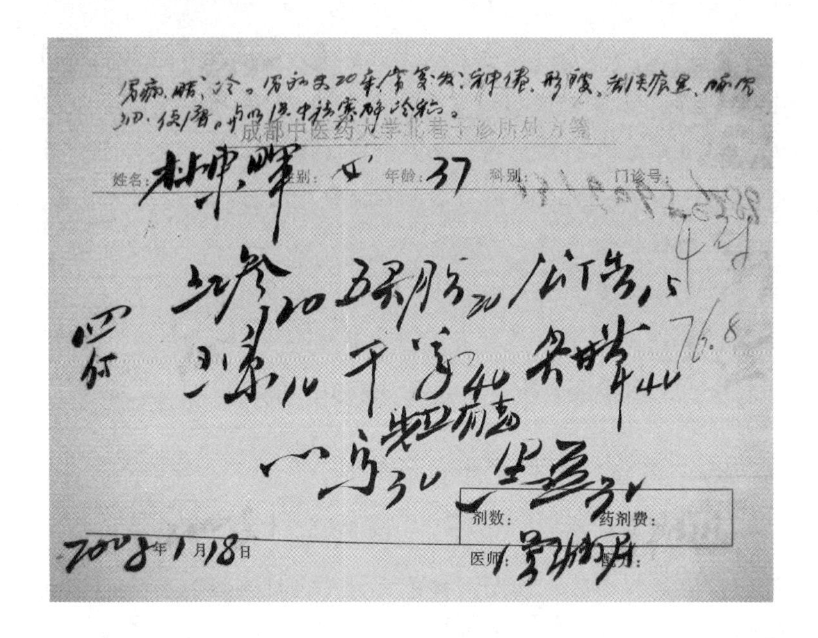
成都中医药大学北巷子诊所处方笺

姓名：　性别：女　年龄：37　科别：　门诊号：

剂数：　药剂费：

年 1 月 18 日　医师：　配方：

服药有效。此属中寒阳虚、真气谷气亏损之证，予以桂枝甘草汤、甘草干姜汤合大乌头煎治之。

桂枝 40g，炙甘草 40g，干姜 50g，川乌 20g（先煎），西砂仁 20g，黑豆 20g。4 剂。每剂分 3 服，每日 4 服。

药后胃胀减，胃痛好转。自觉胃空痛，仍觉冷，上方出入。

附子 70g（先煎），桂枝 60g，炙甘草 40g，干姜 50g，川乌 20g（先煎），西砂仁 20g，黑豆 20g，法半夏 20g。4 剂。

上方出入 8 剂，且加入荜茇 15g，生姜 40g（去皮），空痛明显好转。近日胃痛基本消失，精神好转，舌已转为正常，唯感胃区冷，脉沉细弱，守方出入。

附子 100g（先煎），桂枝 50g，炙甘草 50g，生黄芪 80g，川乌 30g（先煎），干姜 40g，黑豆 30g（先煎），西砂仁 20g。6 剂。

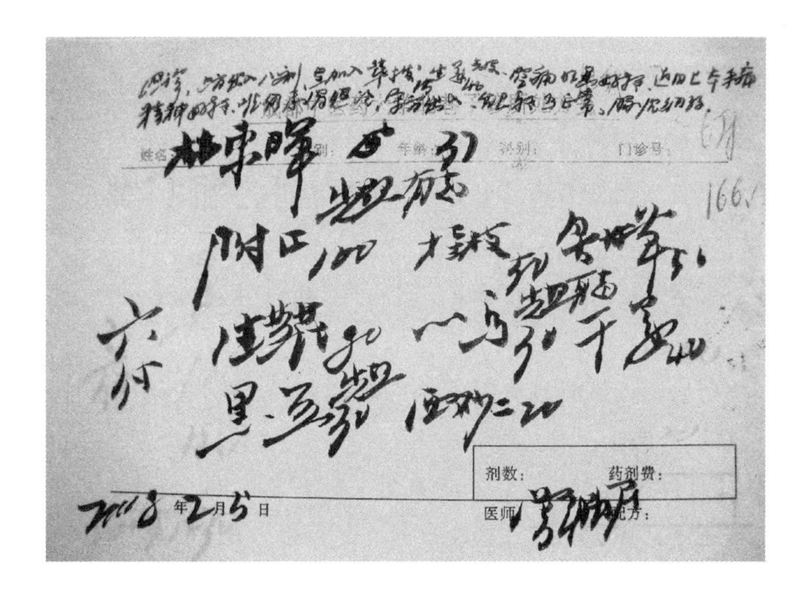
剂数：　　　药剂费：
医师
年　月　日

91．呃逆——甘草干姜汤加味

戴某，男，37岁。近一月来进食后胃胀，大便不成形，手心多汗，胃脘触诊略冷。舌淡嫩、边齿痕，苔薄白而润，脉缓。

干姜40g，炙甘草40g，川乌30g（先煎），附子70g（先煎），桂枝30g，砂仁10g，红参20g，五灵脂20g，黑豆30g。4剂。

1剂即明显好转，服完病愈。

【体会】胃脘冷、胀为中焦阳虚，故以甘草干姜汤主之；舌淡嫩、边齿痕为脾阳虚甚，故加入川乌、附子、桂枝、砂仁以力扶元阳，温阳散寒除胀；红参、五灵脂激荡而除胃胀；黑豆解乌附之毒。

92. 呃逆——甘草干姜汤加味

李某，女，43岁。呃气2个月，从午后至夜间呃气频发，气冷，且觉胃、食道冷数年。舌淡边有齿痕，脉细尺部不显。此胃气垂绝之症，急予温中下气之法治之。

干姜60g，炙甘草60g，高良姜30g，荜茇30g，公丁香30g。3剂。

药后呃气缓解，食道、胃冷明显好转。守方去荜茇（久用耗真气），加桂、附。随访未发。

【原按】本例呃逆，为何未用一般降胃之品？因胃寒不降，胃气已冷，胃气上逆，胃寒为矛盾之基础，只有大剂量温胃散寒，药简剂大更效。

【张评】此案判为阳虚，还有一个时间辨证因素，即“从午后到夜间呃气频作”，此系阳虚之际，胃寒逢到阳虚之时，症状自然加重。

93. 呃逆——甘草干姜汤加味

张某，女，62岁。呃逆，声时大时小9年，胃胀时声大。食可，便溏，神可，舌稍淡有津，脉沉弱。此胃阳不足，胃气上逆所致。

炙甘草50g，干姜30g，桂枝30g，西砂仁30g，公丁香30g，吴茱萸20g。3剂。

药后胃适、呃止，胸脘亦适，此据“土败则哕”之论而治。

94. 肛周重痛——甘草干姜汤加味

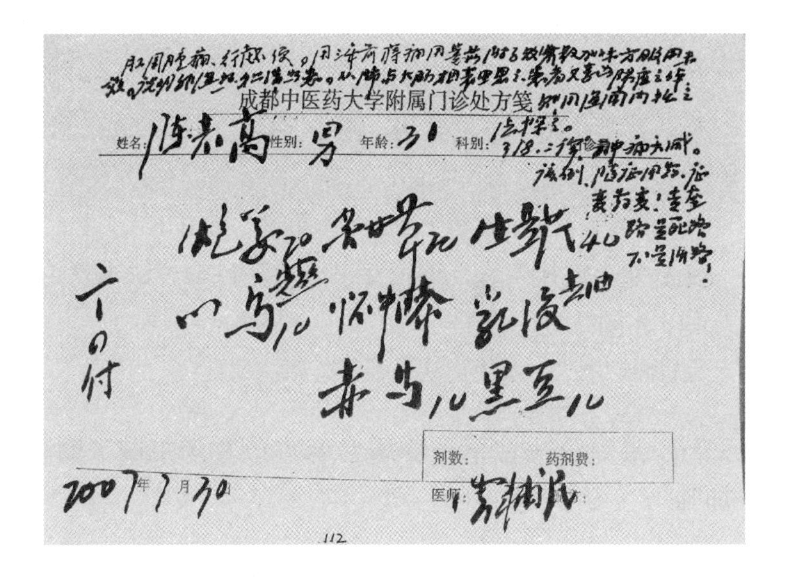

成都中医药大学附属门诊处方笺

姓名：　性别：男　年龄：31　科别：

剂数：　药剂费：

2007年7月30日　医师：

陈某，男，31岁。肛周重痛，行走不便。用3年前治疗痔痛之薏苡附子败酱散加味方无效，说明非湿热积滞为患。从肺与大肠相表里思之，患者素为阳虚之体，则用温阳内托之法。

炮姜20g，炙甘草20g，生黄芪40g，川乌10g（先煎），怀牛膝15g，乳没各5g（去油），赤芍10g，黑豆10g。4剂。

药后肿痛大减，守方再服而愈。

【原按】该例随证用药，证变药变！走套路是死路，不是活路！

95. 皮肤干燥——甘草干姜汤合姜桂汤加味

胡某，男，半岁。两颧下3cm×2cm皮肤干燥脱糠屑。患者食少，腹泻，舌淡白。面为阳经所主，干燥失润，当属肺脾失输失化，其源多在肾（形体、神色正常）。

炮姜 5g，炙甘草 5g，桂枝 5g，生姜 5g，西砂仁 5g，附子 3g（先煎），苡仁 8g。3 剂。

方中炮姜、甘草、生姜温脾；桂枝、砂仁补火生土健脾，且炮姜、甘草化阴润肺复其输；附子、砂仁温肾；苡仁利湿健脾。

药后泄止、食增，左颧下肤燥明显好转，守方出入。

炮姜 5g，炙甘草 5g，生麦芽、炒麦芽各 5g，法半夏 5g，生姜 5g，木蝴蝶 7g。4 剂。

药后面燥消失，唯舌尚淡，嘱其禁寒凉饮食！

96. 身痒——甘草干姜汤合麻杏苡甘汤加味／封髓丹加味

贺某，男，53 岁。身痒半年，痒处现红斑。口干、苦、臭，食可，神可，舌红，舌前 1/3 处显染色似红，且有裂纹，脉数短小，形盛壮。细问口干、苦、臭已久。

炮姜 20g，生甘草 20g，麻黄 15g，杏仁 15g，苡仁 40g，白鲜皮 30g，蛇床子 20g，徐长卿 30g，乌蛇 20g，制首乌 30g，沙苑子 30g，肉桂 5g（后下）。3 剂。

药后红斑未发，痒减。虽效，但舌无变化，舌前 1/3 红染有裂纹。口干、苦、臭、舌红属热，但舌红异样，且干而不欲饮，脉小，不符阴虚之例。故从阴阳双补，重于温阳治之。

生黄柏 15g，西砂仁 25g，炙甘草 25g，乌蛇 20g，徐长卿 20g，玄参 7g，炮姜 20g，肉桂 5g（冲服），制首乌 20g，沙苑子 25g。4 剂。

药后痒止，口干、苦、臭未减，舌脉同前。细问半年前在

单位洗浴后发痒，一日后消退，但红斑消退缓慢。在家洗浴不痒，当与单位水浑浊不清有关。但中医是审证求因，不是分理化、生物因素。后处方时去掉止痒之品，加凉血解毒之品而愈。

97. 手癣——甘草干姜汤合麻杏苡甘汤加味

曾某，女，32 岁。双手掌手癣干痂皲裂，大者如钱币，小者如豌豆、绿豆大，干硬。患者每年入夏时，手掌、指缝起水泡、奇痒，搔破后结痂已 10 年。由北方入川 10 年，年年如此。有胃病史，舌淡，脉沉细。

炮姜 20g，生甘草 10g，麻黄 15g，杏仁 15g，苡仁 35g，皂刺 10g，生姜 30g，菖蒲 20g，白蔻仁 20g，松节 30g。4 剂。

痂变软，有的已消失，守方继服。

炮姜 20g，炙甘草 10g，麻黄 15g，杏仁 20g，苡仁 40g，白蔻仁 15g，乌蛇 20g，生姜 30g，白芷 20g，皂刺 10g。4 剂。

药尽病愈。

98. 月经淋漓不尽——甘草干姜汤加味

李某，女，25 岁。本次月经 2 周未尽。平时经行 1 周，色黑红量少。面色㿠白，腰酸痛，时有小便热痛。舌淡白、边齿痕，脉沉细。

干姜 30g，炙甘草 30g，沉香 4g（冲服），肉桂 10g（后下），知母 10g，黄柏 10g，阿胶 10g（烊化），焦艾叶 15g。3 剂。

药后病愈。

【体会】面色㿠白，舌淡白、边齿痕属脾阳虚为本；化血无源，故经来量少色黑；脾阳虚则气弱，经血不固而淋漓不尽；

血虚阴亏则虚热内生而小便时有灼热。故曾师以甘草干姜汤扶脾阳；知柏清虚热；沉香、肉桂温下元；阿胶、焦艾叶补血止血。

99. 月经量少——甘草干姜汤加味

吴某，女，27岁。生育后出现月经量少3年，周期正常，色红。平时腰胀痛，纳差，饭后略有胃胀，略烦躁，睡眠差，二便调，舌淡白，苔薄白，脉沉弦。

干姜30g，炙甘草30g，桂枝30g，吴茱萸20g，砂仁20g，生黄芪30g，生麦芽30g，法半夏20g。5剂。

上方连进10剂，月经量明显增多，饮食佳，腰胀痛消失，病愈。

【体会】月经量少总归脾胃气血生化乏源，肝气不疏。故曾师直以甘草干姜汤合砂仁、法半夏温中健脾，桂枝、吴茱萸、生黄芪温肝调肝，如此则脾胃健运，气血充盛，肝气血疏泄则月经复常也。本案以热药温扶肝脾之阳而恢复肝脾之用，较常规补血活血调经之法更胜一筹。

十三、乌头煎证

100. 胃痛——乌头煎合甘草干姜汤加味

丁某，女，49岁。4天前因咳嗽，处以清燥救肺汤3剂，胃稍感不适，复因被劝进食两瓣柚子后不到1小时而胃痛冷胀、痞闷不适，舌淡，脉沉细弦。予以乌头煎、甘草干姜汤加味。

川乌30g（先煎），蜀椒7g（去油），干姜40g，红参20g，五灵脂20g，炙甘草20g，公丁香15g，郁金10g，黑豆30g。

3剂。

服药1剂后痛止，药服完则胃冷、痞闷均消失。

101. 胃痛——乌头煎合甘草干姜汤、桂枝甘草汤加味

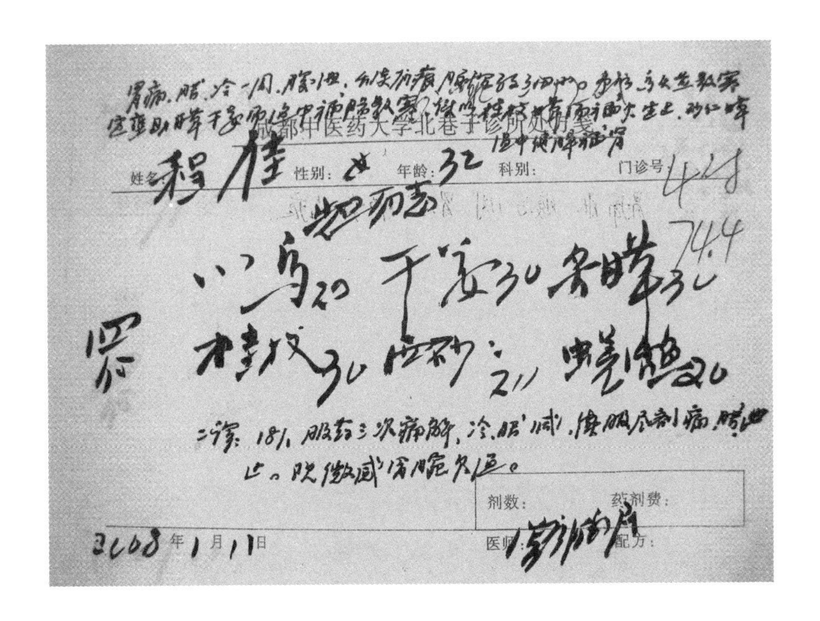

成都中医药大学北巷子诊所处方笺

姓名：程佳　性别：女　年龄：32　科别：　门诊号 414

剂数：　药剂费：

2008年1月11日　医师：　配方：

程某，女，32岁。胃痛、发胀、胃区发冷1周，伴腹泻。舌淡、边有齿痕，脉沉弱细小。予以乌头煎散寒宣壅，助以甘草干姜汤温中补阳散寒，佐以桂枝甘草汤补火生土，砂仁、甘草温中健脾补肾。

川乌20g（先煎），干姜30g，炙甘草30g，桂枝30g，西砂仁20g，羌活鱼20g。4剂。

服药3次后痛解，冷胀减，尽剂胀消。现微感胃脘欠温。

102. 胃脘痛——乌头煎

李某，男，8岁。3天前突然出现胃脘剧痛，呕吐，西医急诊治疗略缓解。现仍有胃脘疼痛，吐，泻，喜热食，但服后即吐。舌淡红，苔白腻，脉数紧。

川乌50g，先煎去麻，去渣后纳入蜜糖150g。文火煎煮去水分，1剂，每日服2次，4日服完。

服药2次痛减，服完病愈。

【体会】此例曾师以乌头煎治疗中焦寒证。患儿喜热即是受寒明证，为何服热食后反吐？乃中焦阴寒太盛，格拒胃逆所致。曾师直以大乌头煎温中破寒，寒除则诸症自愈，服后病果愈。

103. 腹痛——乌头煎

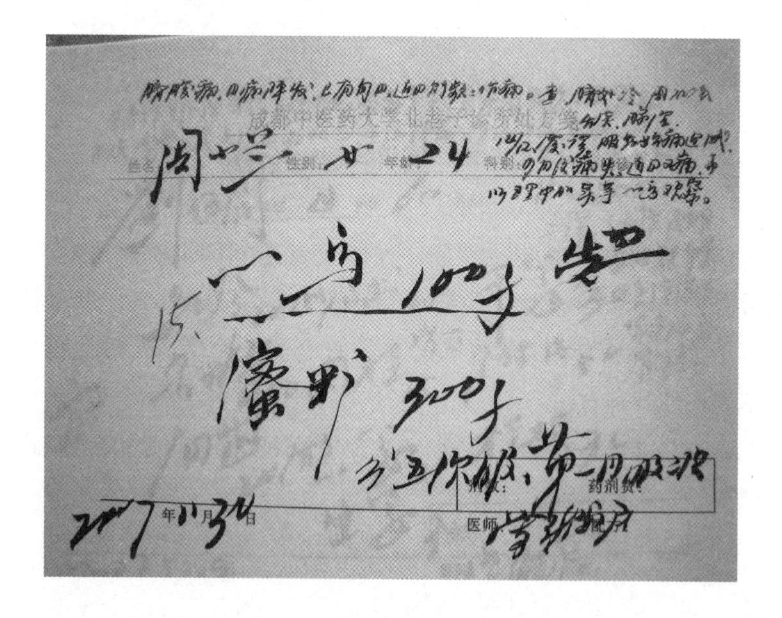

成都中医药大学北港子诊所处方笺

姓名 性别：女 年龄：24 科别：

100

300

年 月 日

药价： 药剂费：

医师

周某，女，24岁。脐腹痛，每日阵发已有旬日，近日则频频作痛。查：脐处冷，周围不冷。舌淡，脉沉。

川乌100g（先煎），蜜糖300g。1剂，分5次服，第1日服2次。

复诊：服药后痛逐渐减轻，4日后痛失。近日又痛，予以理中加吴茱萸、川乌观察。

十四、理中汤及类方证

104. 咳嗽——理中汤加味

王某，女，3岁。其父老来得子，爱如珍宝，常因喂食不当而致内伤脾胃。此次以咳嗽就诊，舌红多津，苔少，口干不欲饮，喉中痰鸣，大便干燥。此脾阳虚弱，津液不得布散之候。处方：

党参10g，炒白术10g，炮姜10g，炙甘草8g，法半夏8g，西砂仁8g（后下）。3剂。

药后食增，消化正常，咳嗽亦愈。

【原按】舌红当属热，加之大便干燥，则热证无疑。何以要用理中？此因阳虚生寒，寒凝血脉瘀阻，以及脾阳虚津液不得正常布化所致，此处舌上津液为辨证关键，故于理中汤改干姜为炮姜加法半夏、砂仁而收功。

105. 胃胀——理中汤加味／肾着汤加味

方某，女，60岁。胃胀、食少、畏寒已20余年，常胃胀难忍，食少乏味。此阳虚胃寒之证，时久及肾。先予砂半理中汤。

红参20g，炒白术20g，干姜40g，炙甘草40g，西砂仁

20g，法半夏20g，生姜30g，桂枝30g，淫羊藿20g，巴戟天20g。4剂。

此后随症加入吴茱萸20g，补骨脂20g，肉豆蔻30g，甘松10g等药12剂，服用1个月后，改服附子理中汤加桂枝、生姜10剂，胃胀明显好转，唯腰冷、胀痛，舌仍淡，脉沉弱。转治腰，予温肾扶阳利湿之法治之。

茯苓40g，干姜40g，炒白术20g，炙甘草20g，附子100g（先煎），西砂仁20g，川乌30g（先煎）。5剂。

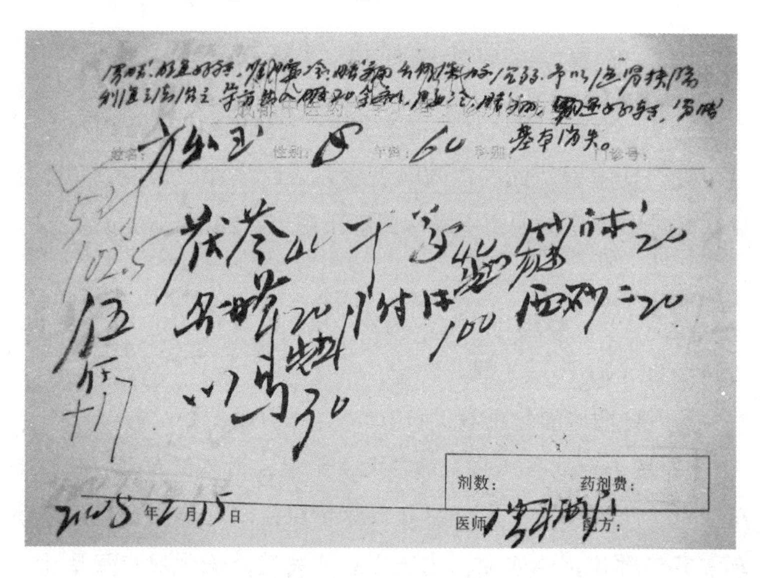
姓名：　性别：　年龄：　住址：　门诊号：

剂数：　药剂费：

年　月　日

医师：　配方：

上方守方出入服20余剂，腰冷、胀、痛均明显好转，胃胀基本消失。

106. 痛泻——理中汤加味

杨某，男，22岁。痛泻而兼外感，发热，恶寒，晚上脐周痛而腹泻、泻后痛减，胃胀，烦躁，舌淡，脉弱。此肝脾不调兼外感之候。处方：

党参20g，炒白术20g，干姜20g，炙甘草30g，吴茱萸15g，桂枝20g，生姜20g。3剂。

【原按】痛泻一症，因肝脾不调也。然有虚实之不同。虚者以中阳不足为基础，致肝气不疏，患者必舌淡、脉不足为据；实者舌多正常，脉弦，多有肝气不疏之症。前者用理中汤加吴茱萸，后者用痛泻要方。

107. 胃胀——附子理中汤加味

刘某，女，60岁。食凉拌黄瓜后胃胀不适三日。患者素系脾肾虚寒之体，尽管入夏气温已达30℃，但食凉拌菜、性凉食品亦发病，可见胃病患者自养、适寒温之重要性了。

红参20g，炒白术20g，干姜30g，炙甘草30g，肉桂15g（后下），附子50g（先煎），白芷20g，炮姜20g，桂枝30g，生姜30g。3剂。

药后诸症明显好转，食量欠佳，续温胃健脾益肾处之。

108. 泄泻——附子理中汤加味

方某，女，18岁。痛泻3年，表现为脐周阵发性痛、痛则泄、泄后痛减、日三五次不等。食少，不知饥，食后胀，心烦眠差，畏寒肢厥，腰酸神倦。经前烦甚，因痛泻而经来次数亦增加，色黑，量少；时时带下，呈乳白色或黄或白，或呈蛋清状晶莹透明，或呈水样如泉水涌出，势如月经，当此之时则腰酸如折。诉说病情时悲苦流泪，哀叹不已。慢性病容，形体消瘦，大肉尚存未脱。舌淡有齿痕，苔薄白，脉虽细弱而胃根尚存。辨证为肝脾不调，肾虚络脉不固。

红参20g，苍术20g，干姜30g，炙甘草30g，桂枝30g，吴茱萸15g，西砂仁20g，附子40g（先煎）。5剂。

二诊：胀痛好转，知饥，守方5剂。

三诊：证情无变化。

干姜40g，附子60g，加补骨脂20g，肉豆蔻20g。20剂。

四诊：胀好转，痛泻次数减少为每日1～2次，守方5剂。

五诊：证情同上。

附子80g，干姜60g，炮姜20g。3剂。

六诊：证情无变化。前方去炮姜，加生姜20g。5剂。

患者经治疗4个月左右，胀痛消失，精力好转，自信心增强，最后附子用量至150g，干姜100g，并加服鹿茸善后而病愈。

【原按】治疗慢性病贵在辨证准确，要有方有守，不可急进贪功。本例患者形体消瘦，虽大肉存而未脱，脉弱而胃根尚在，但病至此际，先后天并损，非补再无他途。然补之之法，遵“养阳在滋阴之上”“阳生阴长”的道路，抓病机，用经方而收全功。

【张评】关于附子的使用，我曾提出“三A原则”，即辨证、先煎、渐加。所谓渐加，即开手宜从小剂量用起，得效后逐渐增加。本例附子用量由40g而60g，80g，最后用至150g，而且不加量则“证情无变化”，足见重用附子的重要性，逐渐加量则显现出谨慎。

109. 经漏——附子理中汤加减

邱某，女，23岁。本次月经半月不止。面暗少华，时有胃痛，欲呕，疲乏无力。舌淡白，苔白润，脉细缓。

红参 20g，五灵脂 20g，干姜 30g，炙甘草 20g，丁香 15g，郁金 10g，砂仁 20g，附子 70g（先煎），炮姜 20g。5 剂。

服药 2 剂后月经即止。疲乏无力好转，胃痛减轻，喜重味食物，偶有胸闷。舌淡红，苔白润，脉细缓。

红参 20g，五灵脂 20g，干姜 40g，炙甘草 20g，丁香 20g，郁金 10g，砂仁 20g，附子 100g（先煎），炮姜 20g。5 剂。

【体会】此例主诉月经半月不止，通过四诊，曾师辨证为脾胃阳虚气弱，中气虚而经血不摄，处以附子理中汤加减。服药 2 剂后经血自止，胃痛减轻，疲乏无力好转。二诊继以加重附子、干姜用量，温扶脾胃之阳。此例未用一味止血药而血自止，正如郑钦安所述："辛温扶阳之药，实为治血之药也。"(《医法圆通·卷四》)

十五、薏苡附子败酱散证

110. 乏力、咽痛——葛根汤 / 薏苡附子败酱散加味

刘某，女，25 岁。身软乏力 3 小时。细问起病突然，乏力懒动。由于起病急突，当从表证考虑，况有恶风、无汗，自查体温 38.2℃。予以辛温解表之法。

麻黄 30g，葛根 30g，桂枝 20g，白芍 20g，生姜 30g，炙甘草 20g，大枣 20g。1 剂。嘱分 3 服，每 2 小时 1 服，汗出、恶风止则停服。

当日 19 时服第 2 次药，30 分钟后小汗，夜间汗增，停药。

再诊表解，体力复，咽尚痛疑似寒郁，舌常，脉沉细。

附子 40g（先煎），北细辛 15g，生大黄 6g（用开水泡服）。1 剂。分 3 服，每 3 小时 1 服，腹泻 2 次后停服。

药后咽痛不解，痛未增，已腹泻2次。查咽壁有充血点。舌脉同前。患者近年来常咽痛，口腔溃烂，皆服抗生素。3个月前因痛经、畏寒，先后服用当归四逆加吴茱萸生姜汤及补肾填精之品，体质改善，痛经解。由此思考，当属寒凝血瘀之证。因患者尚有事处理，故急处之。

附子70g（先煎），生苡仁30g，败酱草20g，赤芍20g，生甘草8g，乳香3g。1剂，分3次服，每2小时1服。

此方服2次后，咽痛明显缓解，服3次后痛除。

【原按】外感是表证，是外邪犯人，病位在肌表，在太阳、肺卫或在少阳之证。外邪是外界气候因素引起机体不适反应的概括。所谓邪性的“寒”“热”，不是气温的“寒”“热”。即便现今所谓的病毒性感冒，亦应以病毒犯人机体的反应来分辨病性的“寒”或“热”，否则就成了唯病因论了，一见诊断为“病毒感冒”，就盲目应用大青叶、板蓝根等，往往是辛凉、苦寒药反伤人阳气，损脏腑之实。为什么现在阳虚病人多，就是不辨证，乱用药的结果！！

111. 咽喉红肿——薏苡附子败酱散加味

胡某，男，1岁9个月。不食一日，检查咽喉红肿，面色㿠白，舌淡。患者系阳虚之体，予以温散活血之法治之。

附子6g（先煎），苡仁12g，败酱草6g，赤芍7g，乳香4g，丹皮3g，生麦芽8g，生山楂8g。2剂。

药后腹泻2次，已能食，停药。

112. 慢性前列腺炎——薏苡附子败酱散加味

马某，男，44岁。腰痛、会阴部疼痛2年。阴部潮湿明显，小便不利，尿不尽，尿无力，夜尿 2 ~ 3 次。某医院检查为“慢性前列腺炎”，经治疗无效。舌淡白、边齿痕，苔白润，脉沉细。

附子 90g（先煎），苡仁 30g，败酱草 20g，生黄芪 30g，川乌 20g（先煎），肉桂 10g，苍术 30g，生黄柏 10g，怀牛膝 15g，广三七 5g（冲服），淫羊藿 20g，杭巴戟 20g。5 剂。

二诊：腰痛、会阴疼痛程度未减，但每天发作次数减少，阴部潮汗略减，余同前。舌淡白、边齿痕，苔白润。效不显，乃扶阳内托之药量不足之故。

附子 120g（先煎），苡仁 30g，败酱草 15g，生黄芪 70g，川乌 30g（先煎），黑豆 20g，淫羊藿 20g，杭巴戟 20g，苍术 20g，生黄柏 15g，怀牛膝 30g，三七 4g（冲服），5 剂。

三诊：腰痛、会阴部疼痛显著减轻，小便较前明显通利，尿有力，已无夜尿，精神好转，阴部潮湿基本消失，患者称赞从未有过如此显效。舌淡白、苔白润，脉沉缓。

附子 140g（先煎），苡仁 30g，败酱草 20g，川乌 30g（先煎），生黄芪 30g，甲珠 5g（冲服），蜈蚣 2 条（冲服），全虫 5g（冲服），苍术 30g，生黄柏 12g，怀牛膝 30g，红参 20g，五灵脂 20g。5 剂。

四诊：小便已正常，略有阴部潮湿，精神佳，舌淡红，苔白润，脉缓。

附子 100g（先煎），苡仁 30g，败酱草 15g，白术 20g，茯苓 30g，生姜 60g（去皮），肉桂 5g（后下），生黄芪 50g，淫羊藿 20g。5 剂。

五诊：腰痛显著减轻，略有阴部潮湿及会阴部疼痛。睡眠可，小便通利，大便正常。舌脉同前。

附子100g（先煎），茯苓30g，苡仁40g，生姜30g，赤芍15g，白术20g，生黄芪30g，肉桂10g，甲珠5g（冲服），败酱草20g，怀牛膝20g。5剂。

后访病愈。

【体会】此例显然为肾虚下焦虚寒，水道不利。老师首诊即处以重剂薏苡附子败酱散，加用四妙丸、生黄芪、川乌及填精通络之品。虽重用乌附，但初服药仅疼痛次数减少；二诊时，曾师认为非辨证方药之误，乃药量不足之故，故加重乌附之温热扶阳、生黄芪之益气内托分量，药后获得明显效果；三诊击鼓再进，加用虫类搜剔通络之药获得佳效；四诊、五诊继以扶阳利湿、补肾填精而善后。曾师曰："慢性前列腺炎形同内生疮疡，久病伤肾，当扶阳内托为治，以薏苡附子败酱散加用生黄芪、川乌扶阳散寒，益气内托常可获效。又因阳虚阴寒内结，在前扶阳内托之基础上亦要加用搜剔通结之药方可收到良效。"此例正是如此。虽首诊效不显，但曾师精确断定乃扶阳内托之乌附芪量不足所致，加量后获得佳效，彰显其驾驭乌附之功力。

113. 痤疮——薏苡附子败酱散加味／合升陷汤加味

张某，女，25岁。青春痘密布满脸，痘疮之间有扁平疣如芝麻大小，手指、手背亦散布，扁平疣已3年。畏寒，舌淡，脉细小。此阳虚寒湿凝聚所致。借用薏苡附子败酱散治阳虚内痈之方用于面部痘疮，本异病同治之理。

制附子50g（先煎），苡仁30g，败酱草12g，皂刺15g，松节30g，乳香8g，蜈蚣2条（冲服），全虫5g（冲服），白芷15g，刺猬皮15g，仙茅20g，冬葵子15g。5剂。

二诊：药后痘疮基本消失，手指、手背扁平疣亦有消失。

医患皆喜，戏曰："满天星忽变而晴空万里！"守方加丹参饮活血行气，乌蛇以通络解痉，加强缓解面部肌肉痉挛之力。

制附子 40g（先煎），炮姜 30g，苡仁 30g，皂刺 15g，刺猬皮 15g，松节 30g，白芷 15g，肉苁蓉 30g，白鲜皮 20g，乌蛇 20g，蜈蚣 2 条（冲服），全虫 5g（冲服），丹参 30g，檀香 8g（后下），西砂仁 10g。5 剂。

三诊：痘疮又有反复，散在发生。究其原因，乃贪食了冰淇淋，可见其寒毒之重、其体之虚，嘱严禁寒凉清热之品。因素有气短不足息之症，故加入升陷汤。黄芪以解气陷，又托毒而出之。

生黄芪 30g，知母 6g，升麻 6g，柴胡 6g，附子 40g（先煎），炮姜 20g，苡仁 30g，刺猬皮 20g，炒王不留行 20g，蜈蚣 2 条（冲服），全虫 5g（冲服），丹参 30g，檀香 10g（后下），西砂仁 20g，乌蛇 20g，松节 30g，皂刺 15g。4 剂。

2 个月后，因他疾来诊，述药后痘疮未发，且悔过去服清热利湿解毒之寒。正如卢崇汉先生《扶阳讲记·扶阳理路》中所言："痘疮，误治伤阳。"此即一例。

【张评】痤疮之症，似乎表现为"肿痛火形"，时医多从风热、肺热辨治，用枇杷清肺饮之类套方套药，果真是风热、肺热引起者，可能取效。然而验之临床，许多病证并无效果，如本例"遍服中西药物加外敷，均无显效"即是。仔细辨证，发现此类患者多有阴盛阳虚表现，依据郑钦安"阴阳辨诀"判之，显系阴证，其"肿痛火形"则为阴火之象，颇为惑人。识得寒热真假，用药自然别开门径。此例系借用薏苡附子败酱散治阳虚内痈之方，移用于面部疮疡，本异病同治之理。曾氏以本方治疗痤疮，实开皮肤病一新法门。

114. 痤疮——薏苡附子败酱散加味

郑某，男，20岁。面部痤疮，前额密布，面颊也多，大者如大豆，硬而痛，溃破则有脓血挤出，病已2年。舌淡痕显，脉沉细。

附子35g（先煎），苡仁30g，败酱草20g，皂刺10g，白鲜皮30g，乌蛇20g，川乌30g（先煎），炮姜20g，徐长卿30g，黑豆30g，甲珠5g（冲服），生黄芪30g。5剂。

药后痘形减半，形已不高突，痛减，色变淡，食增，精神好转，手仍冷，汗多，肌肤现湿润，偶有新发痘疮，舌脉同前，守方出入。

制附子35g（先煎），苡仁30g，川乌30g（先煎），乌蛇20g，败酱草20g，白鲜皮20g，皂刺10g，冬瓜仁30g，徐长卿20g，生黄芪30g，黑豆30g，枳壳10g，白芷20g，生姜30g，白蔻仁20g。5剂。

药后痘疮明显变少，高突者变低1/3，色变淡，痘形已瘪扁。仍肢冷有汗，肌肤湿润，食欲好转，精神好转，加大温阳之量。

附子40g（先煎），苡仁40g，败酱草20g，川乌30g（先煎），生黄芪30g，白鲜皮20g，徐长卿20g，皂刺10g，乌蛇20g，麻黄8g，杏仁15g，生甘草10g，黑豆40g。5剂。

痘疮斑痕色退，面积减小，精神好转，肤冷减，汗止。细问患者，诉手足心潮热，气温低不觉热，气温高自觉更热，近日气温增高觉热，此阳虚外越也。加入填精补肾之品。

附子40g（先煎），西砂仁20g，生龟板20g，炙甘草20g，苡仁30g，败酱草20g，皂刺5g，白鲜皮30g，白薇30g，白芷

20g，生姜 20g（去皮），土茯苓 40g。4 剂。

后访皆愈。

十六、四逆汤及类方证

115. 眠差——四逆汤合半硫丸加味

徐某，女，32 岁。眠差多梦，怕冷烦躁半年，夜间易醒，纳差，胃胀，五心烦热，大便秘结，腰胀痛，易疲倦。舌淡清，苔薄白，脉沉细。

附子 80g（先煎），干姜 30g，炙甘草 40g，法半夏 20g，制硫黄 20g，肉苁蓉 30g，淫羊藿 20g，菟丝子 20g。4 剂。

药后睡眠已正常，继以补肾填精、坚收虚火而收功。

【体会】眠差多梦、烦躁、五心烦热，显然为虚阳外浮所为，其本质乃“怕冷，腰痛，舌淡清，脉沉细”之阴寒内盛。“肾主二便”，肾阳不足则无力推动，故而大便秘结。故曾师处以重剂四逆汤力扶元阳，破除阴寒；加淫羊藿、菟丝子温补肾精；合半硫丸温润通便。全方彰显火神派四逆心法。

116. 不寐——四逆汤加龟板、肉桂、砂仁

蒋某，女，54 岁。不寐有年，阴阳两虚，养心安神，滋阴潜阳之剂遍用不效。寝食几近于废，时觉上火之症状（如经常起口疮，常觉咽痛等）而购清火之中西成药服用，近几日益觉难寐，虽寐亦浅并时间短（2 ~ 3 小时），手足心热，身阵阵发热，便干，尿热，舌红有津、边有齿痕，脉沉细数。此虚阳外越之不寐也，以四逆汤加龟板、肉桂、砂仁治疗。

附子 60g（先煎），干姜 60g，龟板 20g（先煎），肉桂 10g

（后下），西砂仁25g，炙甘草20g。5剂。

二诊：入睡改善，可熟睡5小时，予原方加重附子、干姜用量。

附子80g（先煎），干姜60g，龟板20g（先煎），西砂仁25g，炙甘草20g。5剂。

三诊：药后已整夜睡眠香甜，余症若失，舌仍淡，脉沉已起，予温补之剂为丸，长服善后。

【原按】阳入于阴则寐，不寐总的病机不出阳不入阴。然导致阳不入阴的原因又各不相同，或因于阳，或因于阴，或因于阻隔。具体分析不外阴虚阳浮，相火无制；痰湿、瘀血、水饮等病理产物阻滞不通；阴盛阳虚，逼迫虚阳外越不得入内。此例即属虚阳外越之候。认证既准，方药中的，因此效如桴鼓。

【张评】此证不寐见有手足心热，身阵阵发热，便干，尿热，舌红有津，脉沉细数，极易判为阴虚内热。但养心安神、滋阴潜阳之剂遍用不效，提示恐非阴虚，结合舌边有齿痕，断为"虚阳外越之不寐"，确实经验老到。所用四逆汤加龟板、肉桂、砂仁，已含郑钦安潜阳丹之意，亦有吴佩衡大回阳饮之意。

117. 四逆汤合姜桂汤、桂枝甘草汤加味／四逆汤加味／四逆汤合桂枝甘草汤加味

娜某，女，29岁。胸部憋闷，自觉呈收缩感，呼吸困难，且腰冷、胀，小腹冷胀不适，畏寒，逐渐加重1年。舌淡，脉沉细。此心肾阳虚，予以温阳散寒补肾之法治之。

苍术30g，附子70g（先煎），生姜30g（去皮），干姜30g，炙甘草30g，桂枝30g，薤白20g，瓜蒌20g，肉桂20g（后下），茯苓30g，独活30g，沉香5g（冲服），川乌20g（先煎），黑豆

20g。3剂。

服药3剂，胸闷紧缩感消失，腰冷胀解，唯舌仍淡，脉沉细，续与温肾填精之法治之。

附子70g（先煎），干姜30g，炙甘草20g，生姜40g（去皮），西砂仁20g，沉香5g（冲服），肉桂20g，菟丝子20g，淫羊藿20g，苍术30g。4剂。

药后胸闷偶现，腹冷、胀明显减轻。3天前夜晚因大怒，昏厥不醒约3分钟，有时心下空慌亦常昏厥，近日此种昏厥未现。怒而昏厥，当温肝。

附子70g（先煎），桂枝30g，炙甘草30g，肉桂20g（后下），沉香5g（冲服），苍术30g，生姜40g（去皮），干姜30g，川乌20g，薤白20g，瓜蒌15g，吴萸30g，白芍20g。4剂。

腰腹冷、胀消失，胸闷解，精神好转，要求带方离蓉。予以温阳补肾之方，嘱服20剂。

【原按】患者从藏区来蓉求治。胸部收缩，呼吸困难，且常昏厥，腰腹冷痛，经西医检查无异常。胸部症状，腰冷腹胀，结合舌脉皆属于阳虚（心肝肾）阴盛之证。惜未就诊于中医！即是求治于中医，若不善于理解病人语言（收缩感），不针对病情轻重，而限附子于30g之内，且不重用桂枝、川乌，也是难以取效的！

118. 头晕——四逆汤加味/合平胃散加减

熊某，女，73岁。头昏、疲倦十余年。自觉头部沉重，口苦口干，大便难成形，左手麻木，胃脘出现烧灼感则头晕明显。平时胃胀，打嗝，进食生冷则不适明显。头晕时自觉有恶心，舌淡青，苔白润，脉沉缓。

苍术30g，附子100g（先煎），干姜30g，炙甘草20g，生姜40g（去皮），大枣5枚，砂仁20g，生山楂30g。4剂，水煎频饮。

药后头晕明显减轻，手麻木大减，胃胀减轻，胃脘灼热感消失，大便稀，舌淡青，苔白润，脉缓。

苍术20g，厚朴25g，干姜30g，陈皮15g，砂仁20g，附子100g（先煎），生姜50g（去皮），草果仁30g，肉豆蔻30g，生炒麦芽（各）30g。4剂。

药后病愈。

【体会】患者头晕10年之久，屡治不效。曾师辨证为中焦阳虚，寒湿内阻，经气不利而头晕。首诊处以重剂四逆汤加味以温中散寒除湿，生山楂、苍术消积化湿。方中重用附子至100g，诸药煎汁频服，以使药力持续，果4剂而获显效。二诊内湿已化，重在温中行气，燥湿健脾，以恢复中焦脾胃之用，故合用平胃散加减，仍重用附子、干姜，加用肉豆蔻补肾固涩，草果仁温中燥湿，生炒麦芽健运脾胃，如此而中焦阳复，脾胃健运，邪去病愈。此例因中焦脾胃阳虚而寒湿内生，湿阻气机而头晕不愈，曾师重用姜附，用阳化阴，用阳化湿。可以说，治湿不温运，非其治也！

119. 过敏性鼻炎——四逆汤合苍耳子散加减／薏苡附子散合姜桂汤加减

刘某，男，25岁。鼻塞流涕10年，加重4年。感寒则加重，且鼻梁右斜阻塞胀痛。西医诊为过敏性鼻炎、鼻甲肥大。舌淡，脉沉细、尺不显。此肺肾阳虚所致。

附子50g（先煎），炮姜20g，炙甘草20g，苍耳子15g，辛

夷花15g（包煎），白芷20g，川芎3g，北细辛3g，生姜30g（去皮）。5剂。

上方出入，加入温通之桂枝，已进15剂，鼻阻流涕好转，精神好转，舌脉同前，鼻甲胀痛，阻塞改变甚微。初始即肺肾阳虚，寒邪久留不去，当从陈寒壅滞考虑，施以温通有力之辛、附，内托之芪、附，活血解瘀滞之皂、甲、灵脂之品治之。

附子50g（先煎），苡仁30g，茯苓30g，皂刺10g，川乌20g（先煎），生黄芪40g，炮姜20g，炙甘草20g，甲珠5g（冲服），苍耳子15g，辛夷花15g（包），红参20g，五灵脂20g，川芎5g，北细辛5g。5剂。

上方略加调整，再服5剂，已基本无涕，鼻塞亦较前好转，嘱去五官科整形以矫正鼻梁。

120. 胃胀——四逆汤加味

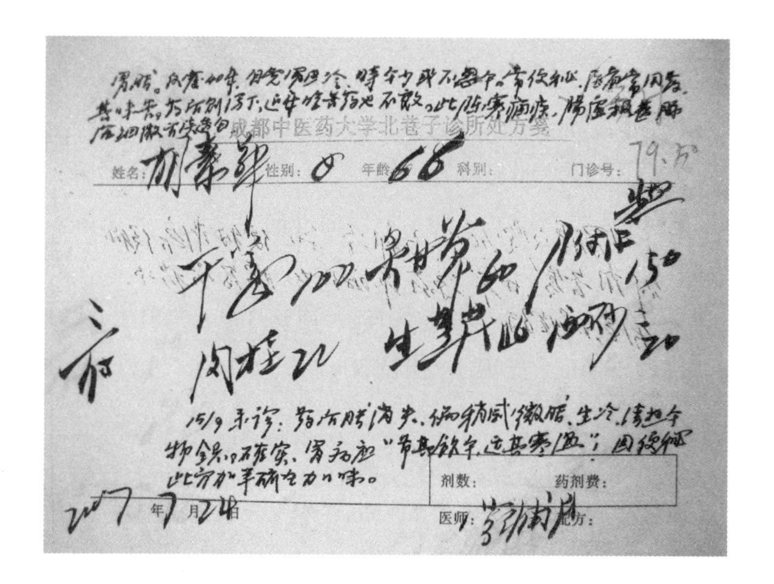
成都中医药大学北巷子诊所处方笺

姓名：　性别：　年龄：68　科别：　门诊号：

剂数：　药剂费：

年　月　日

医师：

胡某，女，66岁。胃胀反复40年，自觉胃区冷，时食少或不思食，常便秘。他医常用药味苦，药后则泻下，近年吃苦药也不效。舌淡透白，脉沉细微。此陈寒痼疾，阳虚极甚。

干姜100g，炙甘草60g，附子150g（先煎），肉桂20g，生黄芪40g，西砂仁20g。3剂。

药后胀消失，偶稍感微胀，生冷、清热食物全忌。确实，胃病应“节其饮食，适其寒温”。因便秘，加半硫丸加味。

【张评】《经》云“脏寒生满病”，正此症也。曾氏认定脾肾阳虚病机，以大剂四逆汤加肉桂、生黄芪为治，3剂即获显效。除砂仁外，未用一味理气之品，信是火神派高手。

121. 胃胀——四逆汤加味

郑某，女，38岁。胃胀而冷，呃气亦冷，舌淡有痕，脉沉细。素为脾肾阳虚之体，予以大剂温散之品治之。

附子80g（先煎），干姜40g，炮姜30g，川乌30g（先煎），吴茱萸20g，炙甘草40g，肉桂10g（后下），沉香5g（冲服），西砂仁20g。3剂。

药后胃胀、冷明显减轻，频呃，心下痞满。饮停阻降，且肉桂、吴茱萸虽有散寒之功，但俱向外向上之性，于胃降不符因而去之，守方加桂枳姜汤。

附子80g（先煎），北细辛15g，川乌30g（先煎），法半夏20g，代赭石30g（先煎），桂枝30g，枳实10g，生姜20g，沉香5g（后下）。3剂。

药后心下痞解，胃气下降，呃除。

【原按】肉桂，《本草求真》曰：“体气轻扬，既能峻补命门，又能窜上达表以通营卫，非若附子气味虽辛而兼微苦，自上达下，只固真阳。”识此，阳气外越不宜用，或轻用！

122. 胃胀——四逆汤加味

孟某，女，42岁。胃胀三日，胃冷且局部发凉，不饥、不食，呃出之气亦冷，身重难受，舌淡，脉沉细。予以温散解沉寒痼冷之剂。

附子150g（先煎），干姜100g，炙甘草60g，肉桂10g（后下），沉香5g（冲服），西砂仁20g，川乌30g（先煎），黑豆50g，吴茱萸30g。3剂。

药后胃冷、呃气、胃胀均消失。

【原按】患者系十余年老病号，素体阳虚阴寒偏重，曾重用300g附子予以挽救，故首剂即予大剂温阳散寒补肾之品。

123. 胃胀——四逆加人参汤加味

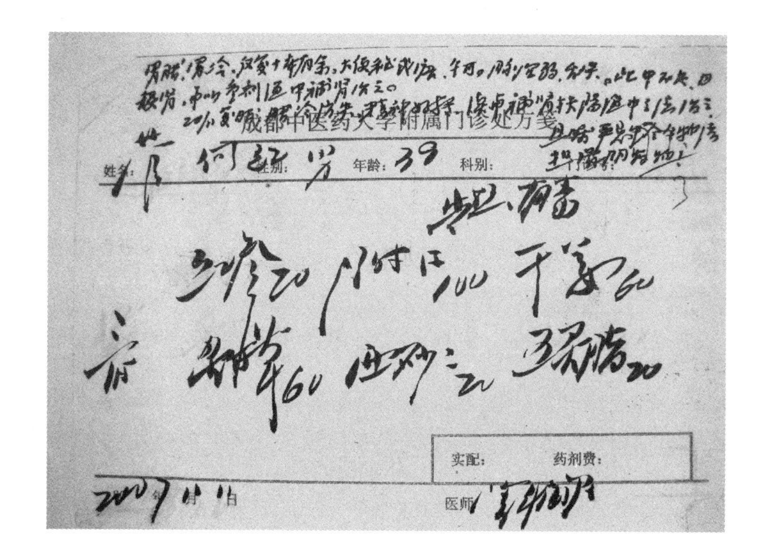
成都中医药大学附属门诊处方笺

姓名： 性别： 年龄： 科别： 门诊号：

实配： 药剂费：

年 月 日 医师：

管某，男，39岁。胃胀、胃冷，反复十余年。大便秘结或溏，食可，舌淡，脉沉弱。此中阳不足，且损及肾。予以重剂温中补肾治之。

红参20g，附子100g（先煎），干姜60g，炙甘草60g，西砂仁20g，五灵脂20g。3剂。

胀冷消失，精神好转。续与补肾扶阳温中之法治之，且嘱严忌生冷食物、清热滋阴药物！

124. 胃胀——四逆汤加味

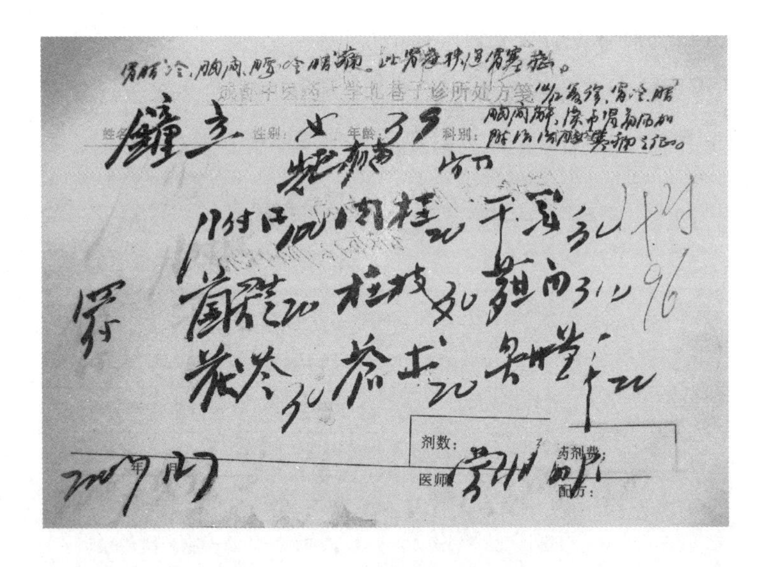
姓名：钟 性别：女 年龄：39 科别：
剂数： 药剂费：
年 月 日 医师： 配方：

钟某，女，39岁。胃胀冷，胸闷，腰冷胀痛。此肾虚夹湿胃寒证。

附子100g（先煎），肉桂20g（后下），干姜30g，菌灵芝20g，桂枝30g，薤白30g，茯苓30g，苍术20g，炙甘草20g。4剂。

复诊：胃冷胀、胸闷解，续与肾着汤加附子治腰寒痛之证。

125. 胃酸——四逆汤加味

傅某，男，63岁。胃酸8年，近5年终日胃酸，食道、胃有灼热感，西医检查示食道炎、浅表性胃炎。胃不胀，食可，神可。查胃区冷，唯舌淡，脉沉弱。以温阳（胃）补肾（阳）之法治之。

干姜30g，炙甘草30g，炮姜20g，西砂仁20g，生姜40g（去皮），附子50g（先煎）。4剂。

以此方为基础连续复诊3次，将干姜、炙甘草改为40g，附子60g。曾随证加入肉桂15g，沉香5g，吴茱萸25g，桂枝30g，川乌30g等，胃酸明显减轻，灼热亦减。

干姜40g，炙甘草40g，桂枝30g，肉桂15g（后下），沉香4g（冲服），附子60g（先煎），炮姜20g，吴茱萸20g，茯苓30g，苡仁30g。3剂。

药后胃酸及灼热感消失，仅自觉食管、胃有酸味感觉。

【原按】此案胃病日久，反复几十年。可以看出，食少，肾收藏不足，阳虚夹湿致腰冷、胀痛。治疗中亦曾在严寒之季阴寒凝滞，阳不入内，用过白通汤3剂，身热、面热消失。该例又常咳嗽，背寒腰酸（肾阳虚），稍觉气候变冷，身寒就咳嗽，自以为外感，又常服辛凉解表之剂，或西药发汗解热之品，咳则缓解或愈。但最后这类药基本失效了，这又是药误伤正导致抵抗力消失。自称“感冒不断”，实际就是咳嗽。胃病几十年，尚不知应忌清热食物、生冷食物，终至食少，胃受纳不足，久病又伤肾，肾伤致背寒腰酸，抗力不足，受寒则咳，误为外感论治，药误又伤肾，肾伤阳不足，抗力下降，形成恶性循环！

此案教训深刻！！！

【张评】此例胃酸、灼热8年之症，判为脾肾阳虚，不仅摒除一切养阴清热之药，即连乌贼骨、瓦楞子等所谓制酸套药也不选用，专力以四逆汤加二桂（桂枝、肉桂）、三姜（干姜、炮姜、生姜）、吴茱萸等温药投治，颇显“治之但扶其真元”的扶阳理念。

126. 胃酸——四逆汤合姜附茯半汤加味

廖某，女，39岁。胃酸、食少6年，逐年加重。进食稍多则饱胀，气壅上逆而胃酸，气逆甚则打嗝有声。舌淡，边有齿痕。此中焦虚寒，日久及肾，予以温中补肾。

干姜50g，炙甘草50g，公丁香15g，郁金10g，生姜50g（去皮），茯苓30g，法半夏30g，附子80g（先煎）。4剂。

胃酸、胃气上逆明显好转，食稍增，脉仍沉细，守方出入。

127. 胃寒——封髓丹/四逆汤加味

梁某，女，8岁。胃寒，食少，便秘，舌淡，脉沉细。予以温中补肾，温阳泄浊。

干姜15g，炙甘草15g，制硫黄10g，法半夏10g，肉苁蓉20g，西砂仁10g，附子25g（先煎），桂枝20g。5剂。

胃寒好转，偶有胃痛，便秘已通，食稍增。前方为基础作丸药，服1个月。

128. 纳呆——四逆汤加减

蒋某，男，63岁。胃不适（不胀）不饥，强迫进食，厌油，口腻，身倦，乏力，口干，饮而不适，病已1周。此前因外感咳嗽，经输液抗炎治疗，兼服银黄片等药后，咳嗽渐止，但上症逐渐出现，随日加重。舌略淡，苔薄白，脉沉弦。此苦寒或辛凉伤胃不降，成中阳败损之证，予以辛甘温阳，芳香醒脾治之。

附子 40g（先煎），炮姜 20g，生姜 30g（去皮），白蔻仁 15g，西砂仁 15g，桂枝 30g，苍术 20g，厚朴 12g，生半夏 20g，陈皮 15g，炙甘草 10g，生山楂 15g。2 ~ 4 剂。每剂分 3 服，每 3 小时 1 服。

服药 3 次，12 小时后知饥，食而有味；24 小时后食欲复常，唯觉倦怠，口尚微干。嘱续服上方，至口和为止。

【**张评**】此例纳呆，显然由于寒凉药物伤胃所致。所用方含四逆汤、平胃散之意，温阳兼以消导，另予砂、蔻、山楂理中开胃，标本兼顾，理法明晰。

129. 乏力——四逆汤合桂枝甘草汤加味 / 砂半理中汤加减

易某，女，11 岁。心下空虚，思食，手足心热，身软乏力，入夜咽痒咳，舌淡，脉沉细。此心肾阳虚，虚阳外越，胃气亏损，精气不足也。

附子 30g（先煎），桂枝 30g，炙甘草 20g，干姜 15g，炮姜 15g，西砂仁 15g，杭巴戟 15g，淫羊藿 15g。4 剂。

诸症明显好转，守方再服。

药后诸症皆失，唯胃区欠温，予以砂半理中调服 1 个月。

附子 30g（先煎），桂枝 20g，炙甘草 20g，干姜 15g，西砂仁 15g，炮姜 15g，淫羊藿 15g，杭巴戟 15g，红参 8g。5 剂。

130. 腹泻——人参四逆汤加味

杨某，男，63岁。近二日因进食西瓜导致腹泻，每日泻下20余次，初始较稀，后成稀水便，服西药未效。胃胀，腹痛，泻后腹痛可缓解，知饥不欲食，肠鸣，心急烦躁，精神差，身无力，平日进食不当则肠胃胀气且痛。舌淡白胖，苔白腻，脉细数。

红参20g，附子100g（先煎），干姜60g，炙甘草60g，吴茱萸30g。4剂。每剂分3服，每2小时1服，6小时后当减，后可每日3服。

果服药6小时后，腹痛、腹胀、肠鸣、腹泻均减，服完病愈。

【体会】此例腹痛、腹泻、胃胀、纳差，与《伤寒论》273条颇为相似："太阴之为病，腹满而吐，食不下，自利益甚，时腹自痛。"显属中焦太阴阳虚不固，然曾师直接处以四逆加人参吴茱萸汤。余问曰："此显属太阴不固，为何不用理中法？"师答曰："直从少阴肾治，较理中法更进一步！"曾师以重剂四逆汤加吴茱萸力扶肾阳而壮脾阳，人参以益气补阴，水煎频服，并告知6小时后病当减，彰显火神派"扶阳抑阴"心法。

131. 便秘——四逆汤加味

邓某，女，84岁。便秘，口苦食少，尿热，神差欲寐，舌淡，脉沉细、尺不显。

附子50g（先煎），干姜40g，炙甘草20g，肉桂10g（后下），炮姜20g。2剂。

其后因咳而就诊，述服上药后症状消失。

【张评】此属阳虚便秘，认定阴证眼目在于"神差欲寐"及舌脉之象。虚阳下陷而现尿热，不是心热、实热之证；虚阳上浮而现口苦，亦非胃火。

132. 黄疸——茵陈四逆汤加减

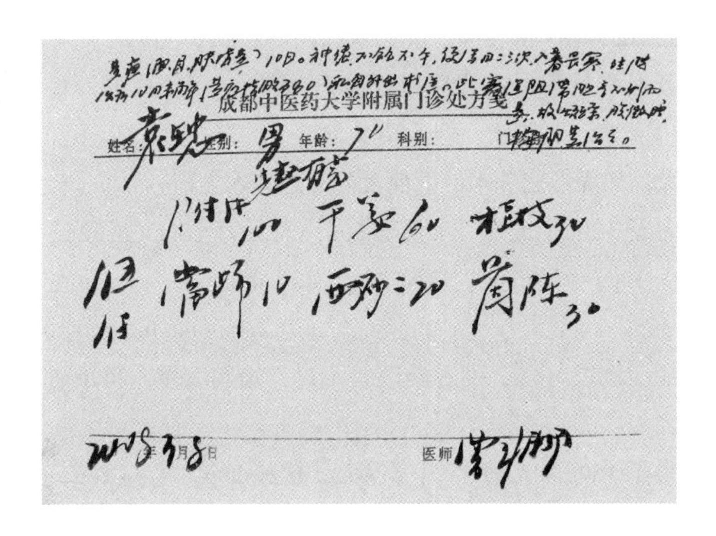
成都中医药大学附属门诊处方笺

姓名：　性别：男　年龄：70　科别：　门诊号：

附片100　干姜60　桂枝30

当归10　西砂仁20　茵陈30

年　月　日　　医师

袁某，男，70岁。黄疸（面、目、肌肤黄）10日。神倦，不饥不食，腹泻每日2～3次，入暮畏寒，住院治疗10日未解（黄疸指数380），私自外出求医。此寒湿阻滞，胆气不利而黄，故烦躁、腹微溏，按阴黄治之。

附子100g（先煎），干姜60g，桂枝30g，当归10g，西砂仁20g，茵陈30g。5剂。

药后入暮畏寒消失，精神好转，仍不思食，腹泻减，黄稍减，舌仍淡，脉沉微。

附子100g（先煎），干姜60g，炙甘草20g，当归10g，桂枝30g，茵陈25g，菖蒲20g，白鲜皮30g。4剂。

黄疸消退，黄疸指数280，肝功能正常，甲、乙、丙肝皆阴性，疑为阻塞性黄疸，但无客观指标，进行多种检查均不解其黄。而中医直指阴黄——寒湿郁滞治之。现二便正常，食增，疲倦，舌质转红，减姜附之量治之。

苍术 30g，附子 80g（先煎），生姜 40g（去皮），干姜 30g，西砂仁 20g，白鲜皮 30g，茵陈 30g，桂枝 30g，当归 10g。5 剂。

黄疸明显消退，黄疸指数 180，食增，便稍成形，精神好转，仍厌油，下肢软，但舌质又复变淡，脉沉弱。附子、干姜量增大，加燥湿之苍术、菖蒲及醒脾之芳香之药。

附子 120g（先煎），干姜 60g，炙甘草 10g，西砂仁 20g，白鲜皮 30g，茵陈 30g，菖蒲 20g，生姜 40g（去皮），藿香 20g，苍术 30g。3 剂。

诸症继续好转，唯舌质改善不显，嫌其太慢，再增附子之量治之。

附子 150g（先煎），干姜 40g，桂枝 30g，当归 10g，西砂仁 20g，茵陈 30g，藿香 15g，菖蒲 20g，茯苓 30g。4 剂。

后访，黄疸退尽，体质改善，病愈。

133. 腹痛——薏苡附子散合四逆汤加味

梁某，女，7 岁。左侧少腹疼痛 4 日。患儿 4 日前，夜间少腹疼痛，急诊，先予止痛，B 超见少腹有阴影，原因不明，次日彩超示盆腔积液。处以薏苡附子散加味，当夜痛止，复查积液消失。现查脐周欠温，素有脐周冷痛病史，舌淡，于前方增加乌、附剂量，加入干姜。

附子 40g（先煎），川乌 30g（先煎），生姜 20g，苡仁 30g，干姜 15g，炮姜 15g，北细辛 15g，炙甘草 15g，肉苁蓉 30g，制南星 10g，法半夏 10g，白芥子 10g，黑豆 30g，生、炒莱菔子各10g。2剂。每剂分3服，每3小时1服。

【**原按**】本案首诊，患儿舌淡，且素有脐冷痛病史，痛处欠温，曾解出大便如羊粪颗粒状。本着异病同治之理，选用薏苡附子散加味，痛止。后改当归四逆汤2剂，疼痛复发，且积液增加。由于对积液认识（来源）不清，再诊处理失误，积液反增。后再细考积液，当是阳虚阴盛寒凝，气机气化不利，痰湿内生，气血运行不畅，气阻津停，从肠腑渗出而成。果断处以首诊方加味，加重温阳破寒之药，以及加用制南星、半夏、白芥子祛痰饮（积液），生、炒莱菔子升清降浊，加强气机气化作用。药后去空军医院查CT，发现积液已消失，但肠蠕动功能极低，肠内积液不少。后原方乌附减量，加入半硫丸、红参善后。此病中西医皆少见，姑存录之。

134. 小腹冷胀——四逆加人参汤加味

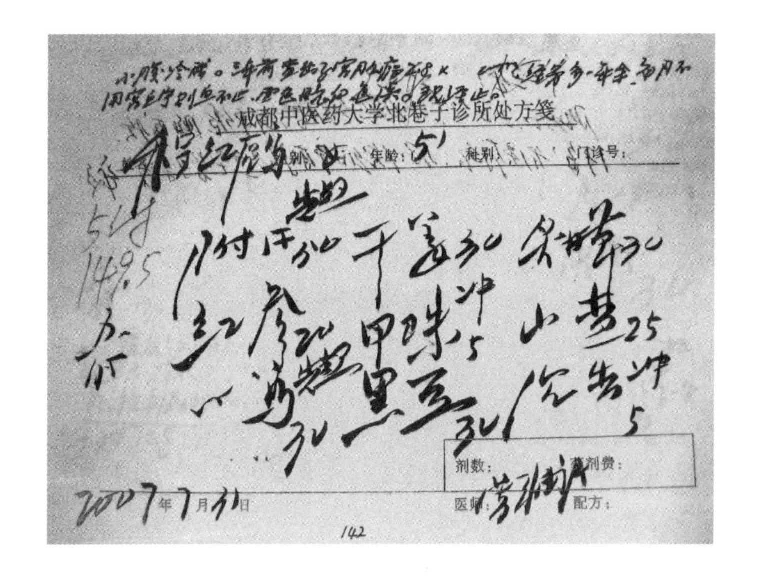
成都中医药大学北巷子诊所处方笺

年龄：51　科别：　门诊号：

剂数：　药剂费：

2007年7月31日　医师：　配方：

142

程某，女，51岁。小腹冷胀。3年前查出子宫肌瘤，直径2.8cm。月经量多1年余，每月不服用宫血宁则血不止，面色㿠白，舌淡。现经止。

附子50g（先煎），干姜30g，炙甘草30g，红参20g，甲珠5g（冲服），山楂25g，川乌30g（先煎），黑豆30g，沉香5g（冲服）。5剂。

药后冷胀明显好转，守方。

135. 畏寒——茯苓四逆汤合肾着汤加减

丁某，女，48岁。畏寒1年。夜间睡眠需要穿长裤、袜子，否则冷而不适。畏寒腰凉作胀，神倦，舌淡，脉沉弱、重取无根。此为阳虚寒湿阻滞之证，予温补脾肾、散寒燥湿治之。寒湿阻滞、督脉阳气受阻，故时值盛夏腰亦冷。因寒湿阻滞甚，故加川乌予以通透。

附子80g（先煎），茯苓50g，干姜50g，炙甘草30g，苍术30g，炮姜20g，川乌30g（先煎），生姜30g。3剂。

服第1剂后，阵发性出冷汗，味现酸臭，皮肤冷凉；第2剂后，两肩出冷汗，皮肤冷凉消失；第3剂后，面、肩已有热感。守方出入，加沉香、肉桂以温补命门。

附子80g（先煎），茯苓50g，干姜50g，肉桂10g（后下），苍术30g，炙甘草20g，川乌30g（先煎），生姜30g，沉香5g（冲服）。3剂。

【张评】此案在阳虚同时见有寒湿阻滞之证，故在四逆汤、川乌温阳基础上，再合肾着汤，以祛寒湿。全方多为辛热之品，凸显单刀直入的火神派风格。

136. 腰胀痛——四逆汤合肾着汤加味

彭某，女，76岁。腰胀痛15年左右。初起腰冷胀痛，近3年冷减而热，但痛加重，每年入夏更甚。舌淡、边有齿痕，脉沉细。此肾阳虚夹湿之证。《金匮要略》：“腰中冷……病属下焦，身劳汗出，冷湿久久得之。”阳虚夹湿，属阴盛，当寒，为什么热呢？因为寒凝、湿阻，阳气郁而热，故有时冷，而热时更多。吴茱萸汤治厥阴头冷痛，时久不冷，冷痛变成热痛者有之。贵在四诊合参，理解阳气被郁而热，则舌脉皆符合，当留心！！！

附子80g（先煎），生姜30g，茯苓40g，干姜40g，苍术20g，炙甘草20g，独活30g。3剂。

药后良效，继服而愈。

137. 腰痛——茯苓四逆汤加味

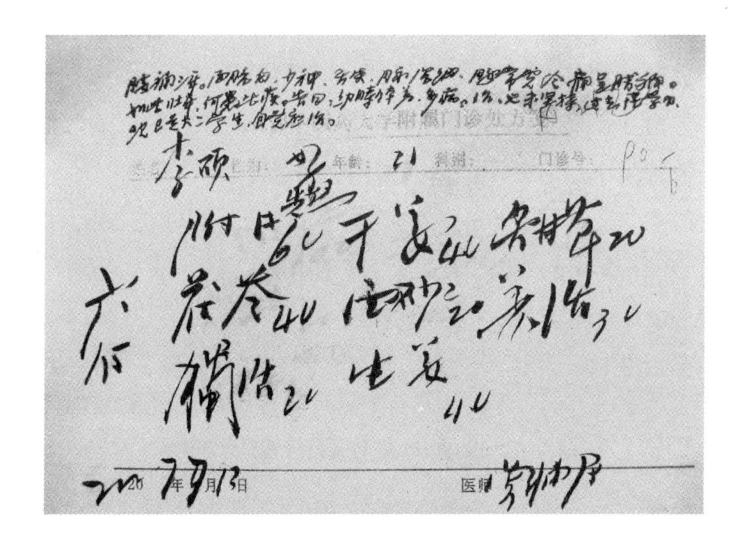
大学附属门诊处方笺

年龄：21　剂数：　门诊号：

年　月　日　　医师

李某，女，21岁。腰痛3年。面色㿠白，少神，舌淡，脉沉细。腰常觉冷、胀痛。如此壮年，何患此疾？告曰：幼时体差，多病，治疗也未坚持，过去忙于学习，现在已是大二学生，自觉应该治疗。

附子60g（先煎），干姜40g，炙甘草20g，茯苓40g，西砂仁20g，羌活30g，独活20g，生姜40g。6剂

药后腰痛明显好转，守方加量治之。

茯苓40g，干姜50g，苍术20g，炙甘草20g，生黄芪40g，附子80g（先煎），羌活30g，独活30g。5剂。

药后口不干，便未变溏，舌淡有痕同前，是增加温阳的条件，再加大剂量治之。

附子100g（先煎），干姜60g，茯苓40g，苍术20g，炙甘草20g，羌活30g，肉桂10g（后下），北细辛15g。5剂。

138. 肢软——人参四逆汤加味

张某，女，83岁。下肢软，发热，乏力。患者4年前膝关节至大腿中段正面冷，全身畏寒，心紧缩感，心下空虚，全身乏力。近1年膝关节偶冷，更多是发热。舌淡，脉沉弱。此肾阳虚兼脾阳不足之证，予以人参四逆汤处之。

红参20g，附子40g（先煎），干姜20g，西砂仁20g，桂枝30g，炙甘草30g，北细辛15g，琥珀10g，三七4g（冲服），淫羊藿20g，菟丝子20g。3剂。

药后肢软、发热、乏力均明显好转，守方而愈。

139. 冷痛——四逆汤合桂枝甘草汤加味

孟某，女，44岁。脊骨冷痛，面白，舌淡，脉沉细。患者

肾阳虚寒近20年，且反复出现虚阳外越证，治疗从未达到目的，予以大剂温阳扶肾之法治之。

附子200g（先煎），桂枝50g，干姜50g，炙甘草30g，苍术30g，川乌30g（先煎），狗脊20g，法半夏20g，西砂仁20g，沉香4g（冲服），生姜40g（去皮），肉桂20g（后下）。4剂。

药后冷痛明显好转，嘱继扶阳补肾填精治疗。

140. 畏寒——四逆汤加味

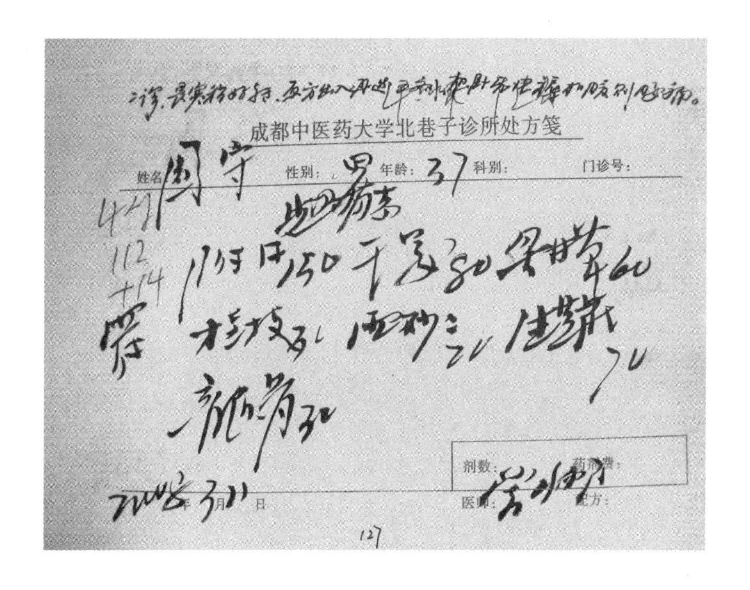

成都中医药大学北巷子诊所处方笺

姓名：　　性别：男　　年龄：37　　科别：　　门诊号：

剂数：　　药剂费：

年　月　日　　医师：　　配方：

圆某，男，37岁。畏寒，神倦，胃稍胀。患者系胰腺炎出院后来诊，慢性病容，舌淡，脉沉弱。患者素来体质差。

附子100g（先煎），干姜60g，桂枝60g，生姜60g（去皮），龙骨30g，磁石30g，炮姜30g，西砂仁30g，炙甘草30g。3剂。

二诊：畏寒稍好转，夜卧无电热褥加暖则腰痛。原方出入再进4剂。

附子150g（先煎），干姜80g，炙甘草60g，桂枝30g，西砂仁20g，生黄芪70g，龙骨30g。4剂。

三诊：畏寒改善不明显，加大温阳补肾剂量及填精之品。

附子200g（先煎），肉桂20g（后下），桂枝30g，西砂仁20g，红参20g，干姜40g，生姜40g（去皮），炙甘草30g，菟丝子20g，补骨脂20g，淫羊藿20g，枸杞子20g。5剂。

四诊：畏寒明显好转，腰软无力、神倦均有好转，胃仍觉胀，时感痛，续与温补脾肾善后治之。

附子200g（先煎），干姜40g，五灵脂20g，红参20g，吴茱萸20g，桂枝40g，当归15g，西砂仁20g，炙甘草40g，补骨脂20g，菟丝子20g。5剂。

141. 小便不利——四逆汤加减

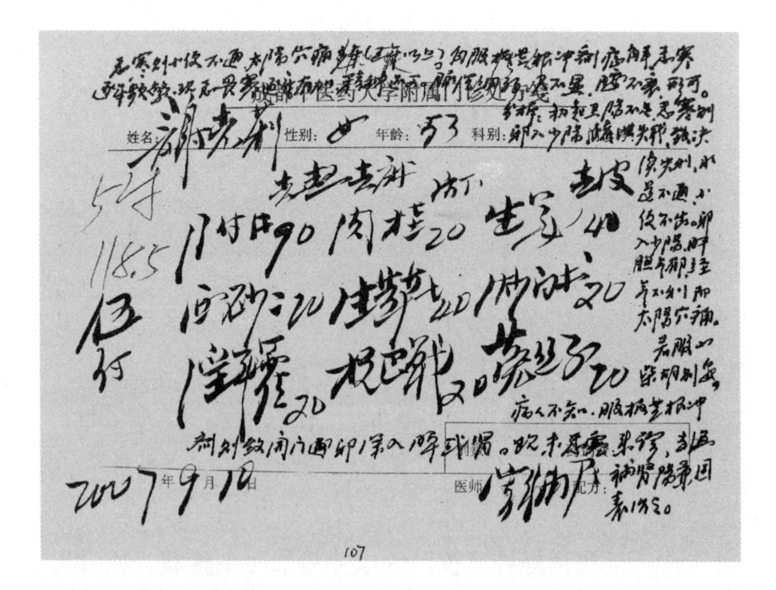
成都中医药大学附属医院门诊处方笺

姓名：[illegible] 性别：女 年龄：53 科别：[illegible]

附片90 肉桂20 生姜40

西砂仁20 [illegible]20 [illegible]20

淫羊藿20 [illegible]20 菟丝子20

年 月 日 医师 配方

谢某，女，53岁。小便不利，反复10年余。10年前感冒则解不出小便，服感冒药后外感解，寒热消失则小便通。常感冒，常如此治愈。近1年竟觉感寒身冷，小便亦闭，自服板蓝根冲剂之类小便通，面色㿠白，舌淡痕显，脉沉细。此肾阳虚寒，肺卫不足之证。

附子80g（先煎），肉桂20g（后下），生姜40g（去皮），西砂仁20g，生黄芪40g，炒白术20g，淫羊藿20g，菟丝子20g，杭巴戟20g。3剂。

二诊：药后症减不显。细问患者感寒则小便不通，太阳穴处疼痛5年余，自服板蓝根冲剂症解，感寒逐年频繁发作。现感畏寒，精神可，脉沉细弱、尺不显，腰不寒，形可。分析：病起卫阳不足，感寒则邪入少阳，疏泄失职，致决渎失利，水道不通，小便不出；邪入少阳，肝胆气郁，经气不利而太阳穴痛。初若服小柴胡则妥。病人不知，服板蓝根则致闭门而邪深入脾肾。现未感寒来诊，当温补肾阳兼顾表治之。

附子90g（先煎），肉桂20g（后下），生姜40g（去皮），西砂仁20g，生黄芪40g，炒白术20g，淫羊藿20g，杭巴戟20g，菟丝子20g。5剂。

三诊：继以前方加减。

附子100g（先煎），肉桂20g（后下），生黄芪80g，炒白术20g，牡蛎30g，淫羊藿20g，菟丝子20g，杭巴戟20g，补骨脂20g，鹿衔草30g。5剂。

四诊：药后精神更好，怕冷减轻，口和便常。原方加量，且加重补肾之品。

附子100g（先煎），肉桂20g，西砂仁20g，炙甘草20g，生黄芪80g，炒白术20g，牡蛎30g，淫羊藿20g，菟丝子20g，补骨脂 20g，杭巴戟 20g。5 剂。

药后诸症俱解。

【体会】此例前后四诊，历时近 1 月，重剂扶阳补肾，沉疴才得解除，可见患者误服清热药伤阳之重，气阳恢复之难！苦寒清热之药伤人阳气，为医者当慎之又慎！

142. 遗尿——四逆汤加减

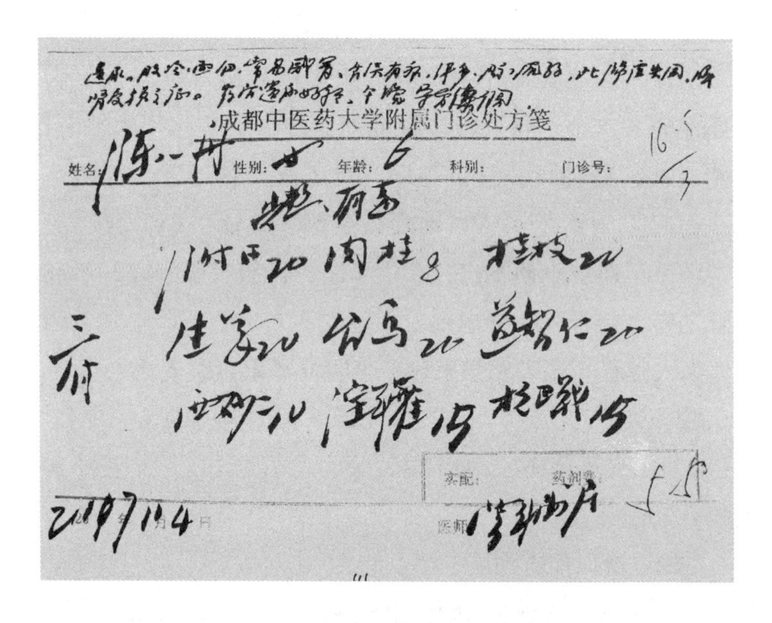

成都中医药大学附属门诊处方笺

姓名：　性别：女　年龄：6　科别：　门诊号：

附片 20　肉桂 8　桂枝 20

生姜 20　台乌 20　益智仁 20

西砂仁 10　淫羊藿 15　杭巴戟 15

三付

实配：　药剂费：

年　月　日　医师：

陈某，女，6 岁。遗尿，肢冷而面色皖白，常易感冒，舌淡、边有齿痕，汗多，脉沉弱。此阳虚失固，脾肾受损之证。

附子 20g（先煎），肉桂 8g（后下），桂枝 20g，生姜 20g，乌药 20g，益智仁 20g，西砂仁 10g，淫羊藿 15g，杭巴戟 15g。3 剂。

药后遗尿好转，食增，守方续调。

143. 尿频——四逆汤加减

董某，男，41岁。2周前开始出现小便后仍觉尿流感，尿次逐渐频繁，伴尿急，并逐渐加重。近2月腰胀痛，阴部感觉异常，潮湿感，怕冷，舌淡青胖，苔白水润，脉沉缓。

附子80g（先煎），肉桂10g（后下），沉香5g（冲服），砂仁20g，淫羊藿20g，菟丝子20g，枸杞子20g，老鹿角30g。4剂。

药后腰痛明显减轻，尿频好转，尿后尿流感、阴部潮湿感消失，怕冷减，舌脉同前。前方加生黄芪70g。4剂。

【体会】此案腰痛、尿频、怕冷、舌淡青、脉沉缓，显属肾阳虚证。奇异之处在于患者尿频而尿后仍有尿流感、阴部潮湿感，但实际检查均无异常。曾师认为这是肾虚，肾气化功能异常所致，通过扶阳补肾后诸症均消除。肾主水液，肾主二便，肾虚则气化异常，则导致了这种奇异症状的出现。

144. 头冷——四逆加吴茱萸汤

卢某，男，52岁。卧则额冷10年。卧则自觉有冷风向前额吹灌而冷，终年戴厚绒帽，且需双手紧压帽贴额方觉冷感消失入睡，否则整夜不眠，不卧不觉额冷。患者8岁起胃痛，反复发作，40岁后胃痛止，则现此症。现亦拒食生冷，否则胃胀，大便正常，舌淡，脉沉细。

干姜30g，炙甘草30g，吴茱萸20g，附子50g（先煎）。3剂。

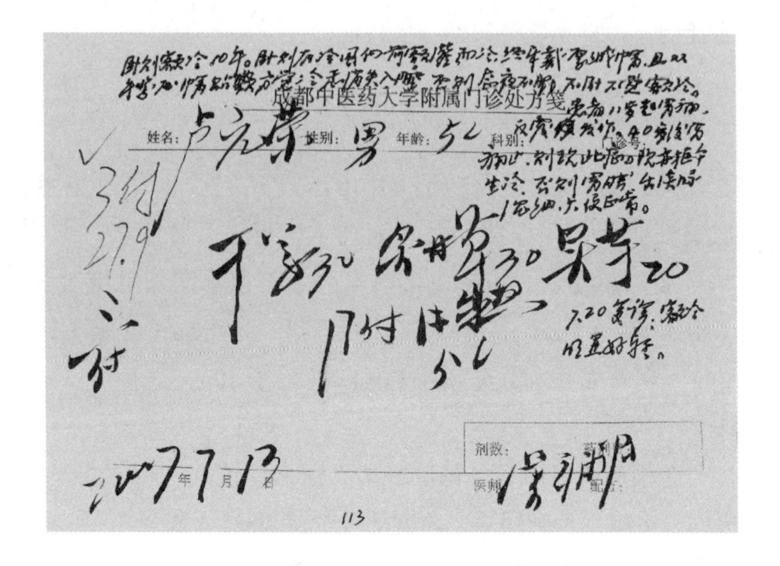
成都中医药大学附属门诊处方笺

姓名： 性别：男 年龄： 科别： 门诊号：

年 月 日

剂数： 药价：

医师： 配方：

药后额冷明显好转。

145. 虚阳外越证——四逆汤加味

赖某，男，11岁。因感冒，服药后汗多2周。稍动则额汗下淌，身热，手心热，患者素食少，易外感，舌淡、边有齿痕，脉细数。此虚阳外越，急与回阳之剂治之。

附子15g（先煎），干姜12g，炙甘草12g，西砂仁12g，淫羊藿10g，炮姜12g。2剂。每剂分3服，每3小时1服。

药后汗止，食增，身热消失。本“脾胃乃生化之源”，与附子理中汤加味治之。

146. 身热——四逆汤加减／四逆加人参汤加味

俞某，女，51岁。因咽喉不适，似梗阻、有异物感而就治于某院中医科，服玄参、连翘、青果等滋阴清热中药2剂，遂觉体内灼热之气向外直冒，大汗成珠，心里难受，心慌，仓促间电话求治。素知患者为阳虚之体，服清热滋阴之品而致阳气外越，估计为药误。先予补阳固脱敛汗处之。

附子 80g（先煎），龙骨 30g，牡蛎 30g，炙甘草 30g，山萸肉 40g，肉桂 3g（后下）。1 剂，分 3 服，每 2 小时 1 服。

药后汗、热稍减，显属虚阳浮越之证。急予回阳救逆佐以敛阴治之。

附子 200g（先煎），干姜 120g，炙甘草 50g，炮姜 40g，红参 30g，山萸肉 30g。2 剂。每剂分 3 服，每 3 小时 1 服，每服 200mL。兼服鹿茸、紫河车各 8g，研粉装入胶囊，每次服 5 粒，每日 4 次。

然后改下方：

附子 180g（先煎），干姜 80g，炮姜 40g，桂枝 80g，山萸肉 30g，红参 20g，炙甘草 60g，肉桂 5g（后下），鹿茸 8g（冲服），河车粉 8g（冲服）。5 剂。

此方续用，随证变化。但固守温阳、回阳之法，仅以苦甘之炮姜、甘草之剂顾阴。经治半年方解。此当属不辨证，误用苦寒滋阴之害也！

【张评】咽喉各症属阴证为多，俗医不知，视为阳热、阴虚者不少，此等误辨临床常见。不知仅 2 剂滋阴清热之剂，即可导致虚阳浮越甚至阳脱，如本例之严重后果。以曾氏善于扶阳而论，犹以大剂四逆汤调理“半年方解”，可知苦寒伤阳之害，后果甚矣，能不慎哉！曾氏本案用四逆加人参汤的同时，又遣以鹿茸、紫河车等血肉有情之品，是为特殊之处。

147. 高热——四逆加人参汤／四逆汤加减

李某，女，44岁。上周因咽痛，处以薏附散合潜阳丹治疗，但患者服药后午后身面阵热，烘热汗出，体温一度达到40℃，早晨均正常。现自觉身热出汗，欲寐，精神可，手足心热甚多年，舌淡青，苔白润，脉沉微弱。

红参20g，附子100g（先煎），干姜60g，炙甘草60g。3剂。每剂分3服，每3小时1服。

药后身面阵热、出汗消失，口干明显减轻。现经来不利，经色黑；长期小腹冷感，略腹胀，腰痛，纳可。舌淡白胖，苔白润，脉沉缓。

附子100g（先煎），肉桂10g（后下），吴茱萸30g，沉香4g（冲服），川乌40g（先煎），陈艾20g，生姜40g，砂仁20g，黑豆40g。4剂。

药后诸症明显好转，前方调整，再进4剂。

【体会】此例本阳虚阴火为患，寒客咽部而咽痛。曾师处以薏苡附子散合潜阳丹，扶阳缓急止痛，兼收虚火，当属辨治无误。然为何服药后出现午后身面烘热、汗出、高热？患者本阳虚阴火之质，老师用药亦无误。然寒客而咽痛，药后阳旺寒邪外散，气阳随寒而外散，故身面烘热而汗出。曾师处以重剂四逆加人参汤，扶阳益阴，煎后频服，冀期固阳益阴，阴平阳秘则身面烘热出汗自愈。后诉长期小腹冷胀，腰痛，经来不畅，显属肝肾虚寒之体，故再诊时曾师处以重剂乌附扶阳暖宫，补益肝肾为治。

148. 口水自流——四逆汤加肉桂、葱白／四逆汤加味

倪某，男，35 岁。夜间流清口水 2 周。面色㿠白，神差，腰酸，舌淡边有齿痕，脉沉细。此肾阳亏虚，津失固摄，予以四逆加桂、葱。

附子 50g（先煎），肉桂 20g（后下），干姜 30g，炙甘草 20g，葱头 5 个。3 剂。

药后流涎止，且精神稍好，续与扶阳补肾。

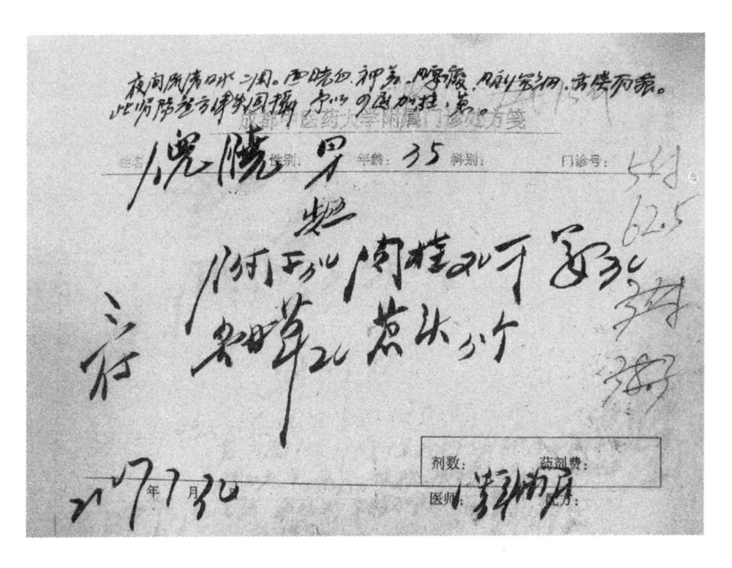
成都中医药大学附属门诊处方笺

姓名： 性别：男 年龄：35 科别： 门诊号：

剂数： 药剂费：

年 月

医师： 核方：

附子 50g（先煎），肉桂 20g（后下），干姜 20g，炙甘草 20g，生黄芪 40g，淫羊藿 20g，杭巴戟 20g，补骨脂 20g。5 剂。

149. 舌疮——四逆汤加肉桂

许某，女，32 岁。舌痛三日，舌底前右侧边缘疮疡、色红、

呈圆形突起，0.5cm × 0.5cm 大小，影响咀嚼，口腔灼热，病灶处更甚，神倦懒言，语言不清，口合，便溏，手足心热而难忍，偶有小便热痛，舌红有齿痕，舌面多津，脉细弱而数。此虚阳外越之舌痛。处方：

附子 40g（先煎），干姜 50g，炙甘草 50g，肉桂 15g（冲服）。3 剂。

在门诊内先予肉桂粉冲服少许，不到 10 分钟病人语言不清明显好转，手足心热已不如前热。2 周后复诊，述及服前药第 2 日即痛止，第 3 日病灶消除，手足心热消除。这几天又开始发热，眠差，予补肾填精、回阳之法续治而愈。

【原按】《黄帝内经》所谓“诸痛痒疮，皆属于心”。心，火也，即是说，一般论治疮疡从火立论，主用清热泻火或滋阴清热之法，可辨证选用导赤散、黄连阿胶汤等，这是无可厚非的。然需注意：火有虚实，不应只关注实火而忽略虚火。虚者不外阴盛阳虚，本例即属于后者。但舌、脉、症呈现阴虚之象，何以判为阳虚，虚阳外越之候呢？因其阳虚，肾精不足，脉不充而细，虚阳上越，浮阳郁结之处，阳气相对有余，故病灶处色红、舌红。辨证关键在于舌津液之盈亏，如属阴虚，与舌面有津、便溏不符。因此，详察症状，细审病机，主以回阳而收显效。

【张评】本例上有舌疮，下见“偶小便热痛”，且有“手足心热而难忍”，是属虚阳上浮、下泄、浮越，不识者见其一症，即可能判为阴虚内热。曾氏认证确切，所论舌红不一定就是阳证最具见地。“辨证关键在于舌面津液之盈亏”，确实重要。临床这种局面经常遇到，虽然舌红，但却是“虚阳上越，浮阳郁结之处，阳气相对有余”，故见病灶处色红，舌红。

150. 咽痛——四逆汤加肉桂／白通汤加味

陈某，女，40岁。咽喉疼痛4天，昨日起咽干音哑，呛咳，有痰略黄，咽部灼热感。手足心热甚，时常腹泻，时有身体阵阵烘热，疲倦，舌淡红，苔白润，脉沉实。

附子80g（先煎），干姜60g，炙甘草40g，肉桂3g（冲服）。3剂，每3小时服1次。

药后咽痛音哑明显好转，咽部灼热感消失，咽略痒，仍有身阵热感，大便稀溏。舌淡红，苔白润，脉沉。

附子100g（先煎），干姜60g，炙甘草60g，红参20g，葱头8个，木蝴蝶20g。4剂。

【体会】患者咽痛、咽干、音哑，咳嗽有痰略黄，极易辨证为肺热阴伤而处以养阴清热之剂。然曾师全面分析，患者平素有腹泻，身阵烘热，手足心热，疲倦，乃一派肾阳不足，虚阳外显，兼咽部客寒之象，故处以四逆汤加肉桂（回阳饮），以重剂四逆汤扶阳破寒，小剂肉桂冲服引火归原，频服以续药力。二诊咽痛音哑明显好转，因阵热未减，咽痒，大便稀溏，故改为白通汤加红参、木蝴蝶以破阴回阳，益阴润燥。后访病愈。

151. 口干——四逆加人参汤加味

吴某，女，63岁。口干多年，伴口苦，某医院诊为“干燥综合征”。夜间足外露则口干，无五心烦热，不怕冷，多饮，纳多，睡眠佳，易腹泻。脘腹触诊冰凉，舌淡略暗，苔白欠润，脉沉细。

红参20g，附子60g（先煎），干姜40g，炮姜20g，炙甘草

30g。3剂。

药后口合津多，诉从未有过如此爽口感，守方再进，诸症显减而愈。

【体会】中焦阳虚，邪热杀谷，故而多饮多食；脾阳虚弱，无力蒸腾津液则口干口苦。今曾师直以四逆加人参汤加炮姜，扶阳益阴，用阳化阴，当属正治。

152. 水泡——四逆汤加白芷

王某，男，21岁。素体神倦畏寒，晨起见双膝内外两侧出现长条形水泡约5cm×1.5cm，色白，偶有尿热，舌淡，脉沉细。此虚阳外越之候。处方：

附子30g（先煎），干姜15g，炙甘草20g，白芷20g。2剂。药后病灶消失，精神好转。

【按语】此证属虚阳外越之候，为《伤寒论》所不载。本例参合病史，据舌脉及病灶局部色泽，判定为虚阳外越，实由阴盛逼阳，虚阳外越之际带出津液所致。可见《伤寒论》中所描述之虚阳外越症状只是虚阳外越证之沧海一粟而已，临证之时不应拘泥。

153. 痛经——四逆汤加味

陈某，女，20岁。痛经6年，初潮就痛，加重2年，经期小腹觉冷。现胃胀食少，舌淡，脉沉细弱。素有胃病史，属脾胃阳虚之证。

干姜30g，炙甘草30g，西砂仁20g，附子70g（先煎），肉桂20g（后下），菟丝子20g，淫羊藿20g，杭巴戟20g。5剂。

前后就诊5次，服药20余剂，经来色改善为正常，量增，胃不适未再出现，痛经已止。续与温补脾肾之法治之。

【张评】此例痛经未用一味活血通经之药，完全从阳虚着眼，“治之但扶其真元”，始终用大剂四逆汤加味治之，起此痛经沉疴，扶阳理论得以生动体现。

154. 经漏——四逆汤加肉桂、炮姜

黄某，女，43岁。1周前因感寒，自觉身体不适，经来淋漓不断，自购西药口服无效，且经来之势有增无减。现症见手足心热，烦热，全身阵阵发热，神情倦怠，脚胀，下肢肿，腰膝酸软，全身怕冷，脉沉细，舌淡。询及患者有2年经漏病史，且易患外感。此虚阳外越之经漏证。因其经漏有年，阴损及阳，虚阳外浮，当以回阳为治。此病已入少阴，不容忽视，误以感冒治疗，阳气益亏，病必深重。处方：

附子30g（先煎），干姜40g，炙甘草30g，肉桂10g（后下），炮姜30g。2剂。

服上药后经漏已干净，精神转佳，手足心热及身热消除，脚胀，头昏重，白带多，手指冷，舌淡、边齿痕，脉沉细。以温肾散寒之剂收全功。

【原按】经漏以其经来不止而量少，但淋漓不断，犹如屋漏而名。历来治疗崩漏之法，不出清热与温摄两大纲。尤以治崩以温摄为要；而于漏证，因其久而不止，必有伏热，逼血妄行，而反宜清。本例患者不仅不用清法，反而一派辛热纯阳，实为治漏证之变法也。或曰，《金匮》有言：“妇人年五十所，病下血数十日不止，暮即发热，少腹里急，腹满，手掌烦热，唇口干燥。”仲景以温经汤治疗，今本例与《金匮》所言如出一辙，不以温经汤治疗，却以大辛大热之剂收奇功，实令人费解。此处

最需留意，久漏之证虽有血去阴伤之根基，然而血能载气，病程久延必致阴损及阳；气为血帅，阳气向外浮越之际，势必带出阴液。此二者相因为患，形成恶性循环。病证初起虽以热为主，但病至此际，亦成阴阳并损之候，温摄一法无妨，且舍此再无他法。方中看似一派大辛大热，实则暗含阴阳之至理，阳固而阴留、阳生而阴长之妙。附子、干姜、甘草，辛甘合化阳气；炮姜虽温，但经炮制，已化辛为苦，与甘草苦甘化阴，阴阳并补，阳生阴长。又为至要者，肉桂、炮姜二者引血归经，故而收到显效。

155. 经漏——四逆汤加味

王某，女，44 岁。2 个月来经行淋漓不尽，每次 20 天左右。近 2 周来欲寐，疲倦，怕冷，经前小腹胀，久站腰酸困不适，面色暗。舌淡青，苔白润，脉沉细。

附子 80g（先煎），炙甘草 30g，干姜 30g，桂枝 30g，当归 15g，白芍 15g，阿胶 20g（蒸化），焦艾叶 20g。4 剂。

尽剂而愈，继以温补肝肾。

【体会】此例虽属月经不调，淋漓不尽，但仍属中医“血证”范畴。患者有阳虚不摄之本质，故曾师处以重剂四逆汤加桂枝，采用扶阳固摄为大法，兼以归芍补阴，阿胶、焦艾叶补血止血，体现了“阳主阴从”的扶阳思想。

十七、白通汤证

156. 不寐——白通汤 / 潜阳丹加味

邱某，女，43 岁。胆囊切除手术后不能入眠 1 年，每夜

最多睡 2 ~ 3 小时，似睡非睡。五心烦热，时有面烘热而色红，面暗黄，舌淡、边齿痕，脉沉细。

附子 80g（先煎），干姜 60g，葱头 6 个。3 剂。每剂分 3 服，每 3 小时 1 服。

药后烘热、面红解除，仍睡眠差，五心烦热，大便长期不成形，左侧腰胀痛多年（服用杞菊地黄丸后加重），饥饿时略有胃空慌感。舌淡，苔白水润，脉略洪。

附子 60g（先煎），生龟板 20g，砂仁 20g，炙甘草 20g，干姜 20g，桂枝 30g，淫羊藿 20g，菟丝子 20g，补骨脂 20g，枸杞子 20g。5 剂。

药后睡眠明显好转，五心烦热消失，守方再服而愈。

【体会】首诊后师曰：“解决烘热面红即达目的。”此例似睡非睡，显然阳不能入阴所致；五心烦热，面易升火，必是阴盛格阳于外之表现；观面暗黄，舌淡、边齿痕，脉沉细，一派阴寒内盛之象。诸症显为阴盛格阳之证，故曾师处以白通汤，果然药后烘热面红消除，后以潜阳丹加味，潜收虚火，温补脾肾而治本。两诊始终以扶阳抑阴为治，彰显火神心法。

157. 咽痛——白通汤加肉桂

余某，女，34 岁。咽痛灼热 1 周。现感身阵阵发热，面亦热、发红，神倦，眼欲闭，舌淡有痕，脉沉微。此阴盛格阳，投以白通汤加肉桂破阴回阳处之。

附子 70g（先煎），干姜 40g，葱头 8 个，肉桂 4g（冷开水先冲）。3 剂。

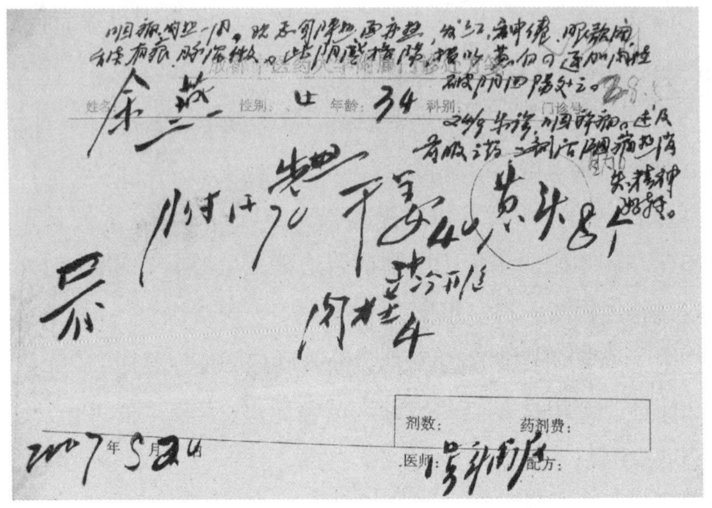

姓名：余燕　性别：女　年龄：34　科别：　门诊号：

剂数：　药剂费：

2007年5月24日　医师：曾辅民　配方：

2剂后咽痛、身热消失，精神好转。

158. 身热面赤——白通汤

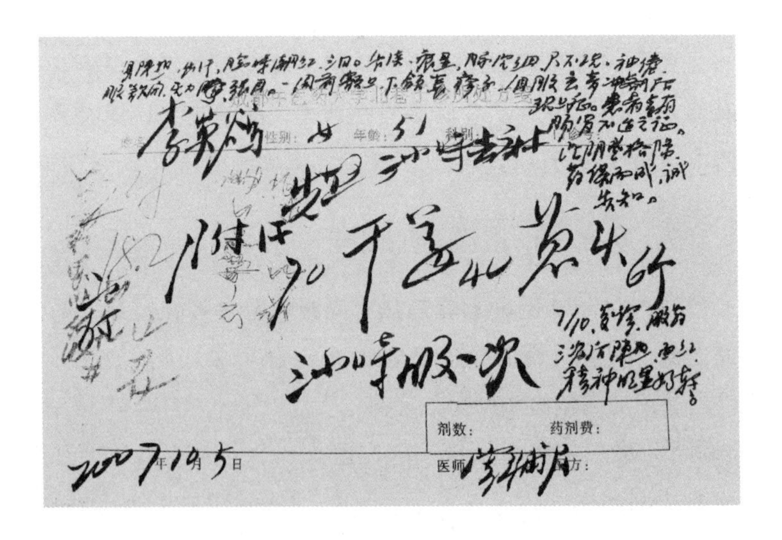

姓名：　性别：女　年龄：51　科别：

剂数：　药剂费：

2007年10月5日　医师：曾辅民　配方：

李某，女，51岁。身阵阵发热，出汗，颜面时潮红已三日。

舌淡、痕显，脉沉细、尺不显，神倦，眼欲闭，无力张目。1周前额上、下颌部出疹子，自服玄麦颗粒冲剂后现上症。患者素有肠胃不适症状。此阴盛格阳，药误而成，诚告知。

附子70g（先煎），干姜40g，葱头6个。2剂。每剂分3服，每3小时1服。

复诊：服药3次后身热、面红消失，精神明显好转。

159. 身热面赤——白通汤

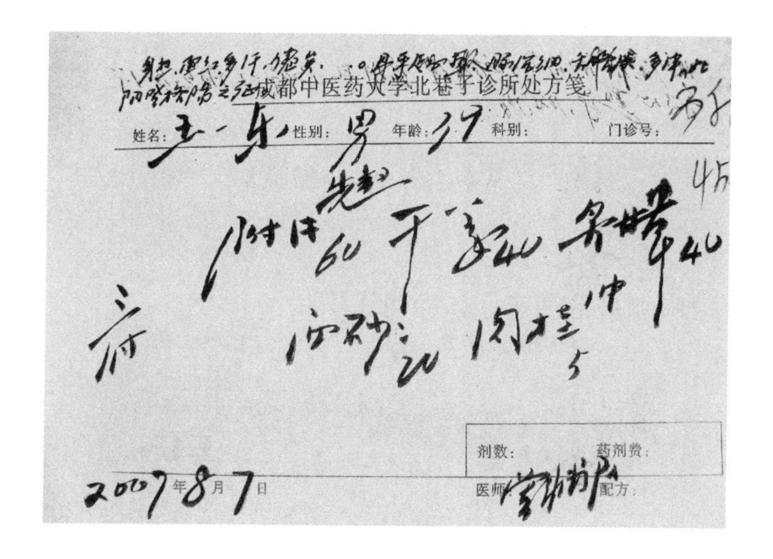
成都中医药大学北巷子诊所处方笺

姓名：　性别：男　年龄：　科别：　门诊号：

剂数：　药剂费：

2007年8月7日　医师　配方：

王某，男，39岁。身热面红多汗，倦怠，手足心热，舌略淡、多津，脉沉细。此阴盛格阳之证。

附子60g（先煎），干姜40g，炙甘草30g，西砂仁20g，肉桂5g（冲服）。3剂。

药后身阵热、面红、多汗皆明显好转，直予白通汤治之。

附子80g（先煎），干姜60g，葱头8个。4剂。

【张评】本案身热面红，判为“阴盛格阳之证”，先予四逆汤投治，其温阳潜纳之功要缓于白通汤，得效后，坚定原来判识，故曰“直予白通汤治之”，包含一种谨慎。

160. 身热面赤——白通汤合桂枝甘草汤加味

张某，女，39 岁。身热面红，心下空慌，反复发作 1 年余。身热、面红呈阵发性发作。面白，神可，易倦，腰酸软，纳、便尚可，舌淡、津多，脉沉细弱。此心肾阳虚，阴盛格阳之证，予以白通汤加桂枝甘草汤。

附子 50g（先煎），干姜 30g，葱头 5 个，桂枝 30g，炙甘草 30g，琥珀 15g。3 剂。

复诊：身热面红基本消失，心下空慌消失，精神好转，续温阳补肾填精。

161. 身热面赤——白通汤

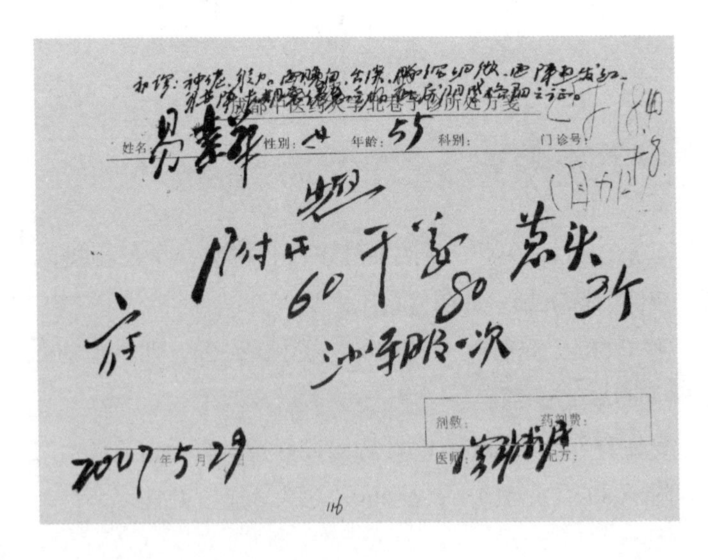
姓名：　性别：　年龄：55　科别：　门诊号：

剂数：　药剂费：

2007 年 5 月 29

医师：　配方：

易某，女，55岁。神倦，身乏力，面色白，舌淡，脉沉细微，面阵热发红，身亦阵热，长期觉倦怠乏力。此属阴盛格阳之证。

附子60g（先煎），干姜80g，葱头3个。2剂。每剂分3服，每3小时1服。

药后发热消失，精神明显好转。

162. 身热面赤——白通汤

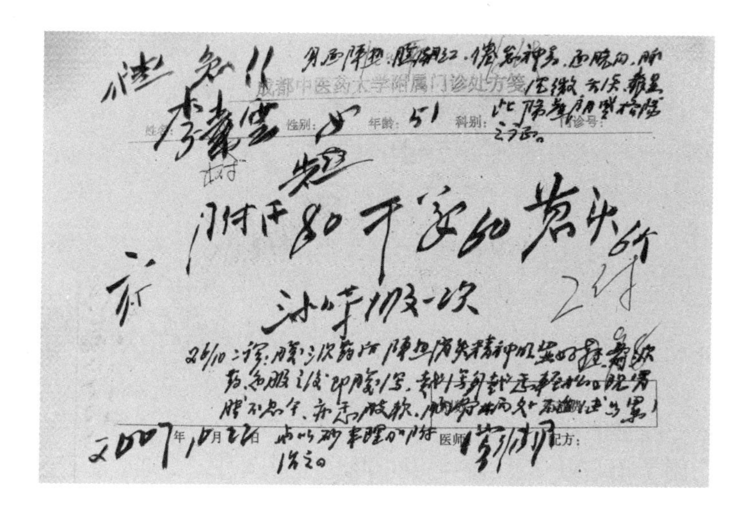

成都中医药大学附属门诊处方笺

姓名　性别　年龄　科别　门诊号

年　月　日　医师　配方：

李某，女，51岁。身面发热，颜面潮红，倦怠神差，面色白，脉沉微，舌淡、痕显。此阳虚阴盛格阳之证。

附子80g（先煎），干姜60g，葱头6个。2剂。每剂分3服，每3小时1服。

二诊：服药3次后，阵热消失，精神明显好转，前3次每服之后即腹泻，越泻身越感轻松。现胃胀不思食，亦感肢软，胸骨柄处不适（述为累）。予以砂半理中加附子治之。

163. 身热面赤——白通汤

曾某，女，50岁。阵阵身发热，颜面潮红，舌淡，脉沉细，但欲寐，失眠甚，怕冷甚，自觉冷入胸腹。先予以破阴回阳治之。

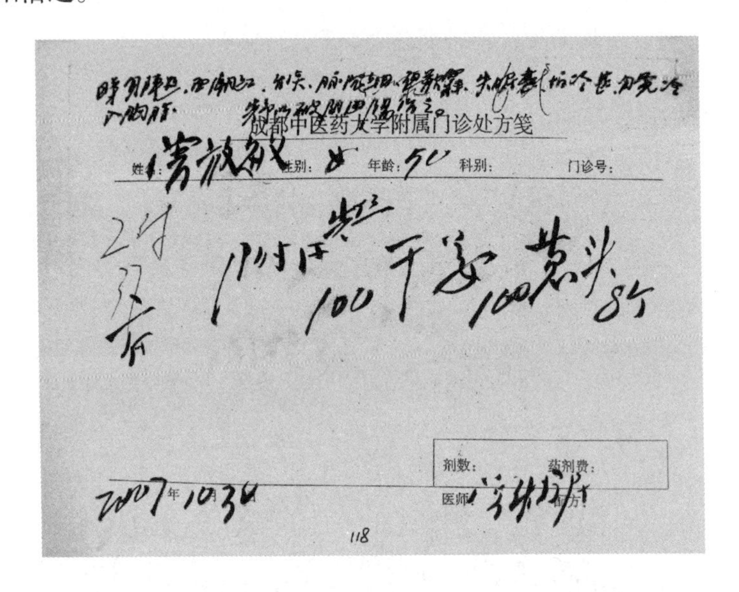

成都中医药大学附属门诊处方笺

姓名： 性别：女 年龄：50 科别： 门诊号：

附片100（先煎） 干姜100 葱头8个

剂数： 药剂费：

2007年10 30 医师： 配方：

118

附子100g（先煎），干姜100g，葱头8个。2剂。

服药1剂，诸症显减，后补肾填精治之。

164. 汗症——白通汤/四逆汤加味/桂枝甘草龙牡汤加附子

彭某，男，11岁。头多汗而时自流。自幼多汗，其母在行走中常给其抹擦头面之汗，近年加重，头发常湿不干，稍动则汗自流。形可，神常，身阵热，面时红，舌略淡，脉细数，活动同同龄人，但易倦，易累，怕冷。此虚阳外越不治，成格阳之变。

附子15g（先煎），干姜12g，葱头4个。2剂。每剂分3服，每3小时1服。明日再诊！

药后面红消失，汗明显减少，身热亦减。续予回阳治之。

附子20g（先煎），干姜12g，炙甘草12g，肉桂3g（后下），西砂仁10g，炮姜10g。3剂。

药后汗、热止。面色㿠白，精神好转，易烦躁。汗为心之液，汗出气泄，心神受扰不宁。予桂枝甘草龙牡汤加附补肾治之。

附子20g（先煎），桂枝15g，炙甘草15g，龙骨20g，牡蛎20g。3剂。

上方出入又进3剂，烦躁止，精神明显好转，唯面色㿠白欠佳，续与阴阳双补，给予桂枝加龙牡汤善后：

附子20g（先煎），桂枝20g，白芍15g，生姜20g，炙甘草10g，大枣12g，龙骨20g，牡蛎20g。5剂。

165. 身热——白通汤

鲁某，女，50岁。感冒后时有周身阵阵发热，颜面潮红，头身出汗后怕冷明显，神差20天。头晕眼花，身有轻飘感，咽干痛、声嘶，午后加重，流清涕，舌淡红，苔薄黄，脉浮。

附子80g（先煎），干姜60g，葱头5个。3剂。每剂分3服，每3小时1服。阵热消失后，每日服药3 ~ 4次。

服药3次，身热消失；服完药后，怕冷、咽痛、头晕均明显好转。

【体会】此例咽痛，声嘶，流涕，阵热怕冷，脉浮，一派外感之象，为何以白通汤而治？人为本，病为标，“治病求本，本于阴阳”。此例因感冒后出现阵热伴面红出汗，怕冷，显然与外感发热恶寒不同；加之神差，显是本虚所为。虽存在有关外感症状，但此处之阵热面红显为外邪引动，虚阳外越所致，故曾师直以白通汤扶阳破阴而收虚阳。本例实为虚阳外越证，而非外感发热证，识证真机就在于神差。

166. 阵热——白通汤

刘某，女，54岁。腰骶颈项疼痛、手指冷痛2年。昼夜时有阵阵燥热汗出，颜面潮红，欲寐，二便调，舌淡白，苔白润，脉数。

附子80g（先煎），干姜60g，葱头6个。3剂。每剂分3服，每3小时1服。

1剂获良效，尽剂燥热、面红消失，睡眠改善，后处以扶阳温肾之法。

【体会】此案显然阳虚阴寒为本，虚阳浮越为标。故曾师首诊以白通汤破阴回阳，解决虚阳浮越之标证。

167. 头痛——白通汤／四逆汤加味

邓某，女，36岁。平素体弱，前夜受寒突然出现头痛紧缩感，头昏，自觉透心样发冷，前额、背心似风吹透凉感，足抽搐。既往受寒则足抽搐，舌淡白，苔白润，脉沉紧。

附子80g（先煎），干姜60g，葱头5个，生姜80g（去皮）。3剂。

药后头痛明显减轻，精神好转，吹风感减轻，已无足抽搐。舌淡白、略夹瘀点，苔白润，脉沉。

附子80g（先煎），炮姜20g，干姜30g，炙甘草20g，砂仁20g，杭巴戟20g，淫羊藿20g，龙骨30g，牡蛎30g。5剂。

后访，诸症皆愈。

【体会】患者平素体弱怕冷，显属阳虚体质。今暴感寒邪，而头紧痛，身怕冷明显。曾师直以重剂白通汤加生姜，温阳破寒而止痛。二诊头痛显著减轻，改以四逆温肾固阳之法。先后两诊，均以扶阳为重，确是火神派经典理法。

168. 虚汗——白通汤

哈某，女，40，藏族。因流产而导致虚汗 3 个月。静坐亦出汗，怕风，时有身烘热面红而出汗加重，汗后怕冷明显，眠差，舌淡青，白润苔，脉沉细。

附子 100g（先煎），干姜 80g，葱头 5 个。2 剂。每剂分 3 服，每 3 小时 1 服。烘热减后，每日服药 4 次。

药后阵热、面红、出汗显减，以桂枝加附子汤善后。

【体会】产后大虚，气阳不固则极易出汗不止，患者怕风，即是气阳大虚明证，依法当采用桂枝加附子汤主之。然患者时有身热面红而出汗加重，眠差，综合舌脉，又是虚阳外越之证，今表里气阳皆虚，阳虚则阴寒自生，故曾师首诊处以重剂白通汤，扶阳破阴，冀期里阳充实，则表阳亦壮，自可固表而虚汗得敛。再诊，则以桂枝加附子汤善后。

十八、通脉四逆汤证

169. 小腹冷胀——通脉四逆汤加味

余某，女，47 岁。小腹胀冷多年，畏寒，舌淡，脉沉细。

桂枝 30g，附子 100g（先煎），吴茱萸 20g，川乌 30g（先煎），干姜 40g，高良姜 30g，炙甘草 30g，生姜 30g（去皮），

苍术 30g，补骨脂 20g，蜜糖 50g。3 剂

药后胀冷消失。

【原按】小腹属肝，病久及肾，阳虚则冷，生寒则凝滞不通故胀。主以温散则胀消，若误以行气消胀则错矣！行气则耗气，更致阳虚加重。此方应理解附子、吴茱萸、川乌之温阳通散之用。

【张评】此案以大剂四逆汤加诸多热药如川乌、吴茱萸、高良姜、桂枝等，颇显火神派风格。

170. 面烘热——通脉四逆汤合橘枳姜汤加味

胡某，女，33 岁。素体脾肾阳虚，现胃胀难忍，不思食，胃寒，面时烘热、发红，舌淡，脉沉细弱。此阴盛格阳之证，由胃寒太盛致使肾阳亏虚而格阳于外。此种病例时常可见，予通脉四逆汤治之，辅以橘枳姜汤利咽。

附子 70g（先煎），吴茱萸 30g，干姜 100g，炮姜 30g，炙甘草 20g，陈皮 30g，枳实 5g，生姜 30g，葱头 5 个，白芷 20g。2 剂。

药后胃胀消失，戴阳证明显好转，继调之。

【张评】此案在阳虚同时，兼见气逆而呃之症，故在四逆汤温阳基础上，再加理气降逆之橘枳姜汤，兼症不同，佐药有别。

171. 痛经——通脉四逆汤加味

代某，女，39 岁。痛经，小腹冷痛拒按，经色暗、量少，素常小腹冷，舌淡，脉沉。

干姜 30g，炙甘草 40g，高良姜 30g，川乌 30g（先煎），蜀椒 5g（去油），桂枝 30g，生姜 30g，附子 40g（先煎）。3 剂。

药后冷痛明显好转。

【原按】本例采用大辛大热之姜、椒、乌、附以速散阴寒痼冷；桂、姜使寒外透，兼解新寒。临床一般常用《金匮要略》温经汤治痛经，其方中仅有桂枝、吴茱萸之温，作用太弱，对轻症可，重症则难收速效。

【张评】此案与曾氏治胃痛用药风格大致相同。

172. 痛经——通脉四逆汤加味

张某，女，25 岁。痛经 3 年，上两次经来痛甚而晕厥，但无呕吐，痛时腹冷、腹胀明显。舌淡白，苔白润，脉沉紧。

附子 100g（先煎），肉桂 20g（后下），沉香 4g（冲服），川乌 40g（先煎），干姜 30g，白酒 70mL。5 剂。

药后腹冷减，即将来经，舌脉同前。前方加炙甘草 60g，黑豆 50g。5 剂。

后访，本次经来疼痛明显缓解，嘱继续治疗。

【体会】此典型之寒厥痛经证，师曰："要知寒凝既可经血不畅，又可经血不收。"曾师以重剂通脉四逆汤加川乌、肉桂、沉香、白酒等扶阳温通、破寒止痛之剂单刀直入。本方也可看做是回阳饮去甘草，加川乌、沉香、白酒，不用炙甘草是防其甘缓有碍乌附温阳破寒之功，彰显火神派特色。二诊腹冷明显好转，月经将至，前方加用炙甘草、黑豆继服 5 剂，经来疼痛明显缓解，并进一步治疗。

十九、乌附麻辛桂姜汤及类方证

173. 痹病——乌附麻辛桂姜汤加减

裴某，女，59 岁。右侧下肢冷痛 8 年，今年更剧，坐后稍久也痛，活动则痛减，时值28℃～30℃的气温亦穿秋裤，经风、电扇吹则加剧，脉沉细小，舌淡面白。此为沉寒痼冷积滞之证。始用附子60g，川乌30g，细辛20g，未效。量渐增至此，显效而愈。

川乌、草乌各150g（先煎），附子100g（先煎），北细辛100g，生姜100g，苍术30g，荆芥穗8g，黑豆300g，肉桂10g（后下），沉香5g（冲服），紫石英50g。3剂。

【张评】如此乌、附大剂确实罕见，显出曾氏胆识。须知系逐渐加量方可用至此等剂量，绝非莽撞而为。

174. 痹病——乌附麻辛桂姜汤加减

汪某，女，51岁。肌肉、关节冷胀软痛30年，舌淡有痕，经治无效。

附子80g（先煎），川乌40g（先煎），北细辛30g，桂枝40g，生姜70g，苍术30g，苡仁30g，威灵仙20g，蜜糖50g。3剂。

药后明显好转，守方出入。

附子100g（先煎），川乌、草乌各30g（先煎），北细辛30g，桂枝40g，生姜60g，苍术30g，乌梢蛇20g，威灵仙30g，川芎8g，豨莶草60g，蜜糖20g。3剂。

共进药10余剂，直至痊愈。

【原按】这类病证属常见病，但一般疗效较差。考其用药多为祛风除湿之品，且风药重于湿药，这种用法不当。因为风祛湿存，燥、利更难，当重用温通散寒之品。仿《金匮要略》“痉湿暍”“中风历节”两篇之法，用之多效。

175. 下肢痛——乌附细辛重剂

何某，女，62岁。右下肢大腿痛软，影响站立1周，且痛而难入眠。腰酸，形神尚可，舌略淡，脉沉弱，素畏寒。予以大剂温阳补肾。

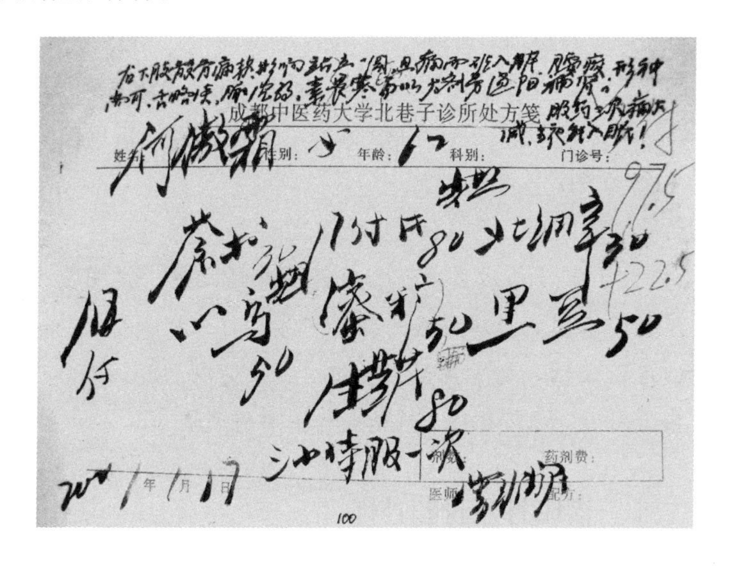

成都中医药大学北巷子诊所处方笺

姓名：　性别：　年龄：　科别：　门诊号：

剂数：　药剂费：

年　月　日　医师：　配方：

苍术30g，附子80g（先煎），北细辛30g，川乌50g（先煎），蜜糖50g（兑入），黑豆50g，生黄芪80g。5剂。每剂分3服，每3小时1服。

服药3次后痛大减，当夜能入眠！药尽病愈。

176. 疼痛——乌头桂枝汤合四逆汤加减

黄某，女，47岁。头痛，腰背怕冷2年，颈项肩部强痛，疲乏无力，胃脘、小腹隐痛，冷感明显，腰痛，时欲寐闭眼。舌淡白，苔白润，脉沉细。

附子200g（先煎），桂枝50g，干姜50g，炙甘草30g，苍术30g，川乌30g（先煎），狗脊20g，砂仁20g，生姜40g（去皮），沉香4g（冲服），肉桂5g（冲服）。4剂。

药后良效，腰痛大减，颈肩强痛好转，头顶冷痛，停药2天而腰背冷痛复现，略牙痛，精神较前明显好转，明日将来月经。舌淡白，苔薄白，脉沉。

附子150g（先煎），桂枝80g，生姜70g，吴茱萸30g，苍术30g，炙甘草20g，川乌30g（先煎），当归20g，生黄芪70g，黑豆40g。5剂。

药后诸症显减，继以温肾填精治之。

【体会】首诊药后良效，但停药后病情反复，说明重剂扶阳，阳复而未固。二诊诉略牙痛，阳浮所为，故减附子、川乌剂量；适值经期，加用黄芪、当归、吴茱萸以调肝调经。此例重剂乌附同用，并获良效，确是火神派用药风格。

二十、潜阳丹及封髓丹证

177. 遗精——潜阳丹加味

蔡某，男，44岁。精液不控，每隔3～4日夜间常自流出1年余。腰不痛，不怕冷，饮食、睡眠正常。舌淡红，苔白润，脉沉略数。

附子80g（先煎），生龟板20g，肉桂10g，砂仁20g，炙甘草20g，生黄芪80g，金樱子30g，生龙骨30g，生牡蛎30g。5剂。

以此方加减，前后四诊共服药18剂而愈。

【体会】肾气不足，精关不固，故而精自溢而不知。虽余无异常，但脉沉略数，曾师据此从肾虚相火妄动而治，处以潜阳丹加生龙牡、金樱子扶阳固肾，潜降相火；重用生黄芪益气固摄而愈。

178. 身痒——潜阳丹加味

邓某，女，31岁。身痒，项、腿部散布小红点，似蚊虫咬伤，发痒。右手腕搔后现一圆形1cm×1cm感染面。患者每年入夏皆发一次，从小记忆至今。手足心热，腰酸便秘，畏寒，舌淡，脉沉，此阳虚外浮而致。

附子70g（先煎），生龟板20g，西砂仁20g，炙甘草20g，蛇床子20g，地肤子20g，肉桂5g（冲服），制硫黄20g，法半夏20g，肉苁蓉30g。5剂。

二诊：制附子80g（先煎），肉桂20g（后下），生姜60g，西砂仁20g，干姜30g，杭巴戟20g，菟丝子20g，枸杞子20g，补骨脂20g，白蔻仁20g，山萸肉20g。4剂。

三诊：附子70g（先煎），生龟板20g，西砂仁20g，炙甘草20g，山萸肉20g，肉桂5g（后下），淫羊藿20g，菟丝子20g，肉苁蓉30g，法半夏20g，制硫黄20g。5剂。

四诊：附子70g（先煎），肉桂20g，生龟板20g，西砂仁20g，炙甘草20g，淫羊藿20g，菟丝子20g，杭巴戟20g，枸杞子20g，鹿衔草30g。4剂。

上方出入化裁，又服10余剂，身痒消失，手足心热减，精神好转，腰酸减，便秘消失。

179. 不寐——封髓丹加味

洪某，女，69岁。失眠，已数日整夜不寐，手心热，形瘦，纳差，肢冷，舌淡胖，边有齿痕，脉沉细。此心肾阳虚，心阳外越之证。予以封髓丹加龙牡等补肾阳之品。

生黄柏 15g，西砂仁 25g，炙甘草 25g，紫石英 30g，龙骨 30g，牡蛎 30g，附子 50g（先煎），肉桂 3g（后下），淫羊藿 20g，怀牛膝 20g。5 剂。

服第 2 剂药时已能入眠，现能睡眠 4 ~ 5 小时，午睡亦能入眠，食欲好转，畏寒减。

180. 胃寒——封髓丹 / 附子理中汤加味

李某，男，27 岁。善饥，食少，胃部不适，反复已 3 年，近来加重。神倦，肢软无力，腰酸软，便常，眠差，偶有呃气，自觉呃出之气较冷，胃部冷，唇红，舌红边有齿痕，有津，脉细数，重取无力。

由于该患者为门诊部职工，已经门诊部其他人诊治，辨证见仁见智，为慎重起见，先据症审之，予以封髓丹，辛甘化阳补其脾肾，苦甘滋其已损之阴，使阳下潜。

生黄柏 10g，西砂仁 25g，炙甘草 25g。3 剂。

药后善饥消失，胃不适好转。近日胃气上逆，气出寒凉尤为明显，改用温肾补脾，填精之品。

附子 80g（先煎），桂枝 30g，干姜 30g，肉桂 10g（后下），炮姜 20g，补骨脂 20g，西砂仁 20g，九香虫 20g，炙甘草 20g。3 剂。

药后呃气消失，自觉胃区冷胀，精神较前明显好转，改附子 120g，干姜 80g，加高良姜 40g。5 剂。

药后胃区冷减，舌红变淡，食增，上方去炮姜，服药 3 个月，附子最终用至 250g，干姜 130g，高良姜 80g，舌淡已转变为正常之红活色，诸症悉除。

【原按】患者唇红、舌红、善饥、脉细数，为慢性疾患，加之眠差，极易诊断为阴虚有热，但此与呃冷气、胃部发冷、舌面有津不符，且其病史较长，所谓“五脏之伤，穷必及肾”，阴寒之证成矣。阴寒之邪逼出中宫阳气，所以出现唇红、舌红，终因邪热不杀谷气，虽善饥但食少，故先投封髓丹小试之。药已中的，证明前次诊断无误，故大胆投以温脾补肾之剂而收功。

181. 口臭——封髓丹加味

李某，男，24岁。口臭，腰酸5年，经补肾扶阳治疗好转。工作2年后就近治疗，效差，故又来诊治。

生黄柏12g，西砂仁25g，炙甘草30g，补骨脂20g，菟丝子20g，淫羊藿20g，仙茅20g，桂枝30。5剂。

药后病愈。

182. 眼胀——甘草干姜汤合封髓丹、橘枳姜汤加味

赵某，女，58岁。眼胀，有外突感，有多年胃病史，且现亦胃胀，咽阻塞不畅感，口腔溃疡，舌淡，脉沉细。此脾胃阳损，痰气上逆阻咽，虚阳上浮外窜而睛有外突之势。予甘草干姜汤、封髓丹治本，橘枳姜汤治标。

生黄柏15g，西砂仁25g，炙甘草40g，陈皮30g，枳实5g，生姜30g，干姜40g，甘松10g，菖蒲20g，远志10g。5剂。

药后眼凸胀感显减，余症亦减，继以封髓丹、甘草干姜汤加补肾填精之品治之。

183. 眼热痛——封髓丹加味

陈某，女，39岁。两眼热痛、发痒、色红一日，口干不欲饮，神倦，手心热。舌淡，脉沉细无力。

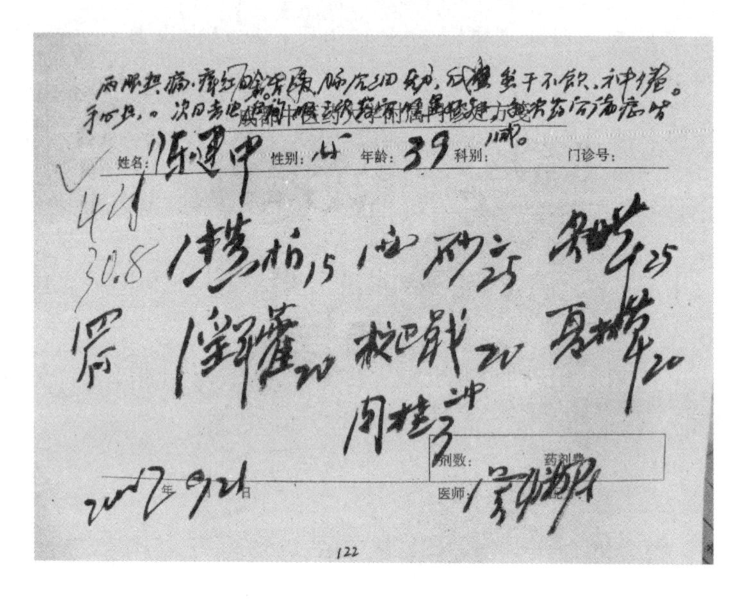
姓名： 性别： 年龄：39 科别： 门诊号：

剂数： 药剂费

年 月 日 医师：

生黄柏15g，西砂仁25g，炙甘草20g，淫羊藿20g，杭巴戟20g，夏枯草20g，肉桂3g（冲服）。4剂。

后电话随访，服3次药后明显好转，每次药后诸症皆减，药服完病愈。

184. 眼红肿——封髓丹加味

曾某，女，59岁。左眼突然充血，发热、疼痛、发痒，眼睑肿而不见瞳仁。手心热，心烦，舌淡，脉细数。食辛辣后引起，前医以清热药泻火治之，又现牙痛，口干苦加重，充血更甚。此阳虚上越之证。

生黄柏 12g，西砂仁 25g，炙甘草 25g，生赭石 30g，炮姜 30g，淫羊藿 20g，菟丝子 20g，补骨脂 20g，肉桂 3g（冷开水冲服）。4 剂。每剂分 3 服，每 3 小时 1 服。

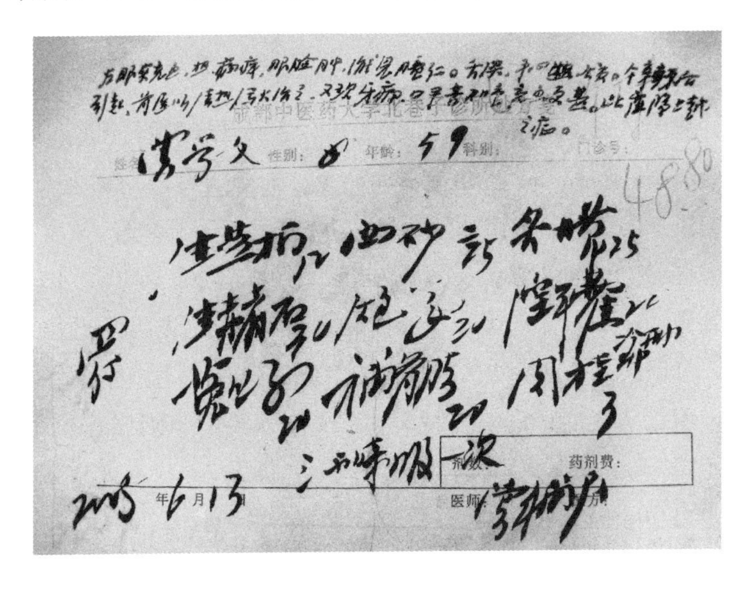

服药 2 次，诸症显减，药服完后，眼症均消失。

【原按】眼肿痛充血，不能见瞳仁、巩膜，且来势突然，符合火热致病的特点；舌淡，脉细数，是阳虚的征象；手心热，心烦，眼热痒，有胃病史，当是虚阳上越之证。故处以封髓丹加味，四逆潜阳丹一类亦可！

【体会】患者年近六旬，本已肾气亏虚，伴有腰痛，乃肾虚明证也。然因进食辛辣燥火之食物，导致虚火上炎，发于肝经而左眼巩膜红肿热痛充血明显。前医失察，误认为肝经实火，清热泻火反增牙痛，口干口苦加重。曾师处以封髓丹加味，潜降坚收虚火，补肾封固；以小剂量肉桂冷开水冲服，引火归原。

此案并未套用活血凉血散血之品，而是采用郑钦安之扶阳坚收虚火之法，诸症皆愈。

185. 牙痛——封髓丹加味／回阳饮加减

钟某，男，68岁。牙痛5天，导致睡眠差，既往有腰椎间盘突出，手术治疗后仍有左腿麻木疼痛感。3年来，自觉体力下降，疲倦欲寐，冬天怕冷，足冷明显。身易发热出汗，无口臭，面略晦暗，舌淡白，苔白润，脉沉。

生黄柏12g，砂仁25g，炙甘草25g，白芷20g，补骨脂20g，菟丝子20g，淫羊藿20g，枸杞子20g，老鹿角30g。4剂。

服药1剂后牙痛即止，药后左腿麻木疼痛亦减轻。夜间易醒，二便调，欲寐。舌淡略青、边齿痕，苔白润，脉沉。

附子70g（先煎），肉桂10g（后下），砂仁20g，生姜30g，淫羊藿20g，老鹿角30g，杭巴戟20g，红参20g，五灵脂20g，紫石英30g。5剂。

【体会】初诊因肾虚虚阳上浮而致牙痛，曾师以封髓丹合补肾填精，固本收火，1剂而牙痛止，药后腿麻木疼痛亦减轻。再诊虚火潜收，大剂扶阳补肾填精治其本，兼以红参、五灵脂益气运血治疼痛。前后两诊，扶阳固本为重，始终贯穿“治之但扶其真元”的扶阳思想。

186. 皮肤瘙痒——封髓丹加味

李某，女，25岁。皮肤瘙痒，指间易发小水泡多年。自觉身热则皮肤瘙痒难忍，与气候无关。手心热则手痒，身热则肌肤痒。稍有口臭，腰略酸软，饮食一般，大便不规律，时干时稀，怕冷，眠差，舌淡白，苔白水润，脉细略数。

生黄柏12g，砂仁25g，炙甘草25g，炮姜20g，紫石英30g，龙骨30g，牡蛎30g，白芷20g，白鲜皮30g，乌蛇20g。5剂。

药后身痒消失，指间小水泡消失。夜尿1次，大便仍不规律，眠差，易醒则再难眠，口略臭，腰仍酸软。舌淡白，苔白润，脉细缓。

生黄柏12g，砂仁20g，炙甘草20g，炮姜30g，紫石英30g，龙骨30g，牡蛎30g，淫羊藿20g，菟丝子20g，鹿衔草30g。5剂。

【体会】患者病发肌肤腠理，实则机体阴阳失调所为。虚阳外浮，郁热而肌肤瘙痒，带出津液而指间疱疹；二便不调，显系肾气失调；口略臭、腰略酸软，皆肾虚使然。故曾师首诊即处以封髓丹合炮姜甘草汤加龙牡、紫石英重镇浮阳，兼以白芷、白鲜皮、乌蛇除湿止痒，药后即获显效。二诊在原方基础上加用补肾填精之品，冀期扶阳固肾，潜收虚阳。并告诫曰：“药后当扶阳补肾，固本封髓方可根治。”诚良苦用心也！

187. 牙痛——潜阳封髓丹加味

陈某，女，43岁。左下颌部牙龈肿痛半月，经西医牙科治疗仍不能好转。咽略疼痛，手足心热，大便时干时稀，睡眠可，舌淡白，苔白润，脉沉数。

附子100g（先煎），生龟板25g，砂仁15g，炙甘草25g，黄柏15g，淫羊藿20g，菟丝子20g，补骨脂20g，枸杞子20g。4剂。每剂分3服，每3小时1服，每日服药4～5次。

服药2次，牙痛显减，药尽痛消，手足心热大减。

【体会】此例显然为虚火牙痛证，手足心热即是肾虚虚火之明证。曾师处以潜阳封髓丹加肾四味，乃正治之法也。

188. 口腔溃疡——潜阳封髓丹加减 / 合术附汤加减 / 四逆汤加味 / 肾着汤加味

张某，女，43岁。口唇干裂、口腔溃疡5年。初起服维生素，不效后服中药，皆以滋阴清热之品治疗，似亦效，但易反弹，反弹后口唇干裂、灼热，口溃加重，治已丧失信心。面色㿠白，少神，腰困，畏寒，便秘，舌淡、边有齿痕，脉沉细微弱。

附子70g（先煎），肉桂10g（后下），西砂仁20g，生黄柏15g，炙甘草20g，炮姜20g，木蝴蝶20g，菟丝子20g，淫羊藿20g，肉苁蓉30g。10剂。

上方服10剂后，口、唇灼热消失，唇干裂好转，畏寒减，精神好转，偶感头昏重。守方加苍术，组成术附汤以解清浊失位，加重启下之品，改肉桂为20g。

附子50g（先煎），肉桂20g（后下），苍术30g，生姜30g，淫羊藿20g，菟丝子20g，补骨脂20g，枸杞子20g，炮姜20g，生黄柏12g，西砂仁20g，炙甘草20g，木蝴蝶20g。10剂。

服药期间，唇、口灼热反复则改肉桂为小量，因阳气恢复不稳而反复，加山萸肉20～30g，助已复之阳下潜。现唇口灼热消失，诸症皆减，舌仍极淡，脉未变，精神明显好转。为防阳气上越不守，且素有畏寒之症，改从温阳建中补肾之法，去萸肉加干姜治之。

附子60g（先煎），肉桂10g（后下），炮姜20g，木蝴蝶20g，西砂仁20g，干姜20g，防风15g，炙甘草20g，菟丝子20g，补骨脂20g，鹿衔草20g。5剂。

药后诸症继续好转，已不觉唇干了，但舌脉仍无改变。现以大剂温阳填精建中之法治之。

附子120g（先煎），肉桂20g，干姜40g，炮姜20g，生姜40g，炙甘草20g，鹿衔草30g，菟丝子20g，杭巴戟20g，西砂仁20g。3剂。

药后述经期小腹胀冷、脱发明显减少。于前方加入川乌解阴盛脏绝之症。

附子120g（先煎），肉桂20g（后下），干姜40g，川乌30g（先煎），生姜30g，西砂仁20g，炙甘草20g，淫羊藿20g，菟丝子20g，杭巴戟20g，补骨脂20g，黑豆30g。3剂。

药后小腹胀冷消失，精神好转，诸症亦减。但舌脉未变，阳气恢复难矣！元气不足明矣！改从填精补肾、温命门之峻剂处之。

附子150g（先煎），肉桂20g，制硫黄20g，法半夏20g，生姜60g，西砂仁20g，鹿衔草30g，补骨脂20g，菟丝子20g，生黄芪40g，河车粉4g（冲服）。4剂。

4剂后感身轻神爽，唯觉腰冷、胀痛，舌脉未变，以肾着汤补虚除湿之剂，扫除峻补障碍。

茯苓60g，干姜80g，苍术30g，炙甘草20g，独活30g，生黄芪50g，附子80g（先煎），肉桂20g（后下），炮姜20g。3剂。

【原按】唇，属脾胃；口腔黏膜、牙龈是肌肉，亦属脾胃；舌与心脾肾有关。如果此类病人病史长，反复发作，多有脾胃病史。脾胃病久则及肾，《内经》云："五脏之疾，穷必及肾。"此时多属虚火上冲而致。阴虚？阳虚？四诊合参结果，近20年所治不下200例均属阳虚，虚阳上越而致。所用方药基本上是用封髓丹加补肾填精之品，重者再加桂附而愈。阳虚为什么唇干裂不泽呢？本《内经》“阳生阴长”之理。滋阴为何不效呢？因为滋阴则碍脾，脾碍则阴生无源！清热？清热与四诊不符，且无清热指征。目前清热养阴之法被疯狂滥用，医源之患太多了！丹溪翁之献成祸矣！辨证确属阴虚，亦应顾护阳气，“阳生阴长”治律不能丢！

二十一、四神丸及桃花汤证

189. 腹泻——桃花汤合附子粳米汤

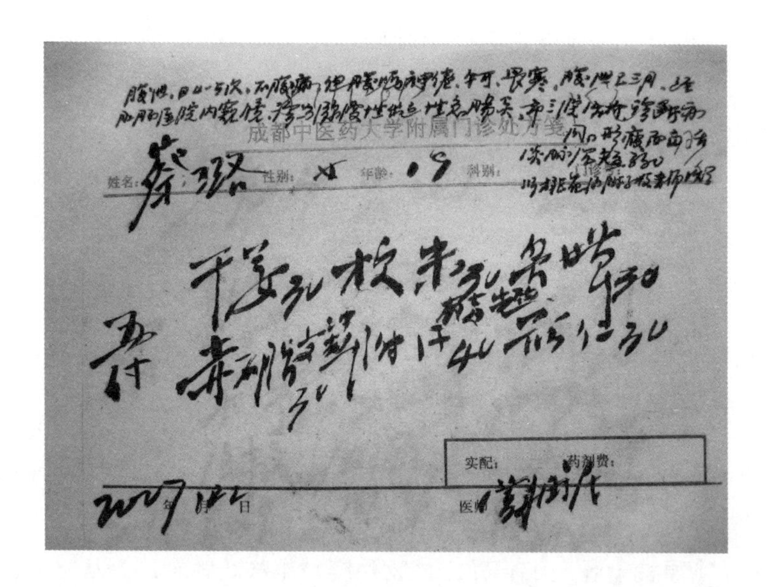
成都中医药大学附属门诊处方笺

姓名：　性别：　年龄：　科别：　诊断：

实配：　药剂费：

年　月　日　医师：

蔡某，女，19岁。腹泻，每日4～5次，不腹痛，但腹鸣神倦，伴便血，病已3个月。食可，畏寒。经肛肠医院内窥镜检查，诊为弥漫性出血性急性肠炎；市三院（病理）活检，诊断亦同。形瘦面白，舌淡，脉沉短弱。以桃花汤、附子粳米汤治之。

干姜 30g，粳米 30g，炙甘草 30g，赤石脂 30g（1/2 服），附子 40g（先煎），苡仁 30g。5 剂。

药后腹泻次数逐减，肠鸣减，便血止。守方如下：

干姜 40g，炙甘草 40g，红参 20g，粳米 40g，赤石脂 30g（先煎），附子 60g（先煎），苡仁 30g，法半夏 20g，桂枝 20g，生黄芪 30g。5 剂。

190. 腹泻——四神丸合桃花汤加附子／桂枝加附子汤加味／自拟附子肉桂汤

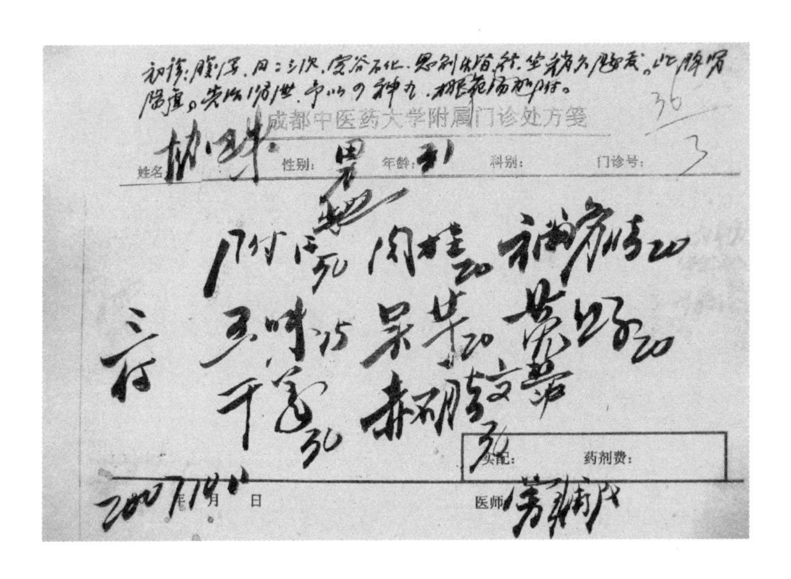

成都中医药大学附属门诊处方笺

姓名　性别　年龄　科别　门诊号

实配：　药剂费：

年　月　日　医师

协某，男，31 岁，藏族。腹泻，每日 2~3 次，完谷不化，思则头晕，行、坐稍久腰酸。此脾肾阳虚。先治肾泄，予以四神丸、桃花汤加附子。

附子 50g（先煎），肉桂 20g，补骨脂 20g，五味子 15g，吴茱萸 20g，菟丝子 20g，干姜 30g，赤石脂 30g（1/2 冲服）。3 剂。

二诊：完谷不化消失，精神好转，思则头晕减轻。现感稍动则汗，项强不适，腰酸。此阳虚不固，予以桂枝加附汤加味治之。

附子 50g（先煎），桂枝 30g，白芍 25g，生姜 30g，炙甘草 20g，大枣 20g，葛根 40g，生黄芪 50g。4 剂。

三诊：动则汗消失，肢已不软。仍感劳（阅读）则倦，舌稍淡，齿痕明显。此阳虚非短时，虽然脾主思，而火生土，火弱则土失健而思失资，仍当续从补火填精治之。

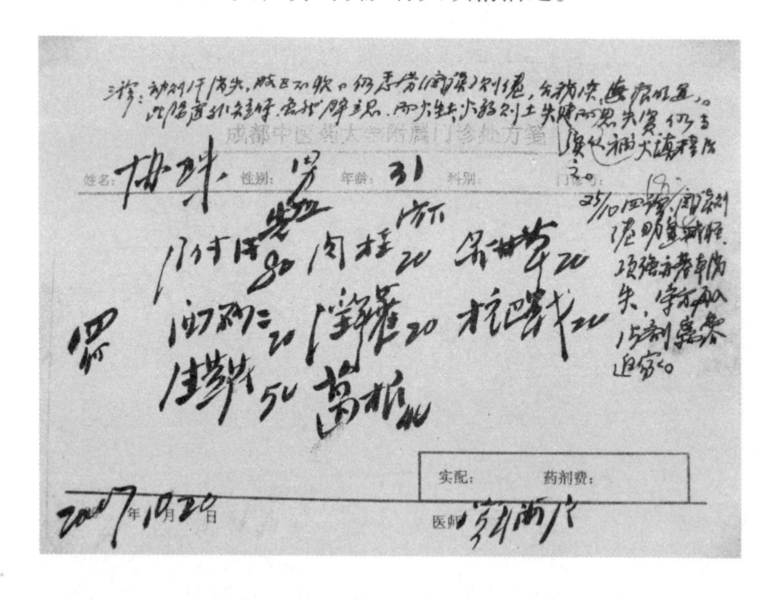
成都中医药大学附属门诊处方笺

姓名： 性别：男 年龄：31 科别： 门诊：

实配： 药剂费：

2007 年 10 月 22 日 医师：

附子 80g（先煎），肉桂 20g（后下），炙甘草 20g，西砂仁 20g，淫羊藿 20g，杭巴戟 20g，生黄芪 50g，葛根 40g。4 剂。

四诊：阅读则疲倦明显减轻，项强亦基本消失，守方再入 15 剂，离蓉返家。

191. 腹泻——四神丸加味／合桃花汤加减

秦某，男，65岁。腹泻8年，患者每日上午有4～5次腹泻，稍慢则失控。神可，腰无所苦，舌淡，脉沉细、尺弱。从舌脉、年龄考虑，此属肾亏滑泄。

肉桂10g（后下），赤石脂30g，五味子10g，肉豆蔻30g（去油），菟丝子20g，吴茱萸20g，补骨脂20g。5剂。

二诊：药后好转，守方继进。

肉桂10g（后下），赤石脂30g（一半冲服），五味子12g，吴茱萸20g，菟丝子20g，肉豆蔻20g，补骨脂20g，炙黄芪40g。5剂。

三诊：肉桂10g，赤石脂30g（过筛25g冲服），干姜30g，炙甘草30g，肉豆蔻20g，生黄芪40g，煨车前子20g。5剂。

药后腹泻已止，便已成形。现仅有轻度肛脱，予以当归补血汤，将归芪用量调换（归芪之比6∶1），后访亦愈。

192. 泄泻——当归四逆加吴茱萸生姜汤加减／四神丸加味／四神丸合桃花汤加味

兰某，男，57岁。腹泻皆在上午，完谷不化，病已1年。神倦，咽干痒不适而咳，心烦，四肢失温，眼干涩，眠差多梦，舌淡，脉沉细、关弱。此肝寒肾虚五更泻之症，当先治肝，为补肾扫清障碍。并嘱次日治咽手术暂缓，拟当归四逆加吴茱萸生姜汤合半夏散主之。

桂枝30g，白芍20g，生姜30g，炙甘草20g，大枣20g，当归30g，吴茱萸20g，北细辛15g，西砂仁20g，法半夏20g，白酒70mL，蜈蚣2条（冲服），炮姜20g。4剂。

上方服后，咽干、咽痒、咳嗽消失，精神好转。予以四神丸加温肾之品。

附子 50g（先煎），肉桂 15g（后下），赤石脂 30g（一半冲服），五味子 12g，补骨脂 20g，菟丝子 20g，吴茱萸 20g，炮姜 20g，炙甘草 20g，肉豆蔻 30g，西砂仁 20g。5 剂。

完谷不化好转，守方再进 5 剂。

完谷不化消失，泄泻每日 1 ~ 2 次，有时尚有滑脱之感，加桃花汤散寒固肠，干姜扶正，粳米补虚。

附子 50g（先煎），粳米 30g，红参 20g，干姜 20g，炙甘草 20g，补骨脂 20g，菟丝子 20g，五味子 15g，吴茱萸 20g，肉桂 10g（后下），炒赤石脂 30g（一半冲服），肉豆蔻 30g。5 剂。

【张评】此案泄泻判为肾虚五更泻之症，但夹有“心烦”“眼睛干涩，眠差多梦”等肝寒之症，曾氏分步治之，“当先治肝，为补肾扫清障碍”，先予当归四逆加吴茱萸生姜汤合半夏散主之，然后转入治泻正题，显出战略眼光。火神派在扶阳之时，要注意先行疏通内外，“为补肾扫清障碍”，这是一种技巧。曾氏治泻以四神丸、桃花汤温肾涩肠，合入理中汤、附子粳米汤温补脾肾，12 味药中含方 4 首，经方、时方并用，显示了套用复方的策略。

二十二、引火汤证

193. 阴痛——芍药甘草汤合引火汤加味

曹某，女，63 岁。会阴疼痛 3 年，加重半年。初起疼痛轻微，随日久而加重。近年来在终日微痛不休基础上，时又剧痛急暴，痛如刀切、灼热，难忍而翻滚不静，痛多在半小时至 2

小时之间，痛时汗流面颊胸背。特别心烦，难眠，夜间双膝独冷。经某部队医院检查，均无阳性发现。神倦，焦急表情，呈慢性痛苦面容，舌淡，脉沉细。此龙雷相火离位，予以滋阴敛阳，柔肝缓急之法，活络效灵丹、丹参饮以治标。

白芍100g，炙甘草60g，熟地20g，玄参10g，麦冬15g，天冬15g，五味子15g，茯苓15g，山萸肉30g，杭巴戟30g，丹参30g，檀香10g（后下），乳没各12g（去油）。3剂。每剂分3服，每3小时1服。

药后痛、烦明显好转，夜已能入眠。舌脉同前。

白芍70g，炙甘草40g，熟地24g，肉桂5g（后下），麦冬12g，天冬15g，茯苓15g，五味子15g，丹参30g，檀香10g（后下），西砂仁20g，乳没各15g。3剂。

药后会阴部疼痛几近消失，离蓉返乡。

194. 肛周疼痛——引火汤

陈某，男，53岁。肛周剧痛潮湿一月。经治无效，中医多按湿热治，西医外涂止痒类药。舌淡红，脉弦细数。思考湿热指征，从脏腑考虑，肺与大肠相表里，但无肺症，病人述近一月心烦，思之难道是雷火浮游，按此搜集，果然心烦，身阵热，热常在午后及夜间，结合脉象亦符合。予以引火汤试之。

熟地20g，五味子15g，麦冬12g，西砂仁20g，茯苓15g，杭巴戟30g，玄参8g，天冬15g，山萸肉30g。3剂。

复诊：述药后肛周潮湿、痒明显好转，守方！

【原按】引火汤见于《疡医大全·卷十七》，共有二方，分别治咽痛（引雷真君方）及阴虚乳蛾。前方：熟地、玄参各一两，茯苓三两，怀药、山萸肉各四两，五味子一两，肉桂一两，白芥子三分；后方：熟地三两，天冬、麦冬各一两，茯苓五两，五味子一两，杭巴戟二两。此方临床运用于阴阳俱虚，阴虚致雷火不安于位，浮游于体表，成斑、成疹而痛者；或失眠，咽痛者。总现浮游之火的症状。

195. 面热——引火汤合甘草干姜汤加味

赵某，女，23岁。面热脱皮，患者面热以两颧为甚，面部脱皮如糠屑鳞片，心烦易汗，倦怠，舌淡，脉沉弱。此属肝肾不足，龙雷之火上燎致面时热，并肺失润，津亏失布。予引火汤。

炮姜20g，炙甘草20g，木蝴蝶20g，熟地24g，西砂仁20g，玄参15g，麦冬15g，天冬15g，茯苓15g，五味子15g，肉桂4g（后下）。3剂。

服药有效，前方调整继服3剂。

杭巴戟30g，玄参10g，天冬12g，五味子12g，茯苓12g，肉桂5g（后下），熟地24g，木蝴蝶20g，沉香5g（冲服），西砂仁15g（与熟地同捣）。

前后6剂，面热消失，皮屑消失，唯面尚燥不润。

【原按】此阳损及阴，相火失潜。此案所服之药不多，诊两次，面热、肤燥基本消失。熟地、西砂仁补肾填精，玄参滋肾且敛浮游之火，用肉桂使火归原，二冬润肺滋水而使肺气下降、金能制木，茯苓、五味子亦收敛肺气。

196. 口溃——引火汤加味

邓某，女，54岁。牙龈、颊黏膜溃疡疼痛，整夜不眠。心烦，舌淡，脉细。此阴不抱阳，龙雷之火上燔，当急补阴以抱阳。该病人素为阳虚，时以肾虚夹湿，或脾虚肝虚寒热来求治。

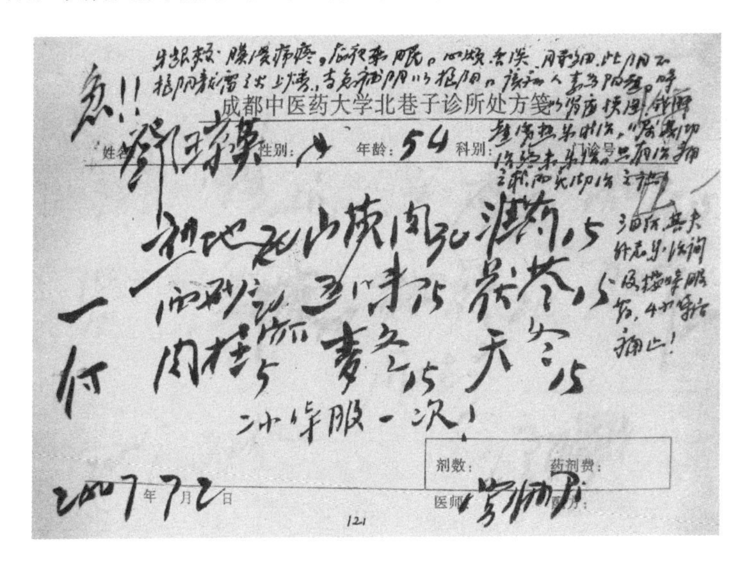
成都中医药大学北巷子诊所处方笺

姓名：　性别：　年龄：54　科别：　门诊号：

剂数：　药剂费：

2007年7月2日　医师：

121

熟地 20g，山萸肉 3g，怀药 15g，西砂仁 20g，五味子 15g，茯苓 15g，肉桂 5g（后下），麦冬 15g，天冬 15g。1 剂，分 3 服，每 2 小时 1 服。

3 日后其夫因外感来治，询悉患者按时服药，4 小时后痛止！

197. 耳鸣——引火汤加味

赖某，男，53 岁。右耳塞，听力下降 2 个月，心烦、倦怠。此前给予当归四逆加吴茱萸生姜汤，稍觉好转，现改从补肾填精治之。

山萸肉 30g，沙苑子 20g，附子 50g（先煎），补骨脂 20g，菟丝子 20g，淫羊藿 20g，仙茅 20g。3 剂。

服药后无改变。且今日觉心烦，眠差，情绪郁闷，仍舌淡脉细。按标本缓急处之，先治标。

淡豆豉 20g（后下），栀子 5g（先煮），合欢皮 30g（先煮）。2 剂。

药后烦、眠、郁闷均解，唯耳失聪始终不效。从舌脉看，属阳虚无疑，不效当另辟蹊径了。细问，常有胸背灼热感，且与郁热不同。从寒凝阳气不入外浮试之，以火不归原理解，用引火汤。

熟地 20g，砂仁 20g，玄参 8g，麦冬 8g，天冬 8g，茯苓 15g，五味子 15g，肉桂 4g（后下），山萸肉 40g，巴戟天 30g。3 剂。

药后显效，耳塞消失，听力恢复。

【原按】此按有两方面：①耳塞不充，按舌脉、年龄，初诊当效。不效，且现烦、不眠，为热扰胸膈之证，非温补之品致之，因舌脉需要温补。本急则治标之理，予栀子豉汤处之，烦眠随即消失，后以引火汤收效。②胸背灼热当从寒凝阳郁理解，故投以轻剂。在处理上，恐损真气，但又想轻试之。虽然治法方药不能一以贯之，是想临证灵活用之，但以不损真气为前提。合欢皮，《本草求真》云："入脾补阴，入心缓气，心神自畅。"《本草经疏》曰："心气疏缓，则神明目畅，欢乐无忧。"

198. 身痒——引火汤加味

陈某，女，44 岁。身痒，肤色正常，身阵热，热则痒，面热则在午后出现。心烦，神倦，舌淡，脉沉细弱。此阳损及阴，阴不抱阳，雷火燔灼，肤失濡养而痒。用引火归原法处之。

熟地 24g，西砂仁 20g，天冬 12g，五味子 10g，茯苓 15g，玄参 12g，巴戟 30g，肉桂 5g（后下），炮姜 20g，枣皮 30g，炙甘草 20g。3 剂。

服药而愈。

199. 皮肤瘙痒——傅山引火汤加减

钟某，男，40岁。身痒，每年春季发，已4年。曾就诊于皮肤专科，治疗不效。皮肤见搔痕，余未见异常。患者素为肝肾不足，春季则阴不抱阳（类似阴虚阳亢）。实际上，证机应为阴阳俱虚，随季节而变为阳虚为主或阴虚为主，予傅山引火汤。此方之法，是“善补阴者，必于阳中求阴”。结合李可医案论火不归原证，则明矣。

熟地24g，炒怀药15g，枣皮18g，西砂仁20g，枸杞子15g，生鳖甲20g，肉桂4g（后下），附子30g（先煎），补骨脂20g，菟丝子20g。5剂。

【原按】痒，皮肤常见病症，难认识。病人但知痒，他症基本忽略。医者见痒，即湿热治之，偶有小效、短效，反弹后更甚。或不顾病体一派清热解毒之品，使症加，体更虚。我本“诸痛痒疮，皆属于心”。心，五行属火，但火还应区分是火盛还是不足，是虚火还是实火。痒，虽是皮肤病，在脏腑来讲，肺主皮毛，还应考虑肺，予以区别。还有他脏病变导致相火不潜，浮游于肤表，是火不潜还是雷火不潜，抑或是龙雷之火不潜呢？视辨证分别选用麻黄薏苡甘草汤、封髓丹、潜阳丹、引火汤之类。也有阳虚寒郁肌肤者。

200. 皮肤瘙痒——引火汤加味

李某，男，24岁。双下肢皮肤出现散发性不规则的圆圈，皮损可见肉芽组织，直径1.5cm，瘙痒，下午、晚上身阵热则烦痒加重已1年余。形胖，神常，汗多，舌常，脉沉细。此龙雷之火不潜，阴不抱阳，用引火汤。

熟地 20g，玄参 10g，五味子 15g，西砂仁 20g，麦冬 15g，茯苓 15g，山萸肉 30g，天冬 15g。3 剂。

后连续以上方加减服用近 20 剂而病愈。

201. 身痒——引火汤加味

易某，女，56 岁。身痒 3 年，心烦，身阵热则痒，热退半小时痒止，皮肤稍干燥，痒常发生在午后或夜间；不热时又觉冷，舌淡，边有齿痕，脉沉细。予以引火汤。

熟地 20g，山萸肉 30g，茯苓 15g，五味子 15g，麦冬 20g，天冬 10g，玄参 8g，肉桂 3g（后下），杭巴戟 30g，乌蛇 30g。3 剂。

此方前后续进 10 余剂而痒止，续与左归调治。

二十三、温氏奔豚汤及类方证

202. 腹痛——温氏奔豚汤加味

张某，女，32 岁。小腹痛胀，经查系盆腔积液，医院要求住院治疗，患者要求中药治疗。查腰腹沿带脉一周胀痛难忍，小腹冷，带下多，舌淡、边齿痕明显，神色正常，脉沉细。此肝肾阳虚之证。

红参 20g，沉香 4g（冲服），肉桂 10g，茯苓 20g，泽泻 20g，怀牛膝 25g，怀药 20g，炙甘草 20g，附子 80g（先煎），苡仁 30g，败酱草 20g。4 剂。

药后诸症好转，守方：

红参 20g，附子 80g（先煎），沉香 4g（冲服），肉桂 10g，

怀药 30g，茯苓 20g，泽泻 20g，怀牛膝 30g，炙甘草 20g，苡仁 30g，猪苓 40g，败酱草 20g。4 剂。

药后腰腹痛消失，B 超复查示盆腔积液消失，续以温补肝肾之法治之。

203. 腹痛——温氏奔豚汤加味

史某，女，70 岁。带脉一周胀痛，常发生在凌晨 4 ~ 5 时明显，心烦，胸胁不适，尿冷（排尿时尿道冷凉），脉沉小弦，舌常。此带脉之患也。

附子 40g（先煎），沉香 5g（冲服），肉桂 5g（冲服），西砂仁 5g，怀药 12g，红参 20g，川牛膝 15g，炙甘草 10g，茯苓 15g，泽泻 15g，老鹿角 30g，艾叶 20g，续断 20g。3 剂。

药后胀痛、心烦好转，唯尿冷无变化，且心下空慌。守方加温阳之品。

附子 70g（先煎），桂枝 30g，炙甘草 30g，干姜 20g，肉桂 8g（后下），沉香 5g（冲服），西砂仁 15g，怀药 15g，红参 20g，炙甘草 10g，茯苓 20g，泽泻 20g，焦艾叶 20g，老鹿角 30g，续断 20g，怀牛膝 30g。4 剂。

药后尿冷感消失，腹胀亦愈。

204. 胸腹热——温氏奔豚汤加味

邓某，女，54 岁。胸腹烦热，心烦，基本不眠，腰背冷。患者睡眠时有反复，身热，但欲寐亦常出现，时有心烦，寒热往来，分别对证采用引火汤、补肝散（自拟：桂枝 30g，当归 10g，山萸肉 30 ~ 50g）、白通汤治之，皆 2 ~ 3 剂药去病除。唯近 1 个多月反复无常。从上治疗过程看出，患者属肾气、真气不足之体。现胸腹热、腰背冷，当从督脉冲任脉治之。此当属罕见奇症。

红参15g，怀药30g，山萸肉30g，沉香4g（冲服），肉桂5g（冲服），西砂仁8g，附子30g（先煎），怀牛膝20g，茯苓20g，泽泻20g，淫羊藿20g。4剂。

药后胸腹热、腰背冷显减，烦减，已能眠，精神稍差。于原方加入龟鹿二胶加强补督脉之用。

红参20g，怀药30g，炙甘草20g，山萸肉30g，龟胶20g，鹿胶20g，肉桂4g（后下），沉香4g（冲服），西砂仁10g，附子30g（先煎），怀牛膝30g，茯苓20g，泽泻20g。4剂。

药后诸症消失，为从本彻治，以补肾填精之品服3个月。

二十四、当归四逆汤及加吴茱萸生姜汤证

205. 烦躁——当归四逆汤加减

栾某，女，32岁。烦躁，心神不定，精力不能集中，神差，提不起精神，病已三月余，加重一月。怕冷，眠差，眼干涩，头后枕痛，月经色红，量时多时少，身软，月经前诸症明显。今日月经第1天，自觉紧张感，双乳胀痛。舌淡、边齿痕，苔白，脉弦。此肝寒血虚证。

桂枝30g，白芍30g，炙甘草20g，大枣15枚，木通10g，当归30g，细辛30g，生黄芪50g。5剂。

【体会】此例问诊，曾师围绕肝之生理展开，肝寒肝阳不振，故而神差、身软；肝血虚寒，故月经紊乱而经期紧张、乳房胀痛；肝主情志，肝郁而情绪不稳；肝开窍于目，肝寒血虚故眼干涩；肝经循头故头痛。曾师以当归四逆汤加重生黄芪暖

肝散寒，益气补血，则诸症自解。

206. 不寐——当归四逆加吴茱萸生姜汤加味

李某，女，41 岁。失眠一月半。以往可入睡 5 小时，手冷，足底冷而痛，时有烦躁，经期烦躁明显，情绪急躁，大便 3 ～ 4 日 1 次，软而不干。舌淡嫩，苔白润，脉细略数。

桂枝 40g，白芍 40g，生姜 80g（去皮），炙甘草 30g，大枣 25 枚，吴茱萸 40g，细辛 40g，当归 40g，白酒 120mL，川芎 30g，黄芪 30g，砂仁 20g。3 剂。每剂分 3 服，每日 4 服。

药后可入睡 5 ～ 6 小时，不觉烦躁，略腹泻。手足冷未减，足底疼痛未减，触腹冷，头昏闷，进食水果则胃脘不适。舌淡，苔白润，脉细。

干姜 30g，炙甘草 30g，生姜 90g（去皮），桂枝 45g，砂仁 20g，白芍 45g，大枣 25 枚，吴茱萸 60g，细辛 45g，当归 45g，川乌 40g（先煎），生黄芪 40g，白酒 100mL。4 剂。

药后可整夜入睡，足冷显减，疼痛减轻，继以填补肝肾。

【体会】不寐，总归“阳不入阴”所致。此例手足厥冷、疼痛、烦躁，经期明显，显属厥阴肝寒证。厥阴主枢，今枢机不利，则阴阳失调，阳不入阴故而失眠。首诊曾师即处以当归四逆加吴茱萸生姜汤，原方原量；兼以加用川芎、黄芪、砂仁暖肝通经，除肝寒，调阴枢而获佳效。二诊兼顾中焦脾胃，合用甘草干姜汤、川乌，力扶中下焦之阳而破除沉寒，暖肝通经而治本。此例不寐，曾师从厥阴肝经论治，颇具新意。

207. 胸痛——当归四逆加吴茱萸生姜汤加减

钟某，女，43 岁。左胸阵发性疼痛难忍 20 余日，服药皆未效。舌淡，脉沉细弦，面色正常。

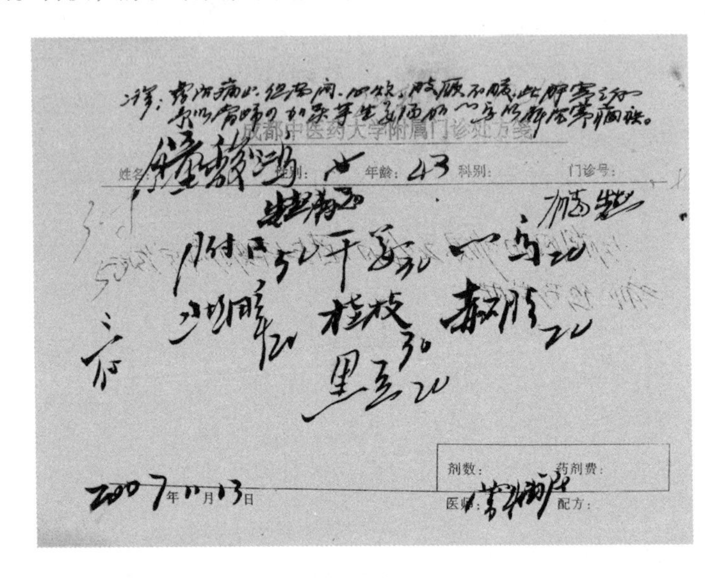
成都中医药大学附属门诊处方笺

姓名： 性别：女 年龄：43 科别： 门诊号：

附子50 干姜30 川乌20

桂枝30

黑豆20

剂数： 药剂费：

2007年11月13日 医师： 配方：

附子50g（先煎），干姜30g，川乌30g（先煎），北细辛20g，桂枝30g，赤石脂30g，黑豆20g。3剂。

二诊：药后痛止，但尚胸闷，心烦，肢厥不暖。此肝寒之证，予当归四逆加吴萸生姜汤加川乌以解沉寒痼疾。

桂枝30g，白芍30g，生姜50g，炙甘草20g，大枣50g，吴茱萸30g，北细辛30g，当归30g，白酒70mL，西砂仁20g，川乌20g（先煎），黑豆20g。4剂。

208. 腹胀——当归四逆加吴茱萸生姜汤

黄某，女，37岁。小腹胀、不温6年，经暗量少，心烦，冬日肢冷明显。此脏绝——肝绝证，且舌淡、脉沉细亦符。予当归四逆加吴茱萸生姜汤。

桂枝30g，白芍20g，生姜40g，炙甘草20g，大枣40g，吴

茱萸 30g，北细辛 30g，当归 30g，白酒 70mL。3 剂。

初服时，药下咽不到 10 分钟就腹泻如稀水便，且人软乏力难以支持，大汗，头昏抽风。急到门诊部咨询，接待者以其不会饮酒，而汤药内有酒解答之。后尽剂来诊，每日腹泻 3 ~ 4 次，人昏软乏力，出汗，怕风，小腹胀上移至脐腹，喉间有痰，舌仍淡，脉细，且素有腰部不适之症。

桂枝 30g，白芍 20g，生姜 20g，炙甘草 20g，大枣 20g，山萸肉 30g，西砂仁 20g。2 剂。每剂分 3 服，每 3 小时 1 服。汗止、冷热消失时，则日服 3 ~ 4 次。

服药 3 次后，昏软乏力、脐上胀消失，今日精力充沛，神清气爽。续与温补肝脾肾三脉善后处之。

【原按】①服当归四逆加吴茱萸生姜汤为什么会腹泻、身软乏力出汗？本案肝寒日久，冰霜冻结，温阳则冰化冻解泻下，故泻为佳兆；人体正气聚积，解冻化冰致体力不支而身软乏力、头昏。此种难以接受的药后反应多有奇效，有云“服药弗瞑眩，非其服也”。忆上世纪 80 年代末期，治一进修生，药后沉睡不醒 3 个昼夜，而血压、呼吸、心电图均正常，在院内作支持治疗，醒后倦怠 2 ~ 3 日，原病若失。此为醒后学生告知，觉喉间多痰，为药后始现，此亦为佳兆。②本案处理欠周处：病已 6 年，当有“五脏之疾，穷必及肾”之变化及脾的病理变化。因此脾肾当有不足，《伤寒论》有脉沉细，不可汗之论（发散），而当归四逆加吴茱萸生姜汤中桂、姜发散，且量大，故汗。若用药照顾到脾肾会更妙。照顾脾肾用什么呢？阴药？阳药？砂仁温宣而面面俱到！

209. 醒后身痛——当归四逆加吴茱萸生姜汤

冉某，女，58岁。患醒后身痛近30年，屡治不效，但起床活动后则痛减，穿衣而卧、注意保暖（虽炎夏亦着长袖长裤）时，疼痛就会缓减，饮食睡眠均可，余无所苦，舌淡，脉沉细。此厥阴肝病也。

当归30g，白芍20g，桂枝30g，生姜30g，吴茱萸20g，北细辛15g，炙甘草20g，大枣35g。

6剂而愈。

【原按】《内经》有言："人卧则血归于肝。"王冰注释为："肝藏血，心行之，人动则血运于诸经，人静则血归于肝脏。"本案抓住肝脏的这一生理特性，并结合病史及舌脉，从肝论治，主用温肝散寒之法而收效。

210. 腰痛——当归四逆加吴茱萸生姜汤

胡某，男，48岁。4年来腰痛时轻时重，终日腰酸软疼痛，午后至入暮逐渐加重，有时又以后半夜至天明间胀痛加重，常因疼痛而被迫起床，稍活动后胀痛短时间消失。疲倦，眠差，有梦，便秘或便溏，心烦，头昏眼干涩，食可，常感背心冷，屡用六味地黄丸、杞菊地黄丸之类补肾治疗而效不显著，舌淡、边有齿痕，脉细弦、尺脉细弱。此肝肾俱病之肝寒兼肾虚腰痛。当温肝补血佐以补肾填精，方用当归四逆加吴茱萸生姜汤加减。

桂枝30g，白芍30g，生姜30g，炙甘草20g，大枣35g，当归30g，北细辛15g，吴茱萸20g，附子30g（先煎），补骨脂20g，淫羊藿15g，白酒25mL。8剂。

二诊：腰胀痛基本消失，心烦好转，腰酸软尚明显，拟补

肾散寒为治。

附子 70g（先煎），桂枝 30g，吴茱萸 20g，鹿衔草 30g，补骨脂 30g，九香虫 20g，西砂仁 20g，炙甘草 20g，白芍 20g。6 剂。

三诊：畏寒腰酸基本消失，精力充沛，唯偶感背寒，以温肾之剂作丸续服 2 个月，并嘱如经济条件许可，可服鹿茸（夏至前，冬至后一月内用 50 ~ 100g）。

【原按】本例血虚肝寒与肾精亏虚、肾阳不足并存，肝肾两者精血关系密切，所谓“精血同源”。但在治疗上，为补肾扫清障碍，故先从肝治疗。肾阳不足则五脏失温，肝亦不会例外，所以在肝肾问题上，不仅要注意其在阴质方面的相互关系，同时两者在阳用方面的关系亦不容忽视。

211. 黎明腰痛——当归四逆加吴茱萸生姜汤

范某，男，36 岁。腰痛，黎明腰胀、疼痛尤甚，起床稍活动后则胀痛消失已 3 年。其余时间身软痛，午后入暮渐加重。心烦，舌淡，脉沉细弦。此黎明腰痛，予以温肝治之：

桂枝 30g，白芍 30g，生姜 70g（先煎），炙甘草 30g，大枣 25 枚，木通 10g，当归 30g，吴茱萸 30g，北细辛 30g，白酒 70mL。3 剂。

药后痛基本消失。

212. 黎明腰痛——当归四逆汤

于某，男，45 岁。精神差半月，眠差，腰酸痛，尤以将起床时疼痛明显，起床活动后缓解，小腿无力，足跟疼痛，时有烦躁，触双手冰凉，舌淡白、边齿痕，脉沉细。

桂枝30g，白芍30g，木通10g，炙甘草20g，大枣25枚，当归30g，细辛30g。4剂。

药后腰痛显著减轻，精神好转，舌淡白、边齿痕，脉缓。

桂枝30g，白芍30g，木通10g，炙甘草20g，大枣25枚，当归30g，细辛30g，生黄芪50g。3剂。

再诊，略腰酸痛，精神佳，舌淡红，苔薄白，脉缓。

桂枝30g，白芍30g，木通10g，炙甘草20g，大枣25枚，当归30g，细辛30g，生黄芪70g，补骨脂20g，菟丝子20g，枸杞子20g。4剂。

后访病愈。

【体会】曾师指出："黎明腰痛，从肝论治，多属肝寒血虚，肝阳不升所致。当归四逆汤散肝寒、养肝血、通肝阳，是为正治，常获佳效。"凌晨3～5时，乃厥阴肝经主时，少阳之气将出而用事。若本肝经气血亏虚，肝寒血虚，则经脉气血不利，不荣则痛，故值此时腰痛明显，起立活动后经脉气血得以通利，故而疼痛显著减轻。此例正是如此，曾师前后三诊，处以当归四逆汤，首诊即获佳效；二诊加用生黄芪，补益经脉之气；三诊再加补骨脂、菟丝子、枸杞子，本"肝肾同源""精血同源"而补肾填精，肝肾同治，药后病愈。

213. 肢冷——当归四逆加吴茱萸生姜汤合半硫丸加味

周某，女，71岁。畏寒，肢冷尤甚，静卧不活动时则腰痛，活动40分钟左右痛解。便秘时久，面色㿠白，心烦，舌淡，脉沉细。此肝寒肢冷，腰痛多属骨质病变。用当归四逆加吴茱萸生姜汤合半硫丸通阳泄浊。

桂枝30g，白芍30g，生姜40g，炙甘草20g，大枣25枚，当归30g，吴茱萸30g，北细辛30g，西砂仁20g，法半夏20g，白酒70mL，制硫黄20g，肉苁蓉30g，白芥子30g。4剂。

药后肢冷、便秘消失，精神好转，续与温阳补肾填精之法治之。

214. 胁痛——当归四逆加吴茱萸生姜汤加减

杨某，男，58岁。胁下痛断续6年之久，此次因劳累、情绪波动引起复发而就诊。腰酸，畏寒肢冷，便溏，神疲，西医诊断为胆囊炎，予住院治疗，症状好转而病终不除。6年间消化功能已低下，食少，体重已减轻十几公斤，舌淡，脉沉细，此肝肾俱虚之候。处方：

桂枝30g，白芍20g，生姜30g，大枣30g，补骨脂15g，淫羊藿15g，当归30g，北细辛15g，郁金5g，吴茱萸20g，西砂仁20g，麦芽15g，山楂20g。6剂。

二诊：诸症均好转，唯舌仍淡，脉沉不起，于上方去麦芽、山楂、郁金，加甘松15g。

三诊：自觉症状消失，唯舌尚淡，脉已趋正常。处方：

附子40g（先煎），桂枝30g，炙甘草30g，西砂仁20g，白芷15g，补骨脂15g，鹿衔草30g。6剂。

【原按】肝脉布两胁，胁下痛要从肝论治，或理气解郁，或调理肝脾，或滋阴养血活血。总之，肝是导致胁痛众多因素中的主要方面。本例属于肝寒血虚型胁痛，诊治时抓住肝、脾、肾三者之间的关系，用当归四逆汤养血散寒，补骨脂、淫羊藿补肾填精，桂枝与甘草辛甘合化阳气、补心火以助脾土，砂仁味厚、与桂枝同用而使脾肾先后天得以同补，且方中加吴茱萸为太阴、少阴、厥阴三阴兼顾，因而收效显著。

215. 关节酸软——当归四逆汤加减

黎某，男，50岁。肘、膝关节酸软影响入眠年余。刚要入睡则关节变软不能入眠，余无特殊，此种现象不分昼夜。舌略淡有痕，脉短弦。本肝藏血、主筋治之。

当归30g，桂枝30g，白芍20g，炙甘草20g，大枣35g，北细辛15g，木通10g，生姜30g，沙苑子30g，枸杞子20g。3剂。

药后明显好转。

216. 下肢酸软——当归四逆加吴茱萸生姜汤加味

陈某，女，50岁。双下肢发软，影响入睡8年。夜间醒来，下肢软而难受，难以再入眠，夏季骨热（胫腓骨），心烦，倦怠，怕冷，舌淡，脉沉细弱。此肝气血不足而倦怠怕冷，脉细弱；筋失血濡而肢软、骨热。

当归30g，桂枝30g，白芍20g，生姜30g，炙甘草20g，大枣35g，吴茱萸25g，北细辛15g，白酒70mL，山茱萸30g。4剂。

从血虚不能敛阳而骨蒸，加入山茱萸30g。

药后明显好转，唯入夏仍骨蒸。

【张评】此例辨证要点在于病在下肢，脉沉细弱。心烦、倦怠则提示病涉厥阴。

217. 关节疼痛——当归四逆汤加减

李某，女，49岁。膝关节痛近半年，不受气候影响，上下楼梯受限，走平路较轻。面部略暗，少神，舌淡，脉沉细。此为关节失润之例。本着肝主筋、柔则养筋之理治之。

当归30g，桂枝30g，白芍30g，炙甘草30g，北细辛15g，木蝴蝶20g。4剂。

药后效显，未料到！守方加入肉桂、巴戟振奋肾阳而处之。

当归20g，桂枝30g，白芍30g，炙甘草30g，木蝴蝶20g，肉桂3g，巴戟肉30g。3剂。

2个月后，因他病来诊，称药后痛失。

【原按】首诊方以芍药、甘草酸甘化阴；当归、桂枝一阴一阳入肝，直指病所筋府之地；桂、甘化阳，使阳生阴长；桂、芍调营卫之气，使阳气流畅，阴血不阻；阳虚则寒有湿，用桂、辛温通，木蝴蝶防其燥。药后显效，再加肉桂、巴戟肉温肾而肝肾同补之，病得彻除。

218. 痹病——当归四逆加吴茱萸生姜汤加减

李某，女，22岁。身体酸痛3年，夏初至秋明显，眠浅、多梦、心烦。

当归30g，桂枝30g，白芍20g，炙甘草25g，大枣25g，北细辛15g，吴茱萸20g，生姜30g，山茱萸30g，白酒10mL。3剂。

药后身痛缓解，仅四肢尚感酸痛。眠浅、多梦、心烦亦有好转。守方再进，左关脉细弱之象消失。

【原按】本例从五行理解，夏天火盛，子盗母气，秋天金旺乘木。因为烦躁、多梦、眠浅，当责之于肝，脉细弦亦属肝血虚。故用山茱萸加强补肝之力。

219. 头痛——当归四逆加吴茱萸生姜汤加味

周某，男，32岁。头晕，两侧太阳穴疼痛三月，呈窜痛，午后为甚。肢冷，倦怠，畏寒，心烦多梦，面色青白，慢性病容，舌淡，脉沉细弦。予当归四逆加吴茱萸生姜汤。

桂枝30g，白芍30g，生姜50g，炙甘草20g，大枣25枚，当归30g，吴茱萸40g，北细辛30g，西砂仁20g，白酒70mL。3剂。

药后症同前，手足冷无变化，守方加川乌。

桂枝30g，白芍30g，生姜60g，炙甘草20g，大枣25枚，当归30g，北细辛30g，吴茱萸50g，白酒70mL，西砂仁20g，川乌30g（先煎），黑豆30g（先煎）。3剂。

药后显效，再服而愈。

220. 乳房胀痛——当归四逆加吴茱萸生姜汤加味

周某，女，31岁。双侧乳房胀痛难忍月余。心烦，乳房冷而时热，神倦，目眶色暗，舌尖有瘀斑，脉沉弱。此属肝寒，予以温肝散寒补肾之品治之。

当归30g，桂枝30g，白芍20g，北细辛15g，炙甘草20g，大枣30g，吴茱萸20g，生姜30g，山茱萸30g，川乌30g（先煎），黑豆30g，白酒10mL，肉桂10g（后下）。4剂。

药后乳疾解。

【原按】乳房呈现寒热是因寒凝气郁产生之热，此类现象常见，如胸冷、头冷、背心冷，日久不冷反热。

221. 厥冷——当归四逆加吴茱萸生姜汤加味／四逆汤加味

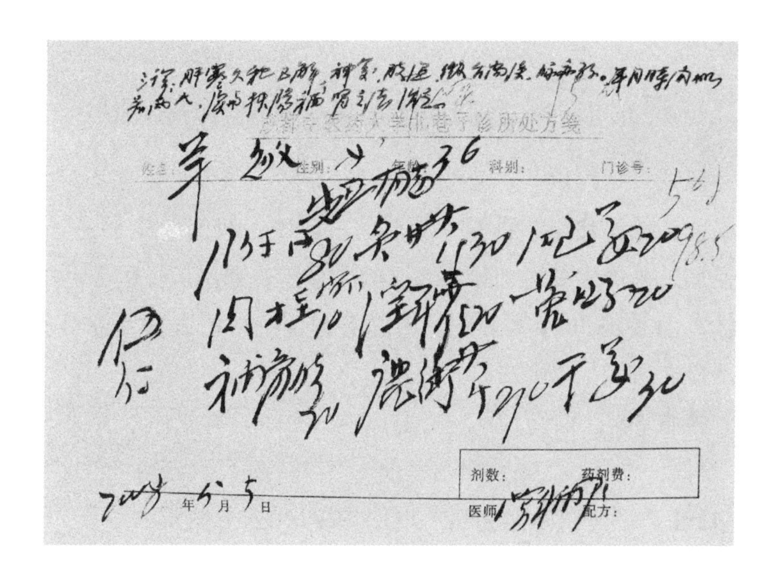

羊某，女，36岁。四肢厥冷，昼夜不暖，神倦，烦躁，多梦，痛经，面有暗斑。此肝寒重症，予以当归四逆加吴茱萸生姜汤，再加益气温通之药以解陈寒壅滞！

桂枝45g，白芍45g，生姜90g，炙甘草30g，大枣25枚，吴茱萸45g，北细辛45g，当归45g，西砂仁20g，白酒7mL，生黄芪30g，川乌30g（先煎），黑豆30g。4剂。

二诊：药后明显好转，守方继进。

桂枝45g，白芍45g，生姜90g（去皮），炙甘草30g，大枣25枚，吴茱萸45g，北细辛45g，当归45g，西砂仁20g，川乌30g（先煎），白酒70mL，生黄芪70g，黑豆30g。3剂。

三诊：肝寒久积已解，神复，肢温，唯舌尚淡，脉亦弱。

自觉前后判若两人，续与扶阳补肾之法治之。

附子 80g（先煎），炙甘草 30g，炮姜 20g，肉桂 10g（后下），淫羊藿 20g，菟丝子 20g，补骨脂 20g，鹿衔草 30g，干姜 30g。5 剂。

222. 肢厥——当归四逆加吴茱萸生姜汤加味

杨某，女，39 岁。心烦，肢厥，尿频，每夜小便 5 ~ 6 次，腰胀，神倦，便秘，舌淡，脉沉弱。曾以一般剂量偏大之当归四逆加吴茱萸生姜汤加味治之，效不显。曾遇患此证的 20 岁之女性，前后服 20 余剂始解。考虑有辨证确、用方准、量不足、效不显之教训，今则按原方剂量用之。

桂枝 50g，白芍 50g，生姜 100g（去皮），炙甘草 30g，大枣 25 枚，吴茱萸 50g，北细辛 50g，当归 50g，西砂仁 20g，白酒 70mL，怀药 90g，益智仁 90g，乌药 90g。3 剂。

药后手足温，畏寒消失，夜间小便仅 1 ~ 2 次，精神好转，尚身软，上楼提物劳累明显，腰胀消失，大便稍干，白带正常，月经正常。舌淡红，苔薄白，脉缓。

附子 100g（先煎），肉桂 10g（后下），生姜 40g（去皮），砂仁 20g，生黄芪 80g，补骨脂 20g，淫羊藿 20g，菟丝子 20g，炮姜 20g，炙甘草 20g。4 剂。

【体会】初诊患者四肢厥逆怕冷显属肝寒，夜尿频繁、腰胀痛则肾虚使然。肝肾虚寒，曾师首先处以当归四逆加生姜吴茱萸汤原方剂量，合重剂缩泉丸，温肝散寒为主，温肾收纳为辅，首诊而获良效，并叹曰：“有言‘药量亦方之秘’，诚信也！”首诊显效，为后续补肾扫清障碍；二诊以重剂回阳饮加补肾填精之品，温补肾元，以固其根。此例认证准确，治疗先后有序，原方原量重用，扶阳为重，固肾为本，颇具火神派风格。

223. 鼻咽干涩——当归四逆加吴茱萸生姜汤加味/四逆汤加味

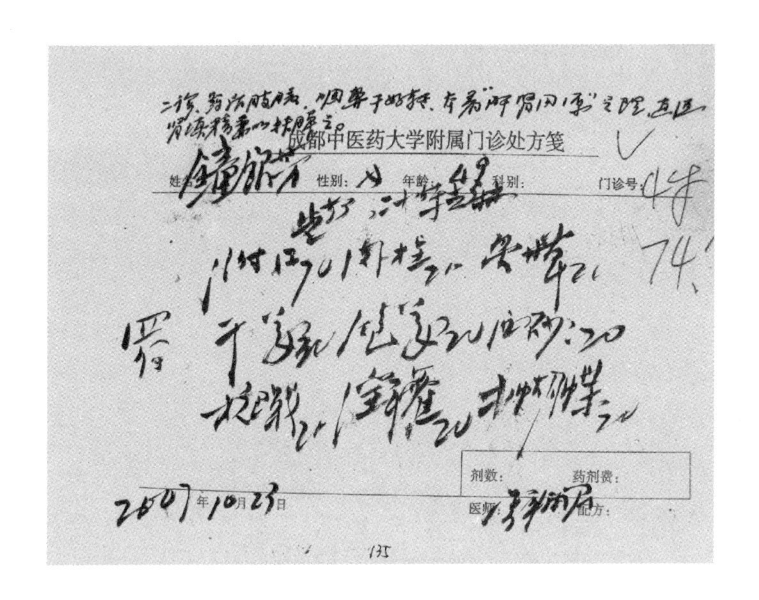
成都中医药大学附属门诊处方笺

姓名：　性别：　年龄：　科别：　门诊号：

剂数：　药剂费：

2007年10月23日　医师：　配方：

钟某，女，49岁。卧则须用被褥将头鼻覆盖，否则鼻腔、咽部干涩难以入眠。眼睑两颧亦胀痛，心烦，肢厥，脉沉细弦，舌淡。此肝虚寒之证，卧则阳气入内，血安于肝，肝疏泄失资，肺升降失常，津失布润，冷气刺激鼻咽而干涸，覆盖则冷气减而不干，予以当归四逆加吴茱萸生姜汤。

桂枝30g，白芍30g，生姜40g，炙甘草20g，大枣50g，当归30g，吴茱萸30g，北细辛30g，炮姜30g，木蝴蝶20g。3剂。

二诊：药后肢暖，鼻咽干涩好转。本着“肝肾同源”之理，予温肾填精兼以扶脾治之。

附子 70g（先煎），肉桂 20g，炙甘草 20g，干姜 30g，炮姜 20g，西砂仁 20g，杭巴戟 20g，淫羊藿 20g，木蝴蝶 20g。4 剂。

药后病愈。

224. 痤疮——当归四逆加吴茱萸生姜汤加味 / 薏苡附子败酱散合桂枝甘草汤、麻杏苡甘汤加味

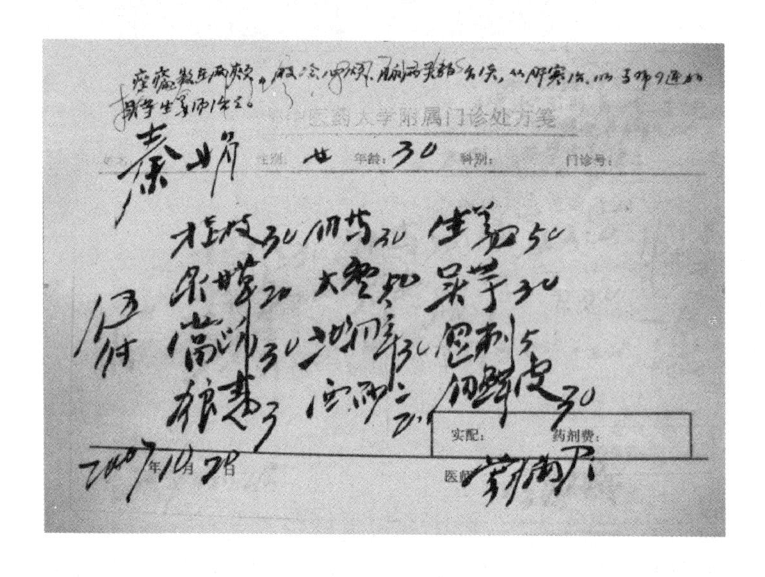
中医药大学附属门诊处方笺

性别：女　年龄：30　科别：　门诊号：

实配：　药剂费：

年　月　日　医师

秦某，女，30 岁。痤疮散在两颊，肢冷，心烦，舌淡，脉两关弱。从肝寒治，予以当归四逆加吴茱萸生姜汤。

桂枝 30g，白芍 30g，生姜 50g，炙甘草 20g，大枣 50g，吴茱萸 30g，当归 30g，北细辛 30g，皂刺 5g，狼毒 3g，西砂仁 20g，白鲜皮 30g。5 剂。

药后肢冷明显好转，痤疮颗粒变小变软，但心下空慌，食少。改从薏苡附子败酱散、桂枝甘草汤、麻杏苡甘汤治之。

炮姜 20g，炙甘草 30g，麻黄 15g，砂仁 15g，苡仁 40g，桂

枝30g，附子40g（先煎），败酱草20g，狼毒3g，皂刺5g，白鲜皮30g。4剂。

225. 手足心痒痛——当归四逆加吴茱萸生姜汤加减

肖某，女，33岁。手足心痒痛三日，上肢遇风、冷水，从肘至手指更痒，心烦，舌淡，脉细弱。此肝寒营卫不利之证。

桂枝30g，白芍30g，生姜50g，炙甘草20g，大枣50g，吴茱萸30g，北细辛30g，当归30g，乌蛇20g，白酒70mL。3剂。

药后病愈。

226. 痛经——乌头桂枝汤合当归四逆加吴茱萸生姜汤加味

丁某，女，23岁。少腹痛8年，15岁月经初潮，经期则痛。近5年，经前1周始痛，呈胀痛，心烦，至经净为止。神倦畏寒，面色皖白隐现青，舌淡，脉沉细。此为肝寒阳虚之证，予乌头桂枝汤合当归四逆加吴茱萸生姜汤佐以温散之品。

桂枝30g，白芍20g，生姜30g，炙甘草20g，大枣20g，吴茱萸20g，当归30g，北细辛15g，川乌30g（先煎），台乌药20g，干姜30g，蜀椒5g（去油），黑豆30g，沉香5g（冲服）。4剂。

药后少腹胀痛未减，月经未至，精神好转。药后口不干，二便同前，守方加重温阳散寒之品。

川乌40g（先煎），干姜40g，附子60g（先煎），花椒10g（去油），吴茱萸20g，桂枝30g，白芍20g，沉香5g（冲服），肉桂15g（后下），炙甘草20g，炮姜20g，蜜糖40g，黑豆40g。

3剂。

【原按】方中以乌、附、姜、椒大辛大热之品破解沉寒痼冷；沉香香窜沉降，同椒、桂补命火，助阳气以养神；桂枝甘草汤温养营卫。

227. 痛经——当归四逆加吴茱萸生姜汤加味

吴某，女，40岁。痛经难忍，手足厥逆，烦躁，经色暗，小腹有冷感，腰痛，脉沉细弦，舌淡。予以当归四逆加吴茱萸生姜汤加生黄芪、川乌补肾助阳，协主方以解壅滞之邪。

桂枝30g，白芍30g，生姜50g，炙甘草20g，大枣25枚，吴茱萸30g，北细辛30g，当归30g，川乌30g（先煎），生黄芪60g，肉桂10g，西砂仁10g，白酒70mL。3剂，急煎服。

服药1次后，痛明显减轻；服第2次药后，则痛止（计8小时内）。

228. 经漏——当归四逆加吴茱萸生姜汤加味

姚某，女，42岁。漏经4月。1年前开始经来10日始尽，此后则经期逐月延长，近4月行经半月，量渐减，但始终不尽，形成漏经，到下次经期时量仍如来经一样多，经黑量少。心烦，小腹冷，肢冷，舌淡，脉沉细。此阳虚寒厥脏绝之证，予以当归四逆加吴茱萸生姜汤加味：

桂枝30g，白芍30g，生姜70g（去皮），炙甘草30g，大枣25枚，当归45g，吴茱萸45g，北细辛45g，白酒70mL，阿胶20g（烊化），焦艾10g。3剂。

服药后好转，守方继服。

桂枝30g，白芍30g，生姜70g（去皮），炙甘草20g，大枣

25枚，吴茱萸30g，北细辛30g，当归30g，白酒70mL，阿胶20g，焦艾20g，附子70g（先煎）。4剂。

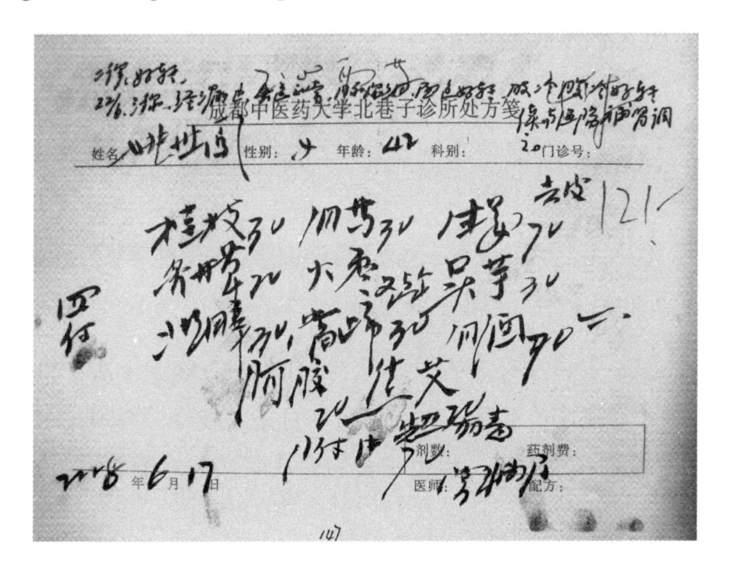
成都中医药大学北巷子诊所处方笺

姓名：　性别：女　年龄：42　科别：　门诊号：

桂枝30　白芍30　生姜70
炙甘草20　大枣25枚　吴茱30
北细辛30　当归30　白酒70mL
阿胶20　焦艾20
附子70

四付

剂数：　药剂费：

年　月　日　医师：　配方：

经漏止，舌色正常，面色好转，肢冷好转，续与温阳补肾调之。

229. 经漏——当归四逆加吴茱萸生姜汤加川乌

毕某，女，36岁。近2个月来，经后2天复流血，淋漓不尽，延至下次行经，出现轻度贫血。曾服某医中药治疗2次（丹栀逍遥散加四物汤），但仍未止。易疲倦乏力，精神差，怕冷，烦躁，手足冷，眠差多梦，经期烦躁，乳房胀痛，痛经明显，易腹泻，面暗黄少华，纳可，舌淡白、边齿痕，苔白，脉弱。

桂枝45g，白芍45g，生姜90g（去皮），炙甘草30g，大枣25枚，吴茱萸45g，当归45g，细辛45g，川乌20g（先煎），黑豆 20g，砂仁 20g，白酒 120mL。4 剂。

药后病愈。

【体会】此例正是曾师“当归四逆汤运用体会”一文中之典型案例。曰虚：因贫血面见暗黄少华；因肝虚及肾而疲倦、乏力、神差；伤脾则腹泻。曰厥：手足冷，怕冷。曰痛：痛经严重。曾师以原方剂量，加川乌、砂仁主之，识证准确，方药精准。

230. 月经不调——当归四逆加吴茱萸生姜汤加味／四逆汤加减／附子理中汤加味

李某，女，20 岁。月经不调，4 年来数月经来 1 次，量少、色黑，小腹不痛，腰酸，神可。近 3 月来，肢冷，心烦，多梦，脉沉迟细弦、尺不显，形色正常。先从肝寒治，予以当归四逆汤加吴茱萸生姜汤。

桂枝 30g，白芍 30g，生姜 50g，炙甘草 20g，大枣 25 枚，当归 30g，北细辛 30g，吴茱萸 30g，西砂仁 20g，白酒 70mL。4 剂。

先后诊治 4 次，原方剂量不变，共服 20 余剂，肢厥、小腹冷始解，可见沉寒之深、之重，且方中先加川乌 30g，河车粉 4g（冲服）。4 剂未效，后改川乌 50g，生黄芪 80g，白酒 100mL，服 4 剂后肢冷才彻底解除。

附子 100g（先煎），肉桂 20g（后下），生姜 40g（去皮），西砂仁 20g，淫羊藿 20g，菟丝子 20g，补骨脂 20g，干姜 30g，生黄芪 80g，肉豆蔻 30g。5 剂。

月经如期而至，量较少，转以温脾补肝而治。

红参 20g，炒白术 20g，干姜 30g，炙甘草 30g，西砂仁 20g，法半夏 20g，桂枝 30g，生黄芪 40g，附子 80g（先煎），当归10g。4剂。

后访病愈。

二十五、吴茱萸汤证

231. 头痛呕吐——吴茱萸汤加附子加味

任某，女，67岁。心烦、头痛3个月，头痛则吐，经CT、脑血流图检查正常。且每夜寒热往来，大汗，舌淡，脉沉细，稍倦怠，夜间难眠，食少。

红参20g，吴茱萸30g，生姜30g，大枣20枚，附子50g（先煎），枣皮50g，龙骨30g，磁石30g，白芷20g。2剂。每剂分3服，每3小时1服。

开始服时仍呕吐，第2次服药后开始好转，次日寒热消失，头痛减，守方服6剂后痊愈。

【原按】此证属肝寒日久伤及肝阴（血），寒热往来靠大剂量山茱萸缓解。

232. 头痛——吴茱萸汤加味

余某，女，30岁。头痛3年，平时常冷，头顶发冷，痛时加重，心烦，恶心，足趾有水泡、瘙痒，舌淡，脉沉细。

红参20g，生姜20g，吴茱萸25g，大枣20g，麻黄10g，苍术10g。3剂。

【张评】此案从舌脉看，证属虚寒。头顶为肝经循行之处，故断为肝寒。肝寒则疏机不利，水湿疏泄不畅，渗于皮成水泡，故用吴茱萸汤解肝寒，用麻、术渗利水湿而效。

233. 头痛——吴茱萸汤合桂枝甘草汤

周某，女，39岁。头痛8年，头顶痛，痛甚则呕，常心下空慌，心烦，倦怠。予以温补。

红参20g，吴茱萸40g，生姜40g，大枣25枚，桂枝30g，炙甘草30g。4剂。

药后痛止，心下空慌减，续与温补心肾。

234. 眩晕——吴茱萸汤加味／理中加吴茱萸汤加味

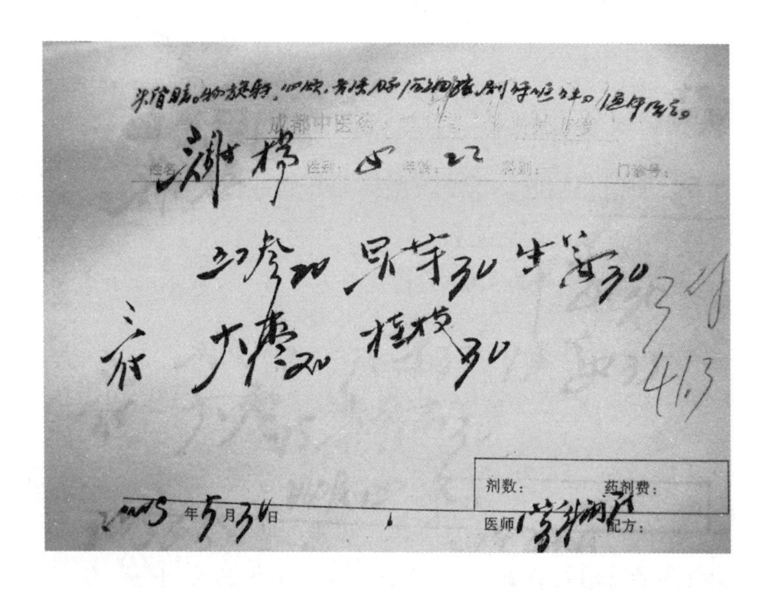
成都中医药……

姓名：谢某　性别：女　年龄：22　科别：　门诊号：

红参20　吴茱30　生姜30

大枣20　桂枝30

剂数：　药剂费：

年　月　日　医师：曾辅民　配方：

谢某，女，22岁。头昏、眩晕，时觉物体旋转，心烦，舌淡，脉沉细弱，剧则呕吐。温肝治之。

红参20g，吴茱萸30g，生姜30g，大枣20枚，桂枝30g。3剂。

心烦稍加，头晕眩同前，且觉头重，恶心减，守法，佐以

补肾治之。

红参 20g，吴茱萸 30g，生姜 30g，大枣 15 枚，苍术 30g，附子 80g（先煎），代赭石 30g。4 剂。每剂分 3 服，每 3 小时 1 服。

头晕减不足言。前从肾佐治效不满意，改从中治（寒从中生）。

红参 20g，炒白术 20g，干姜 30g，炙甘草 20g，吴茱萸 35g，生姜 35g，大枣 15 枚，代赭石 30g。3 剂。每剂分 3 服，每日 4 服。

服药 2 剂后头晕消失，然舌淡、脉沉细，续从温脾补肾法治之，以改变阳虚之体。

【原按】眩晕、视物旋转、上下移动，属“风”证（《中医基础学》）。患者烦躁甚，若少阴之烦躁则“多寐”，厥阴之烦躁则“多烦”（《医宗金鉴·伤寒论注·少阴病脉证并治》）。结合脉舌合参：脉沉细，属虚；弦，属肝；舌淡，属阳虚。证属肝寒证、厥阴证，处以吴茱萸汤加桂枝。一、二诊不效，当守方、守法，只考虑佐治手段。临床凡遇不效时，应认真思考，是辨证上的问题，还是治法不够全面的问题。此案的关键在此！

二十六、滋肾丸证

235. 小便热痛——滋肾丸加味

唐某，女，58 岁。尿灼热感、疼痛，量少，舌淡、齿痕明显，脉沉细。此前患者分别出现虚阳外越和格阳证。细问 20 多年前患肾盂肾炎，尿蛋白、红细胞未消，曾长期服用清利之品，致使肾阳亏损，当以滋肾丸加味。服 2 剂多，尿道刺激解除，续与温阳益肾之法治之。

肉桂 10g（后下），知母 12g，生黄柏 12g，琥珀 15g，怀牛膝 20g，朱茯苓 20g。3 剂。

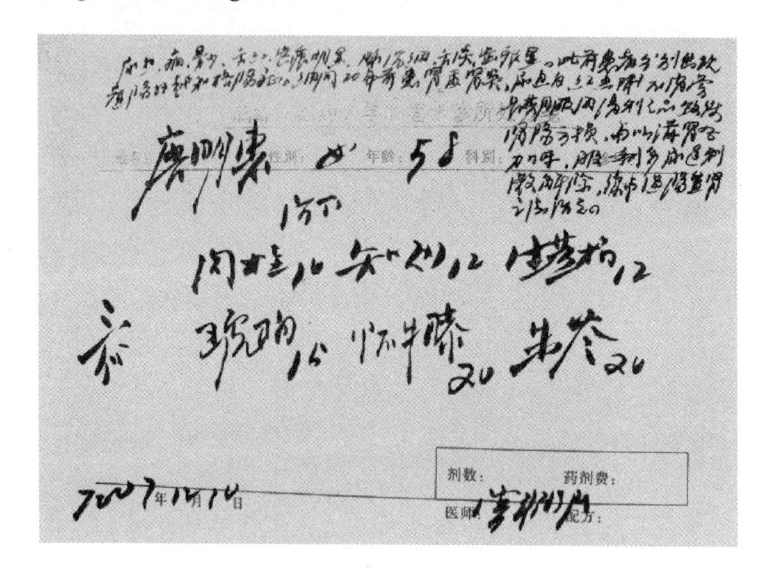
姓名：　性别：女　年龄：58　科别：

后下

肉桂 10　知母 12　生黄柏 12

琥珀 15　怀牛膝 20　朱苓 20

剂数：　药剂费：

2007 年 12 月 14 日　医师：　配方：

236. 癃闭——滋肾丸加味

赵某，女，54 岁。尿量少，点滴而来，次少，昼夜 2 ~ 3 次，且觉热痛。双手背、面部、下肢、腰部皮肤浮肿半月，在某医院治疗 10 日无效而来。

知母 12g，肉桂 10g（后下），黄柏 15g，麻黄 5g，北细辛 8g。3 剂。

药后尿热痛消失，量稍增多，肿明显好转。用小剂量麻辛意在疏肺温肾以散水湿。

237. 癃闭——滋肾丸加味

吴某，女，71岁。小便热痛、点滴不出，腰胀痛，口干，口中滋腻。

肉桂5g（后下），知母10g，生黄柏12g，法半夏20g，西砂仁20g，琥珀15g，瓜蒌15g，怀山药20g。2剂。

药后诸症明显好转。

二十七、苓桂术甘汤证

238. 咳喘——苓桂术甘汤加减

高某，女，3岁。咳剧，喘息不卧。时有干呕，食少，咳剧则出汗。患儿平素感冒则咳嗽，为阳虚之体，从1岁多即来诊，常服小青龙、射干麻黄汤之类加附子。故从肾治饮之法治之。

茯苓10g，五味子4g，干姜4g，北细辛3g，法半夏7g，炙甘草5g，沉香2g（冲服），肉桂1g（冲服）。3剂。

药后咳止，食增，予以砂半理中汤善后。此系脾肾阳虚，饮邪内生所致。

239. 胃气上冲——苓桂术甘汤加味

徐某，女，52岁。时有胃腹气逆上冲6年，夜间较重，上冲则咽阻不适；有时亦有气从下走感，矢气后则腹部舒适。久站腰痛，背心冷，便溏，近二日夜间胃脘隐痛，平时进食水果则脘腹不适。舌淡白、边齿痕明显，苔白润，脉弦滑。

茯苓40g，桂枝40g，生姜30g（去皮），大枣15枚，炒白术 20g，炙甘草 30g。4 剂。

药后显效，守方再治而愈。

【体会】气上冲胸，咽喉不利，此中焦阳虚水停，水气为病也。故曾师以苓桂术甘汤合姜枣温阳化饮、平冲降逆。《金匮要略》苓桂术甘汤主治“心下有痰饮，胸胁支满，目眩”，方用茯苓四两，桂、术各三两，甘草二两。以茯苓为君药，重在淡渗化饮；“病痰饮者，当以温药和之”，以桂枝、白术、甘草甘温扶助脾阳，而温化痰饮。今水气为病，夜间阴盛而上冲加重，故曾师亦重用桂枝，冀期温阳平冲；加用姜枣，以姜化饮，枣养中。

二十八、栀子豉汤证

240. 胸热——栀子豉汤合甘草干姜汤

侯某，女，25 岁。失眠，发热。细问觉胸热烦躁，体温 37.4℃。失眠恐为宿疾，胸热为新患。舌淡，脉细数。但患者有阳虚之舌，且有神倦不足之体。主以栀子豉汤加干姜、甘草合方而治。

淡豆豉 20g，栀子 10g，干姜 10g，炙甘草 10g。2 剂。每剂分 3 服，每 2 小时 1 服。

次日来诊，胸热、烦躁、困倦好转，续与当归四逆加吴茱萸生姜汤而治。

241. 烦热——栀子豉汤加味

杨某，女，37 岁。胸热，心烦，眠差三日。舌淡，脉沉细数。本证病人多系有中寒病史，而成为上热下寒之证。故处以栀子豉汤加干姜治之，口和，胸热、心烦消失则停药。

栀子 10g，淡豆豉 15g，干姜 20g，白芷 20g。3 剂。

服药 4 次后，烦热消失而停药。第 2 天自觉胃冷，亦属处理不慎之故。

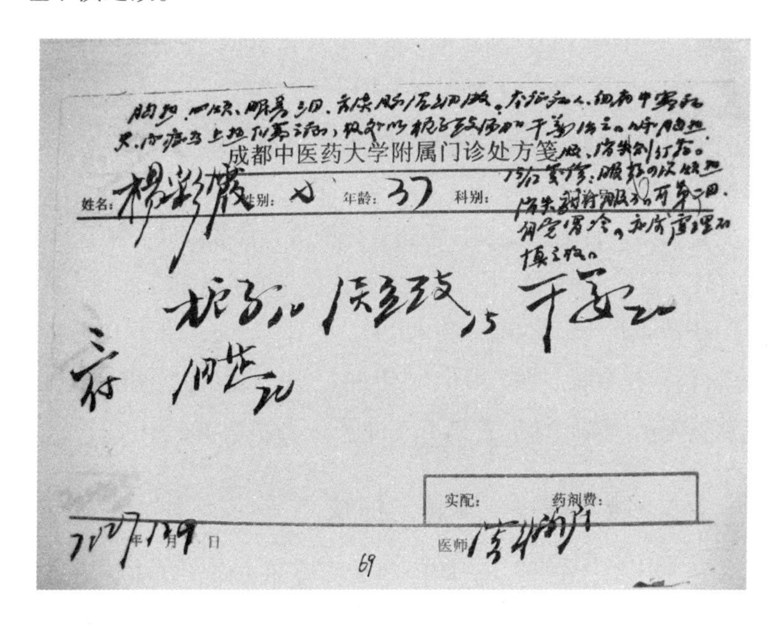
成都中医药大学附属门诊处方笺

姓名：　性别：　年龄：37　科别：

实配：　药剂费：

年　月　日　医师

二十九、肾着汤证

242. 腹胀、便秘——肾着汤加味

韩某，女，74 岁。腹胀满、食少不知饥，腰胀痛，便秘，反复已多年。舌淡透白、边略有齿痕，右侧舌边有一椭圆形青斑约 4mm × 8mm，边界清晰，脉沉细弱、尺脉不显。此脾肾阳虚夹湿，以肾着汤加味处之。

苍术 20g，厚朴 15g，干姜 40g，炙甘草 20g，法半夏 20g，西砂仁 20g，制硫黄 20g，附子 80g（先煎），茯苓 40g。3 剂。

再诊，上方加山楂、黄芪，再进3剂后胃胀基本消失，腰冷胀痛稍减，唯便秘改善不明显，原方加重温阳剂量治之。

附子100g（先煎），茯苓30g，干姜40g，苍术20g，炙甘草20g，法半夏20g，制硫黄20g，肉苁蓉30g，生黄芪40g，西砂仁20g，炮姜20g。3剂。

上方温阳药姜、附、硫黄剂量不变，继服药后冷胀几近消失，仅便秘，先后加生炒莱菔子、沉香、紫菀，从气机寻求亦无效，脉变化甚微，舌渐转淡红，舌边青斑消失。食欲好转，精神、畏寒好转，但稍走则腰酸胀、乏力，改从补肾填精温阳治之。

茯苓40g，干姜40g，苍术20g，炙甘草20g，附子100g（先煎），西砂仁20g，桂枝30g，独活30g，法半夏20g，制硫黄20g，肉苁蓉30g，紫菀20g，芒硝1g（冲服），石决明30g。4剂。

243. 腰背痛——肾着汤加味

陆某，男，65岁。天阴冷则肩背腰部酸痛、发凉2年，伴头晕而痛，腰部冷胀，捶打可减轻，每服清热药则症状加重。纳差，舌淡白胖，苔白腻，脉沉紧。

苍术30g，附子150g（先煎），生姜30g，干姜40g，茯苓40g，炙甘草60g，桂枝30g，川乌40g（先煎），黑豆50g。5剂。

药后病愈。

【体会】此例即是郑钦安所论寒湿腰痛也。故曾师直以肾着汤加重乌附为治，破寒痹而止身痛，散寒湿而通经脉。经方加减，首重扶阳，用药简练，深得伤寒火神心法！

三十、自拟补肝汤、补肾汤证

244. 胁痛——自拟补肝汤加味

冯某，女，78岁。两侧胁肋疼痛难忍，双侧腹股沟亦痛，伸腿则腹痛加重1月余。小腹空，心烦、汗多，腰痛软无力，畏寒，舌淡，脉沉细，且有寒热往来之症。此肝虚肾亏之证。

桂枝30g，白芍25g，当归20g，山萸肉30g，淫羊藿20g，菟丝子20g，骨碎补20g，老鹿角30g。4剂。

痛明显减轻，心烦、汗出好转，小腹空减，寒热消失。

245. 多汗——自拟补肝汤加减

邓某，女，43岁。心烦，身阵热，汗多，神倦不安，舌淡，脉细数。

肉桂4g（冲服），山萸肉90g，补骨脂20g，菟丝子20g，仙茅20g，玄参15g，天冬15g。3剂。

【原按】此肝虚极之证。相火（雷火）不藏，肝失调达则烦；雷火外出则热而汗。药后诸症消失。患者年前子宫肌瘤手术，术前月经量多而体差，嘱其续治。方中肉桂引火归原；山萸肉敛肝阴，固外泄；补骨脂、菟丝子、仙茅本肝肾同源而补之；玄参以解浮火之外象，天冬补汗出之津伤。

246. 头痛——自拟补肝汤加味

陈某，女，65岁。头痛，生气后痛甚，且昏厥、人事不省。心烦，气甚则昏厥时间长，脉细弦。

桂枝30g，当归20g，白芍50g，石决明30g，龙骨30g，牡蛎30g，香附15g，山萸肉30g，炙甘草30g，西砂仁20g。4剂。

药后心烦，头痛好转，舌常，脉细弦小，守方出入。

桂枝40g，炙甘草30g，吴茱萸30g，当归30g，白芍50g，山萸肉30g，石决明30g，龙骨30g，牡蛎30g，磁石30g。4剂。

诸症持续好转，守方出入。

桂枝40g，当归10g，白芍20g，吴茱萸30g，山萸肉30g，炙甘草20g，龙骨30g，牡蛎30g。4剂。

尽剂而愈。

247. 哈欠——自拟补肾汤

陈某，男，5岁。哈欠。患儿近日频繁张口哈欠，每次3～5秒方闭，瞬时又现。其母不知何故，前来就诊，诊之无特殊之处。注意观察，发现了一次，张口有声，哈欠也。《内经》言哈欠属肾主，当为肾虚。

补骨脂10g，菟丝子10g，淫羊藿10g，枸杞子10g。3剂。

药后症同前，虽形色无异，而神稍差，似觉无活力，且舌淡，故于前方加桂附。

附子10g（先煎），肉桂3g，淫羊藿10g，菟丝子10g，补骨脂10g，枸杞子10g。3剂。

药后稍好转，嘱此方续服。后访，15剂后哈欠消失。

三十一、温胆汤及类方证

248. 发热——黄连温胆汤加味

高某，女，4岁。昨夜烦倦（懒动，眼闭，乱抓人），高热，

今晨不思食，无呕恶。舌淡，脉细数。此湿郁少阳三焦，予以温胆汤。视舌淡，且素为阳虚，为免伤阳，加入砂仁、蔻仁，并重用砂仁使其辛甘化阳，免药伤阳。

黄连 1.5g，法半夏 12g，茯苓 12g，陈皮 10g，枳实 4g，竹茹 6g，白蔻仁 8g，西砂仁 10g，炙甘草 5g。2 剂。每剂分 3 服，每 2 小时 1 服。

连服 2 剂，发热退，药后精神好转，舌质由淡转常。

【**原按**】此案解决湿郁少阳三焦，用黄连温胆汤。为免伤脾胃之阳，用砂仁辛甘化阳而达到了目的，甚喜！

249. 肿胀——温胆汤加味

程某，男，67 岁。手足掌指趾肿胀二日。患者晨起感手指强硬、胀，面肿，自感皮下胀而不适，面色正常，舌正常，脉细弦。从肝胆问，果然心烦，口腻，乏味，大便不爽。因为肉上皮下主腠理，当属三焦，为三焦气机不畅，影响肝胆气机，借用温胆汤试之。

法半夏 20g，茯苓 20g，陈皮 15g，炙甘草 10g，竹茹 10g，枳实 5g，徐长卿 30g，琥珀 15g，远志 10g，菖蒲 20g。3 剂。

药后肿消，诸症皆除。

250. 尿频——温胆汤加味 / 补肝汤加味

彭某，男，37 岁。白昼尿频，每小时 1 次，每夜小便 5 ~ 6 次，发病二日。无尿路刺激征，心烦，身重，心慌，食少，乏味，舌淡、边有齿痕，苔腻，脉沉细弦。此胆气郁结，但本虚。用温胆汤治胆郁，肉桂、砂仁反佐以固本。

法半夏 20g，茯苓 20g，陈皮 15g，炙甘草 10g，竹茹 10g，

枳实 10g，琥珀 10g，菖蒲 20g，肉桂 4g（后下），西砂仁 10g。2 剂。每剂分 3 服，每 3 小时 1 服。

药后尿频消失，余症减，唯寒热往来，心烦且干呕，此肝虚脾失升、胃失降之证。以桂枝、当归、山萸肉温肝以解寒热，半夏、生姜解脾胃升降失调而止呕逆。

桂枝 30g，当归 10g，山萸肉 30g，法半夏 20g，生姜 20g。1 ~ 3 剂。

进药 1 剂后寒热即解，呕止。后以调补肝肾之阳治之，因舌淡，脉沉微之故也。

251. 水痘——黄连温胆汤加味

高某，女，4 岁。昨夜身热，体温 39℃。昨夜其母临睡前（22 时）见孩子倦怠，摸身体灼热，干呕，晨起前来就诊。现身热解，且手、面、躯体现水痘。患者素为阳虚之体，舌苔正常，姑从湿郁少阳治疗之。

黄连 2g，法半夏 8g，茯苓 8g，陈皮 6g，炙甘草 5g，竹茹 7g，枳实 4g，连翘 6g，竹叶 7g，生苡仁 15g，白蔻仁 8g。2 剂。每剂分 3 服，每 3 小时 1 服，热退可减服药次数。

药后夜身热减，水痘瘪扁，痒减，守方继进。

法半夏 10g，茯苓 10g，陈皮 8g，炙甘草 5g，竹茹 7g，枳实 5g，黄连 2g，白蔻仁 8g，生苡仁 12g，连翘 8g（后下），竹叶 8g（后下）。2 剂。

【原按】临床发现此类病证恶寒发热多发生于入暮、夜间，晨起好转，故应抓紧时间服药。凡脾胃差者，除不出现腻苔外，皆有此证的临床表现。前人有“地肥则草成，胃实则苔厚”之论，故体虚者不现腻苔。

三十二、丹栀逍遥散及类方证

252. 郁热——丹栀逍遥散加味

姚某，男，30岁。神差，倦怠，面色㿠白，心烦，时善饥，手心、足心潮热，两关脉略大。此肝脾不调，当用当归四逆汤，但怕郁热不解，故用丹栀逍遥散加味。

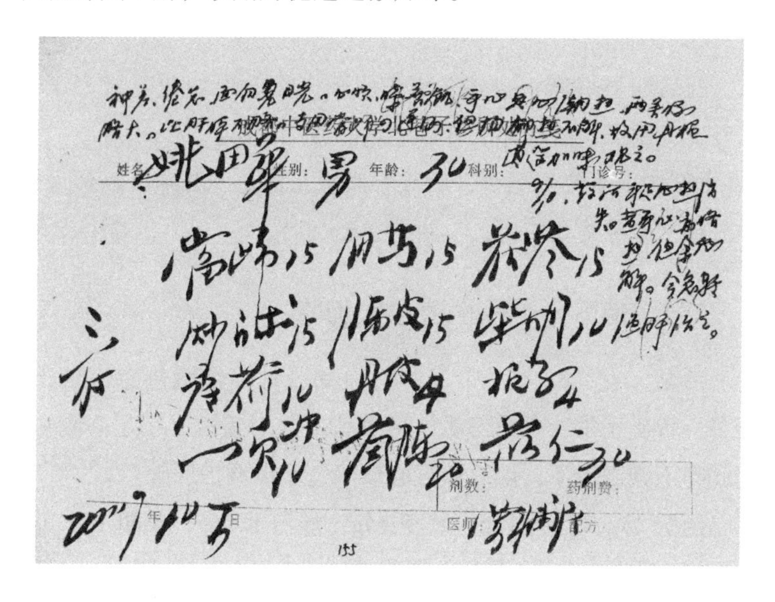

姓名　性别：男　年龄：30　科别：　门诊号：

当归15　白芍15　茯苓15

炒白术15　陈皮15　柴胡10

薄荷10　丹皮4　栀子4

川贝10冲　茵陈20　苡仁30

三剂

剂数：　药剂费：

年　月　日　医师：　配方：

当归15g，白芍15g，茯苓15g，炒白术15g，陈皮15g，柴胡10g，薄荷10g，丹皮4g，栀子4g，川贝母10g（冲服），茵陈20g，苡仁30g。3剂。

药后手足心潮热消失，但余症不解，今急转温肝治之。

253. 阴茎肿痛——丹栀逍遥散加味

朱某，男，62岁。龟头红肿热痛反复3年。龟头尖部热痛，手足心热，下身潮湿，心烦，脉弦数小、两关弱。此肝脾不调，湿热下注。常服方药多从下焦湿热治疗，时或有效。

当归15g，白芍15g，茯苓15g，炒白术15g，柴胡10g，陈皮10g，丹皮5g，栀子8g，川贝母10g（冲服），茵陈30g，苡仁30g。3剂。

药后明显好转，自述3年来服药未见效果如此明显。守方减丹皮、栀子、茵陈等清肝热之品而愈。

【原按】手足心潮热，临床有阳虚、阴虚、肝郁、湿热、伤食五种，各种兼症不同，当细审分之。

254. 带下——丹栀逍遥散加味

汤某，女，32岁。带多，色白如乳汁，烦躁倦怠，口苦，痰多，舌质正常，脉沉细数、两关皆小，时善饥，手足心潮热。此肝脾不调之带下，郁热致五心烦热，予以调治肝脾。

当归15g，白芍15g，茯苓15g，炒白术15g，柴胡10g，陈皮15g，丹皮7g，栀子7g，茵陈20g，苡仁30g。3剂。

药后诸症明显缓解，守方再进，前后10余剂而愈。

当归15g，白芍15g，茯苓15g，炒白术15g，陈皮15g，柴胡15g，丹皮8g，栀子8g，茵陈20g，苡仁30g，川贝母10g（冲服）。3剂。

三十三、交泰丸证

255. 舌肿痛——交泰丸

许某，男，64岁。舌肿痛3天，舌尖红赤，眠差，烦躁，进食辛辣则疼痛加重，大便略干，小便正常，舌淡红胖、边齿痕，脉略数。

肉桂3g（冲服），黄连5g（打粗末，开水泡3分钟，送服肉桂）。2剂，频服，舌热痛消失后停药。

服药4次后，舌热痛消失。

【体会】此心肾不交，虚火上炎而舌热痛、烦躁、眠差。但细观舌质，淡红而尖红赤，舌胖、边齿痕，显属虚火为患。曾师处以交泰丸，黄连开水泡3分钟，取其气而弃之味，以清心火亢盛；肉桂引阳下潜归肾。如此则水火既济，阴阳交泰，虚火收潜，诸症速愈。

256. 舌热痛——交泰丸合封髓丹加味

黄某，女，73岁。舌前部热痛、尖及边缘尤甚，心烦，眠差，口和。舌红紫艳、边有痕，脉沉细弱。病已半月，前服清热滋阴之品未效。此心肾不交，下焦虚寒，肾水寒而不化，不济心阳，心火独亢。采用交泰丸、封髓丹治之：

肉桂10g（后下），黄连5g（后下），生黄柏12g，西砂仁25g，炙甘草25g，炮姜20g，肉桂粉3g（冷开水冲服）。3剂。

药后心烦、睡眠稍好转，舌痛同前，且舌背面有一硬结，亦痛，守方出入。

肉桂10g（后下），黄连6g（后下），生黄柏15g，西砂仁

25g，炙甘草25g，皂刺8g，木鳖子30g，川乌20g（先煎），黑豆20g（先煎）。3剂。

药后病愈。

三十四、其他方证

257. 痉咳——半夏散加味

江某，男，10岁。咳嗽3个月，阵发性咳嗽，发作则持续2～3小时，咳嗽以早晚为甚，咳时成痉挛状。细问始知初病发热，服某医辛凉解表药后发热消退，但逐渐出现咽痒则咳，舌淡，脉沉细。此为下焦阳虚致咳，当用半夏散加味而治。

法半夏12g，桂枝12g，炙甘草10g，炮姜10g，蜈蚣1条（冲服）。3剂。

药后咽痒、咳嗽好转，守方再进。由于胸闷有痰，故加干姜、五味子。

炙甘草15g，法半夏15g，桂枝15g，蜈蚣2条（冲），干姜5g，五味子5g。3剂。

上方服8剂，胸闷消失，食欲增，咳已明显减轻，早晚咳时已短暂，但偶觉咽痛。此阳虚稍重，加入薏苡附子散以扫阴邪、通痹气。

法半夏15g，桂枝15g，炙甘草15g，蜈蚣2条（冲），白术12g，附子20g（先煎），苡仁20g。4剂。

服药中出现流鼻血，自认为系附子之故而停服。劝其继服，惧而不愿。为不影响上方之法，加用炮姜，与方中甘草成为甘草炮姜汤，再加怀山药，合入余下2剂中：炮姜15g，生怀药15g。2剂。

药后夜晚偶咽痒而咳，舌淡好转，脉仍沉细。续与上方再进，以改善体质。

法半夏 15g，桂枝 15g，炙甘草 15g，炮姜 20g，蜈蚣 2 条（冲），附子 20g（先煎），苡仁 20g，木蝴蝶 20g。5 剂。

后随访，食增，体质改善。

【原按】咳嗽 3 个月，且痉挛性剧咳，此系咽源性咳嗽。其病机是下焦阳虚，感寒郁痹咽痒致咳。

258. 痰证——理痰汤加减

薛某，男，28 岁。外感后痰多。患者外感皆自用感冒药，服药后皆痰多。倦怠，舌淡，脉沉细，常感精力差，腰酸。综合仲景、锡纯治痰之法。

芡实 50g，白芍 20g，茯苓 20g，陈皮 15g，法半夏 20g，柏子仁 20g，附子 40g（先煎），肉桂 15g（后下）。4 剂。

药后痰渐减，终至无痰。本案综合前人之法甚效，甚喜存录。

【原按】“脾为生痰之源，肺为贮痰之器”。然张锡纯提出：“痰之标在胃，痰之本原在肾。”（《医学衷中参西录·理痰汤》）张氏重用半夏为君，芡实收敛冲气、肾气，厚其闭藏之力，以治肾之气化。现因病体更虚，易君臣之位，更加肉桂、附子温补肾阳以增强肾之气化，收到预想之效。可见，治病应审病机，视机选择理论根据和治法。中医学在千百年发展过程中，先人给我们积累了一症一病之多种治法、方药。高、苏、薛三案就是如此。

259. 眠差——补坎益离丹加味

陈某，男，44岁。夜间入睡后腰酸痛明显，导致眠差，自觉处于浅睡眠状态，易醒，醒后长时间不能再入睡。精神差，白天无腰痛，午睡时亦无此现象，口臭，舌淡白，苔白润，脉细略数。

附子80g（先煎），桂枝30g，海蛤粉20g，炙甘草20g，砂仁20g，生龙骨30g，生牡蛎30g，淫羊藿30g，杭巴戟20g，菟丝子30g。4剂。

【体会】此例正是采用郑钦安所创补坎益离丹加味治疗，心肾同补，镇摄虚阳，扶阳安神，补肾止痛。确是体现出补坎益离丹之心肾两调之立方目的。由此例亦可看出，曾师崇尚郑钦安扶阳学说，可谓真正之火神派传人。

260. 胸闷——瓜蒌薤白桂枝汤加减

赵某，女，21岁。胸闷，呼吸困难2年余。冬季甚，常发生在入暮及夜间。畏寒，便秘，胃胀头昏重，脉沉细，舌淡，神可，面白。此心阳不宣，脾肾俱虚，嘱忌生冷食物、清热药物，先予温通心阳。

附子50g（先煎），桂枝30g，薤白20g，生姜30g，西砂仁20g，苍术30g，白酒70mL。6剂。

症略好转，原方加瓜蒌20g，淫羊藿20g。6剂。

药后明显好转，原方改附子为80g。

桂枝30g，炙甘草30g，枳实5g，生姜30g（去皮），附子80g（先煎），西砂仁20g，干姜30g，薤白20g。8剂。

服上药期间，胸闷、呼吸困难基本未发，但停药后又发作，守方出入再进，加半硫丸、橘枳姜汤兼治咽阻、便秘。

附子80g（先煎），桂枝30g，薤白20g，瓜蒌15g，陈皮15g，枳实5g，生姜40g（去皮），法半夏30g，制硫黄20g。6剂。

261. 胸胁痛——柴胡疏肝散加味

梁某，男，59岁。右胸、胁肋疼痛3年，每晚3时起至8时左右呈胀痛，口苦，心烦，痰多，大便不爽，脉弦，舌常。3年前因情绪变化而致，经治不效。此当属肝郁化热生痰，用柴胡疏肝散加味治疗。

吴茱萸6g，黄连10g，柴胡15g，香附10g，青皮12g，枳壳12g，白芍20g，炙甘草15g，川楝子10g，元胡20g，丹皮10g，栀子10g，川贝母10g（冲服）。4剂。

药后显效，痛止。

柴胡15g，川芎15g，青皮15g，枳壳15g，香附15g，白芍20g，炙甘草20g。3剂。

后访，有反复，常因情绪变化而致。嘱调畅情志，疏泄肝脾。

262. 痞证——生姜泻心汤

程某，女，81岁。脘腹冷热不均（此冷彼热）4年。口腔内灼热难受，常张口呼吸而热减。便溏，神倦，口干，食可，夜多尿，舌光艳无苔，脉沉弱、两关小。

黄芩8g，黄连6g，干姜30g，法半夏30g，生姜30g，红参20g，大枣20g。4剂。

药后诸症显减，停药而愈。

263. 肢软——加减正气散

周某，男，69岁。肢软半年，服中药似效，又终未治愈。食乏味，口舌腻，舌质偏红，苔黄腻，脉细数。此中焦湿热，予以芳化醒脾化湿之法治之。

藿香15g，厚朴15g，法半夏15g，茯苓20g，滑石30g（包），杏仁15g，生山楂20g。4剂。

药后苔黄、口苦明显好转，仍食乏味。二诊、三诊，在原方基础上出入，去甘滑之滑石、苦润泄热之杏仁，加远志、菖蒲、陈皮芳燥之品醒解。服药6剂，食乏味明显好转，肢软亦明显改善。改为温中扶脾法治之，因舌已现淡。

藿香15g，厚朴15g，苍术20g，陈皮15，炙甘草20g，桂枝30g，西砂仁20g。3剂。

药后食欲基本正常，肢软亦改善，唯时感乏力，此外湿内湿相召伤气，加黄芪、远志。

藿香15g，苍术15g，厚朴15g，法半夏20g，桂枝30g，炙甘草20g，生黄芪30g，远志10g。4剂。

药后乏力消失，续与温中健脾处之。

苍术20g，厚朴15g，法半夏15g，炙甘草10g，桂枝30g，西砂仁20g，远志10g，菖蒲20g。4剂。

【原按】此案湿邪为患，“湿邪外受，终归脾胃，虚则太阴，实则阳明”。虽为时半年，有“湿郁化热”之象，初诊处以三加减正气散，服后郁热消失，现出中阳败损之象。从此例可以看出：①内湿与外湿相召相感，密切影响。②病程长，并有“郁热”之象，由于年老，难以发展到阳明之变。如若洞查清楚，首剂当以芳燥为主，稍佐利湿，“郁热”则解，也许收功更快了。③由于病程长，湿伤阳气，阳虚又生湿，若尽早酌量使用桂枝、黄芪，也许可缩短疗程！

264. 腹泻——术附汤加减／甘草干姜汤加味／肾着汤加减

邓某，男，17岁。腹泻二日，日夜五六次。上腹胀，胃区冷，喜温熨，便溏，进食枇杷后乱泻。此胃寒伤于生冷，致阳虚湿盛而泻，急予温肾燥湿健脾。

苍术30g，附子30g（先煎），生姜20g，大枣10g，草果20g。3剂。

二诊：药后泻止。予温胃散寒补命火，佐以固摄之品。

干姜20g，炙甘草30g，桂枝30g，西砂仁20g，法半夏20g，肉桂10g（后下），赤石脂20g，补骨脂20g。3剂。

三诊：饮食、精神较前更加好转，自觉几年来从未有过如现在的精神状态和食欲，面色好转，舌质好转。唯常感腰胀且冷，与肾着汤出入。

干姜20g，炙甘草40g，茯苓30g，法半夏20g，西砂仁20g，苍术30g。3剂。

四诊：药后食增，体力好转，便已基本成形，腰凉胀解，唯觉心下悸。

茯苓30g，炙甘草50g，干姜20g，法半夏20g，桂枝30g，西砂仁20g。3剂。

【原按】一诊不用干姜、甘草而用附子，因素体脾虚腹泻，复伤生冷而泻，则更伤胃气，当从气之根而治；苍术、草果温燥可代干姜之用，且祛湿；生姜、大枣调中健脾。二至三诊去附子，改用肉桂、桂枝、补骨脂，补命门温肾止久泻，加赤石脂治标，半夏、砂仁降胃补肾，助甘草干姜汤温胃。四诊腹泻愈，主症变，按“穷必及肾”，又是心阳气亏，故予以肾着汤、桂枝甘草汤收功。

265. 小腹冷胀——干姜附子汤加味

蒋某，女，50岁。小腹冷、痛、胀半年，腰困如折，畏寒甚已久。舌淡有痕，形差，神尚可，脉沉细数。

附子70g（先煎），肉桂20g，生姜40g，西砂仁20g，干姜30g，沉香5g（冲服），川乌30g（先煎），黑豆30g，生黄芪30g，淫羊藿20g，杭巴戟20g。4剂。

药后腹冷消失，微感胀，畏寒明显减轻，腰困亦减，药后便不溏。守方去川乌，加重附子用量及逐步补肾填精髓。

266. 头晕欲扑——真武汤合桂枝生姜枳实汤

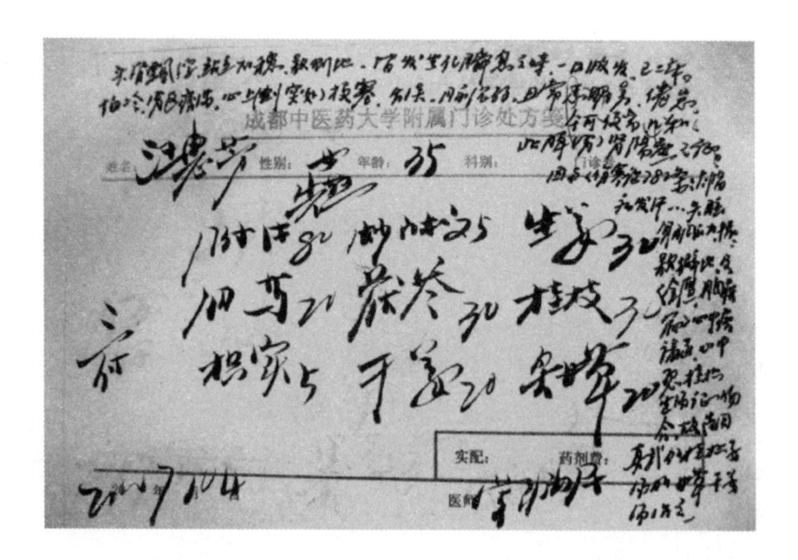
成都中医药大学附属门诊处方笺

姓名： 性别： 年龄： 科别： 门诊号：

实配： 药剂费：

医师：

汪某，女，35岁。头昏有漂浮感，站立不稳，欲倒地，皆发生在瞬息之时，一日数发，已2年。怕冷，胃区痞满，剑突下有梗塞感，舌淡，脉沉弱。且常感眠差，倦怠，食可、便常、口和。此脾（胃）肾阳虚之证。因与《伤寒论》82条“太阳病发汗，汗出不解，其人仍发热，心下悸，头眩，身瞤动，振振欲擗地者，真武汤主之”及《金匮要略·胸痹篇》“心中痞，诸逆，心悬痛，桂枝生姜枳实汤主之”相合，故选用真武汤加桂枝生姜枳实汤加甘草干姜汤治之。

附子80g（先煎），炒白术25g，生姜30g，白芍20g，茯苓30g，桂枝30g，枳实5g，干姜20g，炙甘草20g。3剂。

药后豁然而愈。

267. 阴痛——四妙丸加附子黄芪

马某，男，44岁。会阴多汗、疼痛4年，舌色常、边有齿痕，脉沉细数，腰微痛。此下焦寒湿日久伤阳，阳伤生寒生湿，互为因果，日久不解，虽经治疗，只知下焦湿热治之，无效。

苍术30g，生黄柏10，怀牛膝15g，苡仁30g，附子50g（先煎），生黄芪50g。3剂。

药后汗减，痛已不显。

268. 尿浊——七味白术散加味／缩泉丸加味／茯苓四逆汤加减／萆薢分清饮加减

马某，女，88岁。小便色白如膏如脂2月，尿频、痛热，腰痛，站立困难，神倦，痛苦表情，食少口腻，舌红，脉沉细、尺弱不显。《内经》曰：“中气不足，溲便为之变。”从脾气阳不足探之。

红参20g，茯苓30g，炒白术20g，炙甘草10g，木香10g，藿香15g，葛根20g，萆薢30g。3剂。

药后无效。转从肾治兼利湿，予以缩泉丸加味治之。

台乌药30g，怀药30g，益智仁30g，知母8g，生黄柏15g，肉桂8g，萆薢30g，西砂仁20g，炙甘草20g。3剂。

药后小便色同前，不如前稠。但腰痛胀明显，且腰冷，舌脉同前。此腰痛系筋疾，因气候转寒所致，非药物误治，故改温肾利湿法治之。

附子50g（先煎），茯苓30g，干姜30g，苍术20g，炙甘草20g，独活30g，肉桂10g（后下），萆薢30g。3剂。

腰冷胀痛明显好转，小便频数、灼热好转，尿痛减。舌红变浅，舌津稍增而正常，食欲增，纳有味，守方加减。

菖蒲20g，萆薢30g，台乌药30g，益智仁30g，肉桂10g（后下），西砂仁20g，干姜30g，茯苓30g，苍术20g，炙甘草20g，独活30g。3剂。

药后小便如常，但偶感腰凉，精神好转，食增，腰冷胀痛消失，尚感腰发软痛。此肾虚之症，续与补肾填精助阳之品治之。

菖蒲20g，肉桂20g（后下），西砂仁20g，萆薢30g，苡仁30g，木瓜20g，干姜30g，益智仁30g，乌药30g，茯苓30g，苍术20g。3剂。

【原按】首诊：食少、口腻为脾运失常有湿，是用七味白术散加味的关键；而脉沉细、舌红、尿热似属阴虚难除，故以七味白术散气阴皆顾为妥，探之为宜。如纯从阴虚知柏地黄汤处之，若误则更不利。此处当权衡阴阳，从阴则伤阳败胃，克伐生气！

讨论：①小便如膏如脂少见，而尿热、痛，舌红脉细似属

实热或阴虚。而尿如膏如脂从阴虚则难解，用七味白术散试之无效，证明非气阴、脾病之证，当从“肾主二便”思之。②肾失主二便，尿如膏如脂如何理解？肾主二便是肾阳的气化作用，《内经》云：“膀胱者，州都之官，气化出焉。”因此，肾阳亏损，“肾精”冰寒不化，如冰不解，寒湿郁滞而尿如膏、尿频、痛、热。此外，尚有腰冷痛。方中桂附、台乌药、益智仁类温肾缩尿，化气通淋；干姜、苍术散寒除湿，独活通阳；萆薢利湿通小便，菖蒲通窍化浊。此处在《丹溪心法》萆薢分清饮原方基础上加大温阳剂量而获效。

269. 二便异常——补中益气汤加味

文某，女，50岁。诉二便逼坠。细问，小便次多、量少，解小便必解大便。实为二阴下坠，有便意，且小腹亦有胀感。脉沉细弱，舌淡。当遵“中气不足，溲便为之变”处之，并兼顾肾阳治之。

红参20g，生黄芪40g，炒白术20g，茯苓20g，炙甘草20g，升麻10g，桔梗10g，荷叶10g，当归20g，附子40g（先煎），肉桂15g（后下）。2剂。每剂分3服，每3小时1服。

服药4次，12小时内坠胀感消失，且初诊亦述及二阴有灼热感，但神、色、舌、脉不支持。若苦寒清利，八正散治之则误矣！

270. 二阴灼热——白通汤加味／引火汤加味／补中益气汤加味／桂枝甘草龙牡汤加味

柳某，女，63岁。前后二阴灼热6个月，患者因下肢痿软来诊，予温阳补肾（肝）而缓解。但常诉阴热，结合病史，考虑从虚阳外越、阳格于外治之。

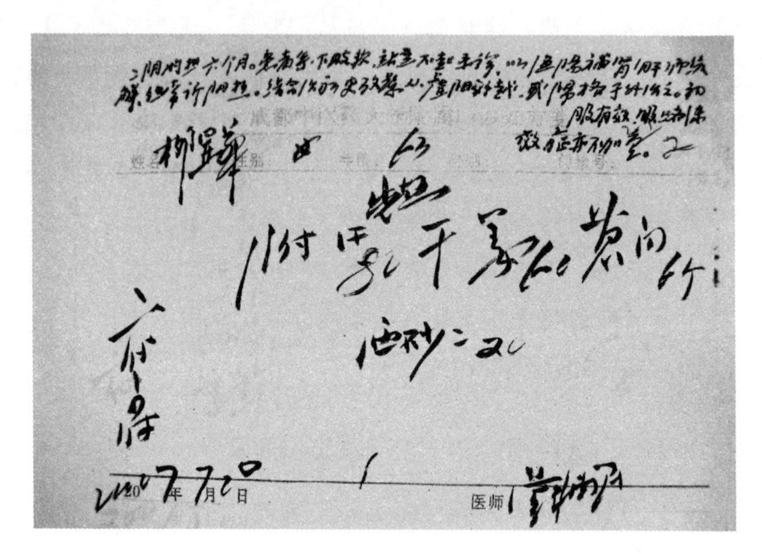

附子80g（先煎），干姜60g，葱头6个，西砂仁20g。2 ~ 4剂。

二诊：初服2剂阴热减，继服无效，且热在午后至夜间逐渐加重。予引火汤加减，阴中求阳，使龙火归原。

熟地20g，肉桂5g（后下），生怀药12g，西砂仁20g，杭巴戟30g，茯苓15g，玄参6g，山萸肉30g，五味子15g，麦冬8g，天冬8g，仙茅25g。3剂。

三诊：初服药亦阴热减，后以此方为基础出入加减，计服12剂，皆无效。且肢软无力，食少。细问知除肛门、尿道口灼热外，尚感热深入直肠、尿道内。从阳虚阴盛，阴不纳阳处之，且常年不饥，改从甘温治中补下之法治之：

红参20g，炒白术60g，茯苓20g，炙甘草20g，升麻6g，桔梗8g，生黄芪40g，附子80g（先煎），肉桂8g（后下），淫羊藿 20g，老鹿角 30g。3 剂。

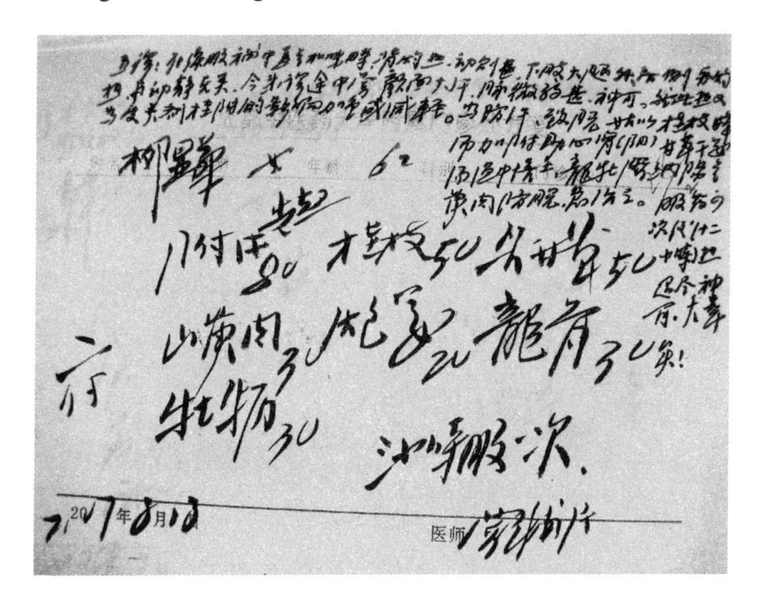

四诊：药后显效，尚有微热。嘱原方再进 1 ～ 2 剂。后治下肢痿软。

附子 100g（先煎），肉桂 20g（后下），生姜 40g（去皮），西砂仁 20g，三七 5g（冲服），老鹿角 30g，菌灵芝 20g，仙茅 30g，鹿角胶 15g（烊化），淫羊藿 20g，菟丝子 20g，鹿衔草 30g。4 剂。

五诊：在继服补中益气加味时，背灼热，动则甚，下肢大腿外、后侧亦灼热，与动静无关，来诊途中曾颜面大汗，脉微弱甚，神可。然此热又未受大剂桂附的影响而加重或减轻。为防汗致脱，姑以桂枝甘草汤加附子以助心肾（阳）、甘草干姜汤温中培土、龙牡潜纳阳气、山萸肉防脱，急治之。

附子 80g（先煎），桂枝 50g，炙甘草 50g，山萸肉 30g，炮姜 20g，龙骨 30g，牡蛎 30g。2 剂。每剂分 3 服，每 3 小时 1 服。

服药 4 次后，热退神安。

【张评】此案病情复杂，前后换方 3 次，方见效果。最后当见多汗、阳虚欲脱之际，以桂枝龙牡汤加味治之，取得效果。患者“阴热在午后至夜间渐重”，似属阴虚表现。此时乃阴气渐盛、阳气渐衰之际，证候加重当判阳虚，不宜认为阴虚，难怪“用引火汤加减，前后计 12 剂，皆无效”。由此案可知，临证之复杂，为医之甘苦。

271. 带下——阳和汤加减／当归四逆汤加减

鲁某，女，27 岁。晨起腰痛，白带清稀水样或夹白，量多。小腹冷，平时易疲倦乏力，神倦，舌淡白，苔白润，脉沉。

肉桂 5g（冲服），沉香 4g（冲服），熟地 25g，鹿角胶 15g（烊化），炒白芥子 15g，干姜 15g，麻黄 5g，附子 60g（先煎），苡仁 30g，败酱草 15g。5 剂。

药后白带明显减少，精神好转，晨起腰痛，小便略有热感，舌淡白，苔白润，脉缓。

桂枝 30g，白芍 30g，木通 10g，当归 30g，细辛 30g，炙甘草 20g，大枣 15 枚，肉桂 10g，知母 10g，黄柏 10g，琥珀 10g。5 剂。

药后诸症均愈。

【体会】曾师曰：“凡白带水样，乃下焦寒湿，可以阳和汤补肾扶阳，用阳化阴而治。严重者则加川乌、黄芪，加强温阳内托固摄。”此例正是下焦寒湿下注，故曾师以阳和汤合薏苡附子败酱散，扶阳化阴，补肾填精，兼以除湿止带为治。